保健养生不求人

# 头部手部躯干
# 按摩保健法

武志军 / 主编

江西科学技术出版社

**图书在版编目（CIP）数据**

保健养生不求人 . 1，头部手部躯干按摩保健法 / 武志军主编 . — 南昌：江西科学技术出版社，2020.12

ISBN 978-7-5390-7519-8

Ⅰ . ①保… Ⅱ . ①武… Ⅲ . ①按摩疗法（中医）Ⅳ .

① R212

中国版本图书馆 CIP 数据核字（2020）第 175781 号

国际互联网（Internet）地址：http://www.jxkjcbs.com

选题序号：ZK2020271

图书代码：B20292-101

责任编辑　宋　涛
责任印制　夏至裳
封面设计　书心瞬意

保健养生不求人 . 1，头部手部躯干按摩保健法　　　　武志军　主编

BAOJIAN YANGSHENG BUQIUREN.1，TOUBU SHOUBU QUGAN ANMO BAOJIANFA

| | |
|---|---|
| 出版<br>发行 | 江西科学技术出版社 |
| 社址 | 江西省南昌市蓼洲街 2 号附 1 号 |
| | 邮编：330009　电话：（0791）86623491　86639342（传真） |
| 印刷 | 北京一鑫印务有限责任公司 |
| 经销 | 全国各地新华书店 |
| 开本 | 880mm × 1230mm　1/32 |
| 字数 | 96 千字 |
| 印张 | 5 |
| 版次 | 2020 年 12 月第 1 版　2020 年 12 月第 1 次印刷 |
| 书号 | ISBN 978-7-5390-7519-8 |
| 定价 | 168.00 元（全 5 册） |

赣版权登字 -03-2020-312

# 前/言

　　随着生活水平的提高，人们的健康意识也逐渐增强，对生活质量的要求也越来越高。但另一方面，来自外界环境的污染及自然界生态平衡的破坏，导致危害人类健康的因素也在增加；生活和工作压力加大，各种社会问题不断蓄积，人们身体的健康也就面临着严峻的挑战。如今，人们对健康的渴求比以往任何时候都要迫切。

　　当代医学的发展，使大量的医学疑难杂症相继被攻克。但是，巨额的医疗费用是一般家庭难以承受的，服药后所产生的副作用及手术的痛苦也是常人所难以忍受的，求医治病所需的大量时间也让现代人难以接受。

　　本书运用通俗易懂的语言，深入浅出地向读者介绍了保健按摩的作用机理和常见疾病的家庭按摩疗法，并配以大量图片，使你更直观、更明了地学习和掌握各种按摩技巧。利用本书的指导方法，通过家庭成员间的相互治疗，可使你足不出户便可驱除病魔，预防和治疗各种疾病，拥有健康的身体。

任何读罢此书的人，都会发出这样的惊叹：我们的生命需要健康，而健康居然能通过按摩来获得。这就是家庭保健按摩的独特作用！最宝贵的防病治病、强身健体的机会，就握在你的手中！

因编者水平有限，书中不尽或不当之处在所难免，建议广大患者在应用本书介绍的内容治病时要结合自己身体的实际状况，对症施治，必要时须咨询专业医师再行施治。敬请读者谅解并提出宝贵意见，在此表示感谢。

# 目／录

## 头 部

# 手　部

# 躯　干

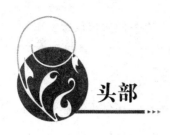

# 头部

中医学中称头为"精明之府"，"五脏六腑精气"皆上升于头部。头皮是大脑的保护层，分布着许多穴位，人体的十二经脉中，手、足三阳经均起经于头面部，故又说"头为诸阳之会"。如手、足阳明经分布于前头部及面部，手足少阳经分布于侧头部，足太阳经分布于后头及头、项、背部等。人们平时经常以手指挠头，不仅能疏通头部气血，且对全身脏腑的功能也有协调作用。

# 头部的家庭常用疗法

## 一、头部按摩法

### ◆给人按摩头部应注意什么

按摩因不需任何器械，简单易学，且功效神奇，故每每为许多家庭中有心者所练习，但应注意以下几点：

1.只需露出进行按摩的部位，其余部分应遮盖保暖，以免着凉。

2.患者体位要得当，使推拿部位舒适放松。

3.按摩前要修剪指甲，以免损伤皮肤；在冬天则应先将手弄暖和，以免手冷引起患者肌肉紧张，影响效果。

4.按摩时应嘱患者放松肌肉，取准穴位，手法用力得当，由轻到重，柔和均匀且有持久力。给小儿按摩，手法更要轻柔和缓，不宜过分用力，无论按摩成人或小儿，都要观察患者神态，不要让患者感到疼痛难受。

◆ 自我按摩要注意些什么

自我按摩，既可以强身防病，又可以治疗疾病，且患者自身就可施行，因而受到大批患者，特别是中老年人的青睐，但在自我按摩时一定要注意以下几点：

1.身心放松。按摩时除要集中精力外，还要做到心平气和，全身放松。

2.取穴准确。因自我按摩主要依靠刺激穴位来疏通经络，流畅血脉，从而达到健身、治病的目的。所以，只有取穴准确，疗效才好。

3.用力恰当。用力的大小，应以有一定的酸、麻、胀感为度，用力过小，不能起到应有的刺激作用；用力过大，既易疲劳，也易擦伤皮肤或引起不良反应。

4.循序渐进。按摩的穴位和次数，都应由少渐多，最初的用力也应适当轻些。

5.持之以恒。无论用按摩来保健或治疗慢性病，都不能急功近利，持之以恒才会逐渐显示出效果来，故应具有信心、耐心和恒心。

### ◆哪些病症禁用按摩疗法

按摩虽然有着广泛的适应证，但也不能包治百病，也有一些疾病不宜应用按摩治疗。

1.凡患有流行性感冒、乙型脑炎、白喉、痢疾及其他急性传染病的人。

2.患有急性炎症的患者，例如：急性化脓性扁桃体炎、肺炎、急性阑尾炎、急性风湿性关节炎、急性类风湿性关节炎等。

3.结核患者不能按摩治疗，例如：四肢关节结核、脊椎结核等。

4.有严重的内脏疾病，例如：严重心脏病、肝硬化、肾病综合征及严重肺心病患者，也不宜按摩。

5.癌症，恶性贫血，久病体弱而极度消瘦者，禁用推拿疗法。

6.皮肤常有瘀斑的血小板减少性紫癜或过敏性紫癜患者；皮肤容易出血的血友患者。

7.患有严重皮肤病的患者不能按摩。

8.月经期、怀孕期的女人不能按摩。

### ◆推拿的基本手法有哪些

手法是推拿治病的主要手段，其熟练程度及如何适当地运用手法，对治疗效果有直接的影响。

手法要求持久、有力、均匀、柔和。"持久"即指手法能按要求持续运用一定时间；而"有力"是指手法必须具有一定的力量，这种力量应根据患者体质、病症、部位等不同情况而增减；所谓"均匀"是指手法动作要有节奏性，速度不能忽快忽慢，压力不能时轻时重；而所说的"柔和"，是指手法要轻而不浮，重而不滞，用力不可生硬粗暴或用蛮力，变换动作要自然。

1.一指禅推法：用大拇指指端或指腹及偏峰着力于一定部位或穴位上，腕部放松，沉肩、垂肘、悬腕、肘关节略低于手

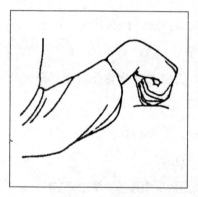

①坐位姿势

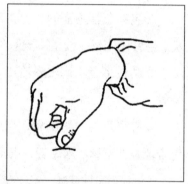

②悬腕、手握空拳、拇指自然着力

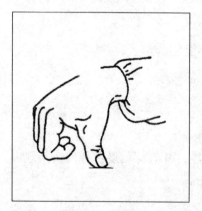

③腕部向外摆动

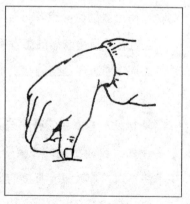

④腕部向内摆动

腕，以肘部为支点，前臂做主动摆动，带动腕部摆动和拇指关节做屈伸活动，压力、频率、摆动幅度要均匀，动作要灵活，频率为每分钟120～160次。

本法常用于头面、胸腹及四肢等处。对头痛、眩晕、偏瘫等疾患常用此法治疗。

2.揉法：又分指揉和掌揉两种。

指揉：用手指指腹吸定患处，腕部放松，以肘为支点，前臂做主动摆动，带动腕和掌指做轻柔缓和的摆动。

掌揉：用手掌掌根吸定患处，腕部放松，以肘为支点，前臂主动摆动，带动腕部做轻柔缓和的摆动。

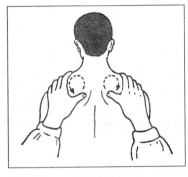 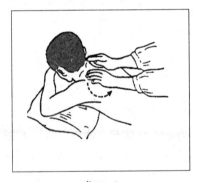

指揉法　　　　　　　　掌揉法

本法操作时压力要轻柔，动作协调有节律，频率为每分钟120～160次。

3.摩法：又分为掌摩和指摩两种。

掌摩：用掌面附着于患处，以腕为中心，连同前臂做节律性环旋运动。

指摩：用食、中、无名指指腹吸附于患处，以腕为中心，

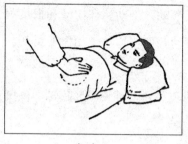
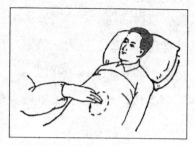

掌摩法 　　　　　　　　　指摩法

连同掌指做节律性的环旋运动。

　　本法操作时肘关节自然屈曲，腕部放松，指掌自然伸直，动作要缓和而协调，频率为每分钟120次左右。

　　本法刺激轻柔缓和，可用来治疗眩晕、偏头痛、三叉神经痛、偏瘫等。

　　4.擦法：用手掌的大鱼际、掌根或小鱼际附于患处，进行直线来回摩擦，操作时腕关节伸直，使前臂与手接近相平，手指自然伸开，整个指掌要贴附于患处，以肩为支点，上臂主动带动手掌做前后或上下往返移动，频率为每分钟100～120次。

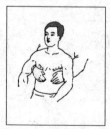
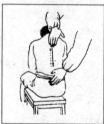
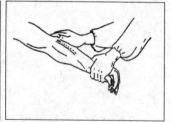

①掌擦法 　　　②小鱼际擦法 　　　③大鱼际擦法

　　本法是一种柔和温热的刺激，常用于治疗眩晕、牙痛、颈椎病、落枕等病症。

5.推法：用指、掌或肘着力于患处，进行单方向的直线移动。操作时要紧贴体表，用力要稳，速度缓慢而均匀，可在人体各部位使用。

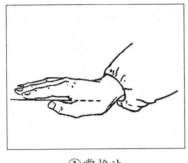

①掌推法　　　　　　②肘推法

6.抹法：用单手或双手的拇指指腹紧贴皮肤，做上下或左右往返移动，称为抹法。操作时要轻而不浮，重而不滞。

本法常用于头面及颈项部，对头晕、头痛及颈项强痛等症常用本法做配合治疗。

7.振法：用手指或手掌着力于患处，前臂和手部的肌肉强力地静止性用力，产生振颤动作，操作时力量要集中于指端或手掌上，振动频率较高，着力稍重。

本法一般常用单手操作，也可双手同时操作，适用于全身各部位和穴位。

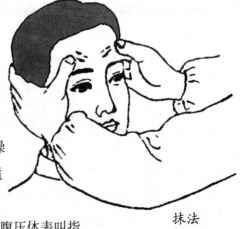

抹法

8.按法：用拇指端或指腹压体表叫指

按法。用单掌或双掌，也可双掌重叠按压体表，称掌按法。操作时着力部位要紧贴体表，不可移动，用力要由轻而重，不可用暴力猛然按压。

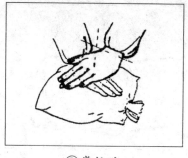
①掌按法

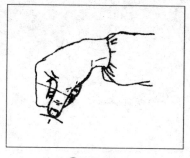
②指按法

按法常与揉法结合应用，组成揉按复合手法。指按法适用于全身各穴位，掌按法常用于头痛、眩晕、三叉神经痛、偏瘫、脱发等病症的治疗。

9.点法：有拇点法和屈指点法两种。

拇点法即用拇指端点压体表。屈指点法有屈拇指，用拇指指间关节外侧点压体表；或屈食指，用食指近侧指间关节点压体表。

本法刺激性很强，常用于治疗落枕、颈椎病、牙痛等病症。

10.捏法：有三指捏和五指捏两种。

三指捏是用大拇指与食、中两指夹住肢体，相对用力挤压；五指捏是用大拇指与其余四指夹住肢体，相对用力挤压。

适用于头部、颈项部、四肢及背脊等处。

11.拿法：用大拇指和食、中两指，或用大拇指和其余四指相对用力，在一定的部位和穴位上进行节律性地提捏，用力要由轻而重，动作和缓有连贯性。

常配合其他手法使用于颈项、肩部和四肢等部位。

12.捻法：用拇、食二指指腹捏住一定部位，两指相对做搓揉动作，操作时动作要灵活、快速。

本法适用于落枕、颈椎病等病症的治疗。

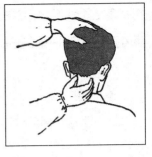

拿法

13.弹法：用一手指的指腹紧压住另一手的指甲，用力弹击，连续弹击患处，每分钟弹击120～160次。

本法适用于全身各部，尤以头面、颈项部最为常用，对项背部僵硬、头痛等症，可用本法治疗。

14.颈项部摇法：用一手扶住患者头顶后部，另一手托住下颌，做左右环转摇动。

15.颈项部扳法：有以下两种方法。

（1）颈项部斜扳法：患者头部略向前屈，术者一手抵住患者头侧后部，另一手托住对侧下颌部，使头向一侧旋转至最大限度时，两手同时用力做相反方向的扳动。

（2）旋转定位扳法：患者坐位，颈前屈到某一需要的角度后，术者在其背后，用一肘部托住其下颌部，手则扶住其枕部，另一手扶住患者肩部，托扶其头的手用力，先做颈项部向上牵引，同时把患者头部做被动向患侧旋转至最大限度后，再做扳法。

16.头颈部拔伸法：患者正坐，术者站在患者背后，用双手拇指顶在枕骨下方，掌根托住两侧下颌角下方，并用两前臂压住患者双肩，两手用力向上，两前臂下压，同时做相反方向用力。

◆常用穴位

1.头面部常用穴位：

（1）百会。

【取穴】正坐，在头顶正中，前发际5寸或两耳尖连线与头顶正中的交点处取穴。

【主治】头痛，眩晕，昏厥，脱肛，子宫脱垂。

【按摩法】按、揉、一指禅推法。

（2）印堂。

【取穴】仰靠或仰卧，两眉内侧端之间取穴。

【主治】头痛，神经衰弱，眩晕，小儿惊风，鼻炎。

【按摩法】抹、按、揉、一指禅推法。

（3）攒竹。

【取穴】仰靠或仰卧，两眉内侧端，当内眦角直上方取穴。

【主治】头痛，三叉神经痛，面瘫，近视，青光眼，结膜炎等。

【按摩法】一指禅推、按、揉。

（4）承泣。

【取穴】正坐或仰卧，正视，于瞳孔直下方，于眶下缘与眼球之间取穴。

【主治】近视，远视，结膜炎，青光眼，视神经萎缩等。

【按摩法】按、揉、一指禅推法。

（5）四白。

【取穴】正坐或仰卧，承泣穴直下3分，当眶下孔凹陷处取穴。

【主治】面瘫，三叉神经痛，近视，鼻炎。

【按摩法】按、揉、一指禅推。

（6）地仓。

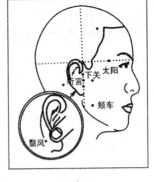

头面部常用穴位

【取穴】正坐或仰卧，承泣穴直下，在口角旁约一横指处取穴。

【主治】面瘫，小儿流涎，三叉神经痛。

【按摩法】一指禅推、按、揉。

（7）睛明。

【取穴】仰卧、闭目，眼内眦的上方0.1寸处取穴。

【主治】各种眼疾。

【按摩法】一指禅、按。

（8）迎香。

【取穴】仰靠或仰卧，鼻翼外缘中点与鼻唇沟之间取穴。

【主治】慢性鼻炎，鼻窦炎，面瘫，三叉神经痛，胆道蛔虫症。

【按摩法】捏、按、揉、一指禅推。

（9）水沟（人中）。

【取穴】正坐或仰卧，在鼻下人中沟上1/3与下2/3交界处取穴。

【主治】休克，中暑，呼吸衰竭，精神病，落枕。

【按摩法】掐。

（10）瞳子髎。

【取穴】正坐或仰卧，在眼外眦上0.5寸，眼眶骨外缘凹陷处取穴。

【主治】近视，偏头痛，结膜炎。

（11）太阳。

【取穴】正坐或仰卧，眉梢与外眦连线中点，向后约1寸的凹陷处取穴。

【主治】头痛，头晕，急性结膜炎，牙痛，面瘫，视神经萎缩。

【按摩法】按、揉、抹、一指禅推。

（12）听宫。

【取穴】正坐或侧卧，耳屏中点与下颌关节之间，张口凹陷处取穴。

【主治】耳聋，耳鸣，中耳炎。

（13）下关。

【取穴】侧头或正头，耳屏前约一横指，颧骨弓与下颌切迹形成的凹陷处，闭嘴取穴。

【主治】牙痛，下颌关节炎，三叉神经痛，耳聋。

【按摩法】一指禅推、按、揉。

（14）翳风。

【取穴】正坐，耳垂后，下颌角与乳突之间取穴。

【主治】耳聋，耳鸣，中耳炎，腮腺炎，面瘫等。

【按摩法】一指禅推、按、揉。

（15）颊车。

【取穴】正坐或仰卧，下颌角前上方约一横指，当咬紧牙齿时咬肌隆起高点处取穴。

【主治】牙痛，三叉神经痛，腮腺炎，面瘫。

【按摩法】一指禅推、按、揉。

2.项部常用穴位：

（1）风池。

【取穴】正坐或俯卧，枕骨粗隆直下凹陷处与乳突之间，当斜方肌和胸锁乳突肌上端之间取穴。

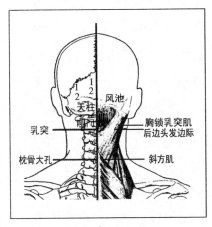

项部常用穴位

【主治】感冒，头痛，失眠，眩晕，高血压，鼻炎，耳鸣，耳聋，脑部疾患等。

【按摩法】一指禅推、按、揉。

（2）哑门。

【取穴】正坐低头，项后正中，第一、二颈椎之间，后发际上5分凹陷中取穴。

【主治】癫痫，癔症，卒中后遗症，脑震荡后遗症，慢性咽炎，聋哑，呕吐。

【按摩法】一指禅推、按、揉。

（3）天柱。

【取穴】正坐低头，哑门穴旁开1.3寸，当斜方肌外缘取穴。

【主治】后头痛，落枕，项肌痛，慢性咽炎，喉炎。

**【按摩法】**一指禅推、按、拿。

◆**如何确定穴位的位置**

1.骨度分寸定位法：本法即指将人体的某一部分折作一定的相等份数，然后确定穴位在几等份的地方。如取间使穴，可将腕横纹至肘横纹分为两个等份，再将近腕的一等份又划分为两个等份，这样，腕上三寸的间使穴便可迅速而准确地定位。

2.手指同身寸取穴法：本法就是以患者的手指为标准来定取穴位的方法，因各人手指的长度和宽度与其他部位有着一定的比例，所以，可以用患者本身的手指来测量定穴，术者也可根据患者的高矮胖瘦做出伸缩，可用自己的手指来测定穴位，例如：以中指的第二节两头横纹间的距离作为一寸，这就叫中指同身寸法；令患者将食、中、无名、小指并拢，以中指中节横纹处为准，四指横量作为三寸，即为横指同身寸法，等等。

3.简便取穴法：简便取穴法是一种简便易行的方法，如垂手中指指端到风市，两手虎口自然平直交叉，在食指端到达处即为列缺等等。

4.标志取穴法：此法为取标志穴位作为取穴基准，如两乳中间为膻中，握拳在掌后横纹头前后溪等等。

# 二、耳穴压迫法

### ◆您熟悉耳郭表面的解剖吗

为了便于更好地掌握耳针穴位的部位，必须熟悉耳郭的解剖名称。

**耳轮**：耳郭最外缘的卷曲部分，其深入至耳腔内的横行突起部分叫"耳轮脚"，耳轮后上方稍突起处叫"耳轮结节"，耳轮与耳垂的交界处叫"耳轮尾"。

**对耳轮**：在耳轮的内侧，与耳轮相对的隆起部，又叫对耳轮体，其上方有两分叉，其上分叉的一支叫"对耳轮上脚"，而下分叉的一支叫"对耳轮下脚"。

**三角窝**：对耳轮上脚和下脚之间的三角形凹窝。

**耳舟**：耳轮与对耳轮之间的凹沟，又称舟状窝。

**耳屏**：指耳郭前面瓣状突起部，又叫耳珠。

**屏上切迹**：耳屏上缘与耳轮脚之间的凹陷。

**对耳屏**：对耳轮下方与耳屏相对的隆起部。

**屏间切迹**：耳屏与对耳屏之间的凹陷。

**屏轮切迹**：对耳屏与对耳轮之间稍凹陷处。

**耳垂**：耳郭最下部，无软骨的皮垂。

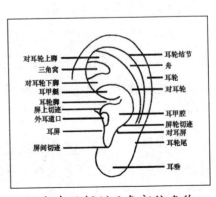

耳郭表面解剖及各部位名称

015

**耳甲艇**：耳轮脚以上的耳腔部分。

**耳甲腔**：耳轮脚以下的耳腔部分。

**外耳道开口**：在耳甲腔内的孔窍。

#### ◆耳穴的分布规律

耳穴在耳郭的分布有一定的规律，一般来说，耳郭很像一个倒置的胎儿，头部朝下，臀部朝上，其分布规律是：与头面部相应的穴位在耳垂或耳垂邻近；与上肢相应的穴位在耳舟；与躯干和下肢相应的穴位在对耳轮和对耳轮上、下脚；与内脏相应的穴位多集中在耳甲艇和耳甲腔；消化道在耳轮脚周围环形排列。其分布情况如右图。

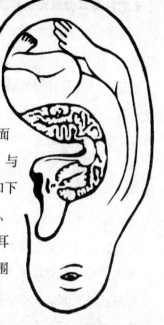

*耳穴形象分布示意图*

#### ◆如何选择耳针的针具

既名为耳针，当然针是必不可少的，当前医学上常用的有毫针、耳毫针、揿针、颗粒式皮内针，环疗皮内针、三棱针六种。但这些都不是此章所要介绍的。确切地说，所谓的耳针，应叫作耳穴压迫法。它是用手指、绿豆、人丹、油菜籽、高粱米、小麦粒、王不留行籽等物，对耳穴进行持续压迫刺激，以此来治疗疾病的方法，因其简单易学，操作简便，针具又随处可觅，因此特别适合家庭应用。

◆**耳穴按摩的适应证**

耳穴按摩在临床上所治疗的疾病很广，不仅用于治疗许多功能性疾病，而且对一部分器质性疾病，也有一定的疗效。耳穴按摩的适应证举例如下：

1.各种疼痛性病症：如头痛、偏头痛、三叉神经痛、肋间神经痛、坐骨神经痛等神经性疼痛；扭伤、挫伤、落枕等外伤性疼痛；五官、颅脑、胸腹、四肢各种外科手术后所产生的伤口痛；麻醉后的头痛、腰痛等；手术后遗痛及带状疱疹引起的疼痛均有较好的止痛作用。

2.各种炎症性病症：如急性结合膜炎、中耳炎、牙周炎、咽喉炎、扁桃体炎、腮腺炎、气管炎、肠炎、盆腔炎、风湿性关节炎、面神经炎、末梢神经炎等有一定的消炎止痛功效。

3.一些功能紊乱性病症：如眩晕症、心律失常、高血压、多汗症、肠功能紊乱、月经不调、遗尿、神经衰弱、癔症等具有良性调整作用，促进病症的缓解和痊愈。

4.变态反应性病症：如过敏性鼻炎、哮喘、过敏性结肠炎、荨麻疹等有消炎、脱敏、改善免疫功能的作用。

5.内分泌代谢性病症：如单纯性甲状腺肿、甲状腺功能亢进、经绝期综合征等，按摩耳穴有改善症状、减少药量等辅助治疗作用。

6.一部分传染性病症：如菌痢、疟疾、青年扁平疣等，按摩耳穴能恢复和提高机体的免疫防御功能，以加速疾病的治愈。

7.各种慢性病症：如腰腿痛、肩周炎、消化不良、肢体麻木等，按摩耳穴可以改善症状，减轻痛苦。

耳穴按摩除适用于上述病症外，还可用于妇产科方面，如催产、催乳等。也能用于预防感冒、晕车、晕船，以及预防和处理输血、输液反应。还可用于戒烟、减肥。国外还用于戒毒等。

### ◆耳穴按摩的操作方法

在采取耳穴按摩时，首先要在耳部寻找刺激点，即疾病在耳部反应的压痛点。最常用、最简便的耳穴压痛点探查方法，即是用针灸针的柄或火柴棒等以均匀的压力，在与疾病相应的耳郭部从周围逐渐向中心探压；或自上而下，自外而内对整个耳郭进行普查，耐心寻找。当压迫痛点时，患者会有皱眉、眨眼、呼痛或躲闪等反应。另外，也应告诉患者，在探查压痛点时要注意比较哪一点最敏感，要及时反应，以便找准穴位。再根据压痛点（敏感点）所代表的脏腑学说及解剖生理的对应部位进行分析，如肺区出现压痛，可能是肺病、大肠病、皮肤病的表现。探查手法必须轻、慢、均匀。少数患者一时测不到压痛点，可用手指按摩一下该区域，尔后再测。或者在对侧耳郭反应区探查，如仍无压痛点，可休息片刻再测，如反复探查无明显压痛，一般可按时症选穴法选穴治疗。

测查到压痛点或选择好穴位后进行耳穴按摩时，我们通常通过两种方式来进行：一种是通过在耳穴压药籽，然后揉压药籽作用于耳穴达到治疗疾病的目的；一种是使用推拿手法进行自身耳郭耳穴保健推拿和术者耳穴治疗推拿按摩法。

1.耳穴贴压药籽法：此法又称耳压法，简便易行，安全，适应证广，奏效迅速。通常选用的药物种子有王不留行籽、绿豆、赤小豆、急性子、白芥子、莱菔子、六神丸等。另需准备胶布、剪刀、镊子等。将胶布剪成0.5厘米×0.5厘米的小方块，将药籽贴附在胶布中央，逐块排列在玻璃培养皿中，供治疗时取用。

在耳郭上先寻找压痛点，结合临床症状进行辨证分析、选穴。然后，耳郭用75%酒精消毒，左手托住耳郭，右手用止血钳将粘有药籽的胶布取下，对准穴位贴压。每次选3~5穴，贴压后，用手指轻压穴位1~2分钟，必要时取双耳穴进行贴压。3~5日换贴1次，5次为1个疗程，每个疗程间休息1周。

注意事项：夏天因易出汗，贴压穴位不宜过多，时间不宜过长，以防胶布潮湿造成皮肤感染。个别患者可能对胶布过敏，局部出现粟粒样丘疹，伴有痒感，可以将胶布取下，休息3~5日后再贴。必要时加贴肾上腺穴，或服扑尔敏。耳郭有炎症或冻疮者不宜贴压治疗。

2.自身耳郭穴位推拿按摩：全耳郭按摩，分区和穴位点按摩。轻按压时，用鼻呼气，轻提起时，用鼻吸气。按摩时采取坐位或立位，全身放松，两脚与肩平宽。每日清晨1次，或早、晚各1次。

（1）耳珠前（外鼻穴、耳中穴）按摩：两手中、食二指尖在两耳珠前轻轻揉按，顺时针揉按18次，逆时针揉按18次后，做三按三呼吸。此法可防治感冒、鼻炎、咳喘。

（2）耳尖穴位按摩：两手拇、食二指捏拿耳尖穴处，做轻微揉按18~27次，做三按三呼吸。此法可防治眼疾、感冒发热、惊厥、高血压。

（3）三角窝区按摩：两手食指或中指尖，在三角窝处轻点揉按18～27次，做三按三呼吸。此法可防治妇科病症，并治疗肾虚阳痿。

（4）耳甲艇区按摩：两手食指或中指尖，在耳甲艇区轻点揉按18～27次，做三按三呼吸。此法可防治胃病、泄泻、胆石症等。

（5）耳甲腔区按摩：两手食指或指尖，在耳甲腔区轻点揉按18～27次，做三按三呼吸。此法可防治胸痛、心悸、咳喘等。

（6）耳垂区按摩：两手拇、食二指捏拿耳垂区，做轻微揉按9次，双手指放开，再按上法作3～9次，再做三按三呼吸。此法可防治眼疾、面瘫、疹腮、小儿积滞。

（7）耳轮区按摩：两手拇、食二指捏拿耳轮区，做轻微揉按18～27次，做三按三呼吸。此法可防治阳痿、癃闭、尿频、便秘、发热。

（8）耳背区（降压沟处）按摩：两手拇、食指捏拿耳背、耳腹处，做轻微揉按18～27次，做三按三呼吸。此法可防治眩晕、高血压等。

（9）耳孔区按摩：两手拇指或中指尖点按耳孔中，做拈按9次，手指离开耳孔处，连做3～9次，做三按三呼吸。此法可防治耳鸣、耳聋、面瘫。

（10）耳根区按摩：两手食、中二指点按耳根处，做轻揉按，正转18次，反转18次，做三按三呼吸。此法可防治不寐、头痛。

（11）全耳背按摩：两手掌心（劳宫穴）对准耳背做轻揉

按，正转18~27次，反转18~27次，做三按三呼吸。此法可防治经络、脏腑病症。

（12）全耳背（腹）部按摩：两手掌心（劳宫穴）对准耳背（腹）做轻揉按，正转18~27次，反转18~27次，做三按三呼吸。此法可防治经络、脏腑的病症。

以上是自身按摩耳郭法，有疏通经脉，调理脏腑，健脾培中，补肾聪耳之功效，故有修城郭之称。若有眼病可重点按摩眼区，再配体穴风池、睛明；胸痛、咳嗽重点按摩心、肺区；肝、胆痛重点按摩肝、胆区；胃痛、泄泻重点按摩胃、肠区；失眠重点按摩耳神门；妇科病症重点按摩子宫区；伤风感冒重点按摩外鼻，再配体穴迎香等。

3.术者耳郭耳穴推拿按摩：医者使用按、摩、揉、搓、捏、点、掐等手法直接作用于患者的耳郭耳穴上。一般常用3种方法：揉按法、点按法、掐按法。

（1）揉按法：患者坐位或卧位。术者后手拇、食指掌面对准穴点，揉按1~2分钟，指力由轻到重，局部有热胀、舒适感为宜。每日揉按1~3次，每日或隔日1次。对体弱者手法要轻；对体壮者手法要重。对幼儿揉按耳垂区的方法为：揉按8~9次，二指放开似摘果状，反复揉按5~6次。此法治疗眼疾、眩晕、面瘫、不寐、小儿遗尿、小儿积滞等。

（2）点按法：患者坐位或卧位。术者右手食指或中指尖掌面，对准穴位，点按2~3分钟，指力由轻到重，局部有胀痛感为宜。对体弱者，点按手法要轻；对体壮者，点按手法要重。会气功者可结合气功点穴。每次点按1~3次，每日1~2次，

5～10次为1个疗程。此法治疗一切疼痛症状。

（3）掐按法：患者坐位或卧位。术者右手食指对耳郭腹部穴位点，进行掐按，由轻到重，用力要均匀。对体弱者掐按手法要轻，对体壮者掐按手法要重。每次掐按1～3穴，每日2～3次，5～10次为1个疗程。此法治疗一切疼痛病症，并用于急救或晕针。

注意事项：耳郭有湿疹、破溃，不宜按摩。孕妇不宜用耳穴掐按法。按摩3～5次无效，可选用其他方法治疗。

◆**耳针常用穴位**

1.耳舟部穴位：

（1）指。

部位：在耳轮结节上方，耳舟的顶部。

【**主治**】手指麻木疼痛等。

（2）腕。

部位：在平耳轮结节突起处的耳舟部。

【**主治**】腕部扭伤、肿痛等。

（3）肘。

部位：在腕与

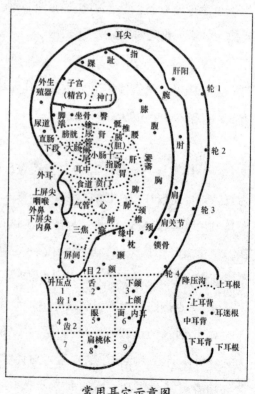

常用耳穴示意图

肩穴之间。

【**主治**】肘痹等。

（4）肩关节。

部位：在肩与屏轮切迹连线之间。

【**主治**】肩关节炎。

（5）锁骨。

部位：在轮屏切迹水平线的耳舟部。

【**主治**】相应部位疼痛，肩周炎。

2.对耳轮上脚的外上角穴位：

（1）趾。

部位：在对耳轮上脚的外上脚。

【**主治**】足趾麻木、疼痛。

（2）踝。

部位：在对耳轮上脚的内上脚。

【**主治**】踝关节炎，踝扭伤等。

（3）膝。

部位：在对耳轮上脚的起始部，与对耳轮下脚上缘同水平。

【**主治**】膝关节炎。

3.对耳轮下脚部穴位：

（1）臀。

部位：在对耳轮下脚外1/2处。

【**主治**】坐骨神经痛。

（2）坐骨。

部位：在对耳轮下脚内1/2处。

【主治】坐骨神经痛。

（3）下脚端（交感）。

部位：在对耳轮下脚端与耳轮内轮内侧交界处。

【主治】消化、循环系统功能失调，急惊风，哮喘，痛经等。

4.对耳轮部穴位：

（1）腹。

部位：在对耳轮上，与对耳轮下缘同水平处。

【主治】胸肋痛，乳腺炎。

（2）胸。

部位：在对耳轮上，与屏上切迹同水平处。

【主治】胸肋痛，乳腺炎。

（3）颈。

部位：在屏轮切迹偏耳舟侧处。

【主治】落枕，颈部扭伤，单纯性甲状腺肿。

（4）脊椎。

部位：对耳轮的耳腔缘。以直肠下段同水平与肩关节同水平为分界线将脊椎分为三段，自上而下，上1/3为腰骶椎、中1/3胸椎、下1/3颈椎。

【主治】相应部位疾病。

5.三角窝部穴位：

（1）子宫（精宫）。

部位：在三角窝耳轮内侧缘的中点。

【主治】月经不调，白带，痛经，盆腔炎，阳痿，遗精。

（2）神门。

部位：在三角窝的外1/3处，对耳轮上下脚交叉之前。

【主治】失眠，多梦，烦躁，炎症，哮喘，咳嗽，眩晕，麻疹。镇静，镇痛。

6.耳屏部穴位：

（1）外鼻。

部位：在耳屏外侧面的中央。

【主治】鼻疖，鼻炎。

（2）咽喉。

部位：在耳屏内侧面的上1/2。

【主治】咽喉肿痛，扁桃体炎。

（3）内鼻。

部位：在耳屏内侧面的下1/2，咽喉下方。

【主治】鼻炎，上颌窦炎，感冒。

（4）上屏尖。

部位：在耳屏下部隆起的尖端。

【主治】炎症，疼痛性病症。

（5）下屏尖（肾上腺）。

部位：在耳屏下部隆起的尖端。

【主治】低血压，昏厥，无脉症，咳嗽，哮喘，感冒，中暑，疟疾，乳腺炎。

（6）外耳。

部位：在屏上切迹微前凹陷中。

【主治】耳鸣，耳聋，眩晕。

7.对耳屏部穴位：

（1）缘中（脑点）。

部位：在对耳屏尖与轮屏切迹间的中点。

【主治】遗尿，崩漏，急惊风。

（2）平喘（腮腺）。

部位：在对耳屏的尖端。

【主治】哮喘，咳嗽，痄腮，遗尿，急惊风。

（3）脑（皮质下）。

部位：在对耳屏的内侧面。

【主治】失眠，多梦，疼痛性病症，智能发育不全，哮喘，眩晕，耳鸣。

（4）睾丸（卵巢）。

部位：在对耳屏的内侧前下方，是脑穴的一部分。

【主治】生殖系统疾病，头痛。

（5）枕。

部位：在对耳屏外侧面的后上方。

【主治】神经系统疾病，皮肤病，昏厥，后头痛，失眠等。

（6）额。

部位：在对耳屏外侧面的前下方。

【主治】前头痛，头昏，失眠，眩晕。

（7）颞（太阳）。

部位：在对耳屏外侧面，枕与额之间。

【主治】偏头痛。

8.屏间切迹部穴位：

（1）目1。

部位：在屏间切迹前下方。

【主治】青光眼，近视。

（2）目2。

部位：在屏间切迹后下方。

【主治】屈光不正，外眼炎症。

（3）屏间（内分泌）。

部位：在屏间切迹内耳甲腔底部。

【主治】生殖系统功能失调，更年期综合征，皮肤病等。

9.耳轮脚周围部穴位：

（1）口。

部位：外耳道口的上缘和后缘。

【主治】面瘫，口腔炎。

（2）食道。

部位：在耳轮脚下方内2/3处。

【主治】恶心，呕吐，吞咽困难。

（3）贲门。

部位：在耳轮脚下方外1/3处。

【主治】恶心，呕吐，贲门痉挛。

（4）胃。

部位：在耳轮脚消失处。

【主治】胃痛，呃逆，呕吐，消化不良，胃溃疡，失眠。

（5）十二指肠。

部位：在耳轮脚上方外1/3处。

【主治】胆管疾病，十二指肠溃疡，幽门痉挛。

（6）小肠。

部位：在耳轮脚上方中1/3处。

【主治】消化不良，心悸。

（7）大肠。

部位：在耳轮脚上方内1/3处。

【主治】痢疾，腹泻，便秘。

（8）阑尾。

部位：在小肠与大肠穴之间。

【主治】阑尾炎，腹泻。

10.耳甲艇部穴位：

（1）膀胱。

部位：在对耳轮下脚的下缘，大肠穴直上方。

【主治】膀胱炎，尿闭，遗尿。

（2）输尿管。

部位：在膀胱与肾穴之间

【主治】输尿管结石引起的绞痛。

（3）肾。

部位：在对耳轮下脚的下缘，小肠穴直上方。

【主治】泌尿系统疾病、生殖系统疾病、妇科疾病，腰痛，耳鸣，失眠，眩晕，颈、腰椎肥大。

（4）胰（胆）。

部位：在肝、肾穴之间，左耳为胰，右耳为胆。

【主治】胰腺炎，糖尿病，胆管疾病，偏头痛，疟疾。

（5）肝。

部位：胃、十二指肠穴的后方。

【主治】肝气郁滞，眼病，疟疾，胁痛，月经不调，痛经等。

11.耳甲腔部穴位：

（1）脾。

部位：在肝穴下方，耳甲腔的外上方。

【主治】消化不良，腹胀，慢性腹泻，胃痛，口腔炎，崩漏，血液病等。

（2）心。

部位：在耳甲腔中心最凹处。

【主治】心血管系统疾病，中暑，急惊风。

（3）肺。

部位：心穴的上、下、外三面。

【主治】呼吸系统疾病，皮肤病，感冒。

（4）气管。

部位：在口与心穴之间。

【主治】咳嗽，哮喘。

（5）三焦。

部位：在屏间穴的上方。

【主治】便秘，浮肿。

# 头面五官疾病健康疗法

## 一、按摩手法治疗近视眼

近视眼是最普遍、最常见的眼部疾患，以看远处物体模糊不清，但看近物仍正常为特征。其可由先天遗传或后天用眼不当所致，如长期学习工作时，光线不足或读书、写字时姿势不

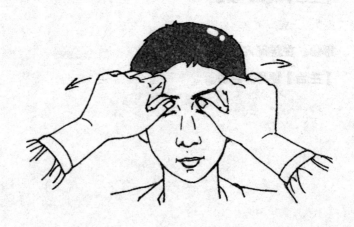

正，目标太近以及用眼过度等等。它又分为假性近视和真性近视，前者属于用眼不当所致的暂时性的视力障碍，可以通过治疗及纠正不良习惯来矫正；后者则是眼球已发生了器质性的改变（如眼球曲度增大而变凸等）而较难恢复。前者若不及时治疗矫正，便可能发展为后者。

◆ **按摩方法**

患者仰卧，术者站于头侧。

1.用双拇指自印堂穴（眉心），向两侧做推法数次。再用双拇指自内眼角经下眼眶至外眼角，做分推法数次。

2.在上述两个部位分别做揉按法数次。

【取穴】睛明、攒竹、四白、太阳，这四个穴是眼区附近穴位。在按压眼的穴位时，以眼球有发胀的感觉为好。

【取穴】风池、肝腧、光明、合谷。还可配合揉捏耳垂（耳针眼穴）。

上述手法有增强眼睛调节的功能，解除眼睛疲劳和提高视力的作用。

按摩治疗是针对假性近视，对真性近视效果尚不理想。

◆ **自我按摩**

1.点揉攒竹、鱼腰、承泣、四白、睛明穴，各1分钟。

2.分推额部：重点沿眼眶部分推，至太阳穴处揉捻，1~2分钟。

3.拿眶周：拇、食指相对提捏眶周软组织，随捏随放，1~2分钟。

4.闭眼后轻轻触压眼球，力量不可太大，约1分钟。

5.闭眼后轻轻地以食、中指抚摩眼球，1～2分钟。

6.按揉合谷、风池穴，各1分钟。

7.拇、食指相对揉捏耳垂，至发热后，持续揉捻1分钟，结束手法。

◆ **耳针疗法**

可选眼、肝、肾。有散光、斜视者加胆、目1、目2，病久体弱者加皮质下、枕、额。

◆ **应注意的问题**

1.每日晨起时眺望远处景物10分钟，完毕后闭上双眼，将两手掌搓热轻轻捂盖在两眼上约1分钟。

2.每晚临睡前做一遍眼球运动，即两眼先平视前方，头部不动，然后眼球做向上、向下、向左、向右运动各10次，再按左、上、右、下和右、上、左、下的顺序各转动10次。

3.平时应养成良好的用眼习惯。不在光线太强或太弱的条件下看书、写字，不躺卧看书，坐时眼睛与目标应有33厘米的距离。长时间用眼时要注意间断休息，尤其是看电视时。

4.做手法治疗时，术者一定要注意手指勿直接触及眼球。治疗前需修剪指甲，以免发生意外。

## 二、长针眼后的按摩治疗

长针眼即上眼睑或下眼睑出现一形如麦粒大小的硬结，局部皮肤稍红并微微有瘙痒或疼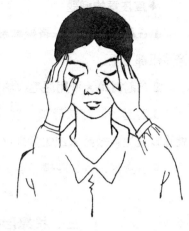
痛感，严重时疼痛剧烈如针
刺，眼睑红肿明显。该病一般
3~5日后脓汁排出而愈，但也
有病程较长者。本病在民间俗
称"偷针眼"。

◆按摩方法

手法对该病的治疗，早期
可以消肿止痛，后期可促进脓头早熟，以便排出。

1.仰卧，用两中指分别按揉双侧眼部的睛明、鱼腰、四白
穴，均以酸胀为度，每穴1分钟。

2.仰卧，术者坐其头顶上方，两拇指同时按揉其两眼角的
瞳子髎（每只眼的外眼角处），力量先轻后重，按揉出酸胀感
并保持1分钟。

3.仰卧，术者站或坐其侧面，用两手大鱼际按紧其两外眼
角皮肤，然后缓慢地垂直向下（即脑后方向）推去，这样使其
两眼睑皮肤绷紧，如此反复20次左右。注意力量不必太重，只
要绷紧眼睑皮肤即可。

4.用拇指端掐按其两足中趾趾尖各半分钟，以有刺痛感为佳。

◆耳针疗法

可选耳尖放血，每天1~2滴，配用肝、眼。病急热毒炽盛者加
内分泌、肾上腺；体弱反复发作，或针眼长日不溃不消者加脾。

◆应注意的问题

1.在脓成之前切忌挤捏局部肿块，以防热毒扩散，并注意保持眼部卫生。

2.初起时每天可用湿毛巾热敷2～3次，每次15分钟左右。

3.若起病时症状轻微，也可不需手法治疗及热敷，只在患处涂以抗生素眼药水或眼膏即可。

4.忌食葱、蒜、辣椒、姜、韭菜及鱼等辛辣和腥发食物。

## 三、按摩治疗眼睑下垂

眼睑下垂是指上眼皮下垂而不能主动上提，同时影响视力。有先天性和后天性之分。先天性者多为双侧，由于提上睑肌发育不全，或与遗传等因素有关。后天性者多为单侧性，由于提上睑肌受伤和局部病变所致。其症状表现为：由于提上睑肌的功能不全，以至遮盖部分或全部瞳孔而发生视力障碍。患者因眼裂变窄，常皱起前额皮肤，以提高眉部，用前额肌开大眼裂。双侧下垂者常把头仰起视物。

◆按摩方法

患者仰卧，术者站于头侧。

1.用拇指在前额部及眼眶周围部做揉法数次。

2.用拇、食、中指在眉弓处做捏提法数次，可向上方用力。

【取穴】阳白、鱼腰、风池、三阴交、陷谷。

# 四、快速止住鼻血的手法

出鼻血是较为常见的一种出血病症，中医称为"鼻衄"。其病因多由于体内火热上炎所致。主要表现有：鼻孔流血，轻者仅有鼻涕带血，重者流血不止，可伴有口干、口渴喜冷饮，小便黄而少或口渴心烦，面色潮红甚至头痛，视物昏花，烦躁易怒等症。以上主要指鼻孔自动出血的病症。另外，鼻部外伤也可直接引起出血，但这种情况只要即时止血即可。

该症的治疗分为急缓两部分，急者以紧急止血为主，缓者以治疗病症根本为主（如清除体内热邪等）。

◆按摩方法

1.正坐或仰卧，头部后仰，术者用两拇指从其眉心的印堂穴起，轮流接连向上垂直推入发际，力量稍重但不影响推动的速度，操作约半分钟。然后用一拇指按揉印堂穴半分钟。

2.用双手拇指同时按压患者双侧耳屏，将耳屏紧贴耳道口，使耳朵闭塞，持续1分钟后再放开。

3.将一手四指并拢，蘸上凉水轻轻拍打患者前额，拍打过程中可多蘸几次水，拍打大约1分钟。

以上三法主要在出血时运用，下面几法则在平时采用，可两三天治疗1次。

4.正坐，用一掌在其脊柱及两侧背部肌肉从上往下轻轻做来回摩擦，直至患者皮肤微红发热为止。

5.用拇指按揉其两手手背的合谷穴，力量由轻而重，按揉出酸胀感，并各保持1分钟左右。

6.正坐，两手自然下垂，术者用搓法对其两上肢从肩至腕各操作2遍。

若出血较严重时，应采取紧急止血措施，即患者立即将头后仰，尽量使鼻孔朝上，然后在前额用冷毛巾湿敷，双足用热水浸泡，同时，术者可用细线捆扎其手中指中节（第一指间关节），左鼻孔出血扎左手中指，反之则扎右手中指，局部止血可用棉团蘸上白药等药粉填塞其鼻孔，或用拇指、食指夹捏鼻翼。以上止血法同样适用外伤出血。

◆自我按摩

患者正坐或仰卧，自己对照镜子，用双手中指指尖分别压迫龈交穴、巨髎穴各约1分钟左右，然后改用指腹，顺时针方向旋转按摩36次，直至出血止住为止。

◆耳针疗法

可选内鼻、肾上腺、额、止血1、止血2等穴。

## 五、快速简易的治鼻塞方法

鼻塞是由于鼻腔内黏膜肿胀，使得鼻腔变为狭窄而产生的症状，所以，应使鼻腔内的黏膜血管收缩，自然可消除上述症状。

### ◆自我按摩

俯卧，用脚后跟左右交互敲打尾骶骨，每次进行2～3分钟，一天可进行多次。

### ◆耳针疗法

可选内鼻、肺、肾上腺、内分泌等穴。

## 六、鼻窦炎的按摩治疗

鼻塞，经常流脓涕，尤以冬天为甚，严重者炎热气候也常流脓涕，可伴有头额胀痛、嗅觉减退等症。本病在我国发病率极高，尤其以城市人为多。该病对人体虽无大的危害，但呼吸不通畅以至睡觉打鼾严重，平日常流脓涕，以及嗅觉减退甚至不闻香臭等会给人带来极大的苦恼。

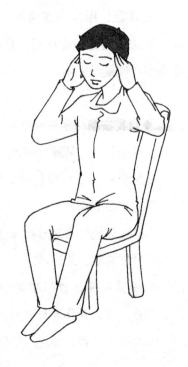

### ◆按摩方法

手法对于本病主要是对症治疗，具有较好的通鼻窍和止痛的作用，但对根治此病效果还不理想。

1.正坐，用双手拇指分别

按在其鼻翼两侧的凹处，正好覆盖鼻通和迎香两穴，然后缓慢地揉动3分钟，力量由轻而重，以自始至终有胀感为宜。

2.正坐，一手托起其一侧腕部，另一手则用力拿捏合谷30～40下，完毕再进行另一手。

3.仰卧，术者坐其头顶上方，用一拇指按揉其两眉之间的印堂穴1分钟，有轻微胀感即可，接着仍用拇指从印堂穴开始，垂直向上推入发际直至头顶百会穴，力量适中，推动缓慢，两拇指交替操作20次。然后再用两拇指交错在前额做来回推抹2分钟，力量重而移动慢。

4.仰卧，用两中指勾揉其颈后两风池穴，约1分钟，要求一直有轻微的酸胀感。

5.仰卧，用搓热或烤热的双手手掌摩揉患者整个面部皮肤，即边揉边做环旋移动，直至皮肤微红发热为止。本手法主要在寒冷气候时采用。


◆ **自我按摩**

1.揉按印堂、鼻通、迎香穴，各2分钟。

2.搓鼻：双手拇指相对摩擦，待生热后沿鼻翼两侧反复推擦，最好使鼻翼两侧发热。

3.揉按风池，约2分钟，最好有酸胀感觉并向额部传导。

4.分推前额，约1分钟。

5.捏鼻：拇、食指相对捏住鼻翼，力量以不感疼痛为合适，一捏一松，动作要有节奏，可持续1～2分钟。

6.伴有头痛者，可点揉太阳、百会穴各1分钟。

7.揉合谷穴1分钟。

8.拇指掐按少商穴，酸痛感可持续半分钟，手法要重。

9.干浴面：双手搓热后搓擦面部，重点是鼻翼两旁，结束手法。

◆**耳针疗法**

可选内鼻、肺、肾上腺、内分泌等穴，兼有头痛者加额。

# 七、按摩怎样治疗过敏性鼻炎

过敏性鼻炎又称变态反应性鼻炎，为身体某些过敏原敏感性增高而呈现以鼻黏膜病变为主的一种异常反应。它可分为常年性发作和季节性发作两种。我国以前者较为多见，好发生于任何年龄，但常见于青年。常年性变态反应性鼻炎的过敏源主要为尘螨、屋尘、动物皮屑、烟草、面粉、牛奶、鱼虾、鸡蛋等。季节性变态反应性鼻炎，呈季节性发病，冬季发病率较低，天暖后增多，由真菌引起者，在气压低、湿度大、温度适宜时（20~32℃）易发病；由花粉引起者，在8~10月份发病率高。在我国，蒿属植物的花粉是主要的致病花粉。主要症状是：鼻痒、喷嚏、鼻分泌物增多、鼻塞等。

◆**按摩方法**

1.仰卧，术者站其头侧，用双手拇指搓揉鼻翼两侧数次，使鼻腔内发热为宜。【取穴】囟会、印堂、迎香、鼻通、合谷。

2.坐位，术者站于其后，用拇指揉按颈部数次。按揉风池、肺腧穴数次。

上述手法有清肺开窍、消炎的作用。

◆ **自我按摩**

方法同鼻窦炎的自我按摩。

# 八、牙痛的按摩治疗

牙痛是口腔科临床最常见的疾病。无论是牙齿本身的疾病，或牙周组织以及颌骨的某些疾病，甚至神经疾患等都可表现为牙痛。这些不同原因引起的牙痛，其程度、性质、持续时间、病程以及与外界刺激的关系等均有所不同。

现代医学认为牙痛多由牙齿本身，牙周组织及颌骨的疾病等所致。常见的病因有：①牙齿本身的疾病：如急慢性牙龈炎，牙本质过敏。②牙周组织疾病：如龋齿、外伤、化学药品等引起的急性根尖周围炎、牙槽脓肿，牙周脓肿，冠周炎。③附近组织疾病引起的牵涉痛：如急性化脓性上颌窦炎和急性化脓性颌骨骨髓炎，及急性化脓性中耳炎。④神经系统疾病：如三叉神经痛，常以牙痛为主诉。⑤全身疾病：如流感、癔症、神经衰弱等。

◆ **按摩方法**

牙痛在进行手法治疗时，力量必须重，予以强刺激，治疗后一般都具有立竿见影的效果。

1.用双手拇指重力点按其两手的合谷穴，使其有强烈的酸胀感，并让这种感觉保持1分钟。在具体操作时，点按的力量可由轻逐渐加重，到后期可改为按揉或拿捏合谷。

2.用两拇指分别按揉其脸颊两侧的下关及颊车穴，每穴约1分钟，均要求有持续而较强的酸胀感。

3.若是上牙痛，还可加拿捏风池穴；隐痛者可嘱患者俯卧，然后用拇指按揉太溪穴（内踝旁边），或重力拿捏跟腱1分钟。

4.在治疗中应注意以下问题：①治疗中虽要求强烈的酸胀感，但仍要以患者能耐受为度。②治疗目的是止痛，若疼痛在治疗过程中已经止住，则可不必将手法操作完，或者减轻力度，以使患者少受痛苦。③平日忌食辛辣油炸、烘炒等食品，尽量避免强烈的冷热酸甜刺激。

◆ **自我按摩**

1.点按颊车穴：拇指在患侧颊车穴用重手法点按，持续半分钟至1分钟。再施以揉捻法，主要是对下牙痛，效果较好。还可配合点揉翳风、承浆等穴。

2.点按颧髎、下关穴，方法同上。患侧重按至疼痛缓解为止。可配合点揉人中、迎香穴。

3.上、下牙痛均可配合合谷穴的揉按。先在患侧揉捻1分钟。若疼痛仍不缓解，加按对侧合谷穴。

4.将手洗干净，剪短指甲，以手指按摩牙龈，尤其在患牙处，重点按揉。手法可稍重一些，止痛效果较好。揉完后（1～2分钟后）用淡盐水漱口。尤其对冠周炎及牙周炎效果更好。

5.揉捏耳垂，耳垂上有相应的牙痛反应点，揉捏1~2分钟，常可缓解牙痛。

应用牙痛的自我按摩方法，主要目的是缓解疼痛。对于造成牙痛的病因，一定要到口腔科进行诊断，找到病根，对症治疗，就会治愈。

### ◆耳针疗法

可选牙、面颊、神门、口穴。

# 常见疾病的头部健康疗法

## 一、治感冒的按摩方法

感冒俗称伤风，是由病毒或细菌引起的上呼吸道炎症，以冬春寒冷季节较为多见。其症状表现为：怕冷，发热，鼻塞，流涕，咳嗽，头痛，或兼有肢体酸痛，心烦倦怠，咽喉疼痛，口干欲饮等症。

感冒有风寒感冒与风热感冒之分，而按摩对其初期时的治疗以疏风解表为原则，故手法基本相同，对风寒、风热未予区别。

### ◆按摩方法

1.坐位，开天门，即术者立其前，两手扶住其头部两侧，并用两拇指指腹从印堂穴处交替向上推入发际，力量稍重，但不影响推动，时间约半分钟。

2.上法完毕后，紧接着又用两拇指交错地在前额横向做往返推抹，力量要求同上，时间为1分钟左右。完毕再用两拇指指腹分别按揉其两侧太阳穴，以有轻微的酸胀感为度，约半分钟。

3.坐位，术者立其后，用屈指点法点按其两肺腧穴，以有较强的酸胀感并能耐受为宜，每穴半分钟。

4.坐位，术者在其后用两手分别拿住其双肩，并用两手的食中指并拢，按揉其双侧胸部的中府穴，使轻微的酸胀感保持1分钟左右。

5.坐位，用一手掌在其背部督脉及两侧膀胱经做往返摩擦，擦时从上往下，并以皮肤微红且有热感深透为度。

6.坐位，用两手小鱼际交替击打其两侧颈肩部，动作轻快，力量适度，以其感到舒适为宜，时间约20秒。

7.若鼻塞严重者，可加一手法，即用两拇指分别按揉其鼻翼两侧，每侧正好覆盖迎香、鼻通两穴，以酸胀为宜，约半分钟。


◆自我按摩

1.两手拇指或中指分别置于颈项两侧之风池穴处，逐渐用力做环形按揉约1分钟。

2.两手食、中指分置印堂，沿眉上缘至太阳穴处，反复推抹约1分钟。

3.两手五指微屈，彼此略分开，指腹着力于整个头部，反复快速梳擦约1分钟。

4.两手指交叉抱着头颈，头稍后仰，然后用掌根挤提后颈部约1分钟。

5.两手拇指交替着力，按揉合谷、内关、列缺、足三里，每穴约1分钟。

6.两手拇指微屈，余指轻握拳，用拇指背侧沿鼻翼上下往返推擦约2分钟。

以上动作，每日早晚各做1次，用力要适度。用力过小，不能起到应有的刺激作用；用力过大，易擦破皮肤。

◆**耳针疗法**

取内鼻、肾上腺、肺穴。头痛者加额；咳嗽者加气管、支气管；发热者加耳尖（放血）、屏尖（放血）；胃纳不佳、腹胀、便秘者加胃、胰、胆；全身酸痛、乏力者加肾；咽喉痛、嘶哑者加咽喉。

# 二、高血压应如何按摩治疗

高血压是一种以动脉血压增高为临床表现的常见、多发性病症。临床上将高血压分为有原因可查的继发性高血压（或称症状性高血压）和无明显原因可查的原发性高血压（或称高血压病）。高血压病除动脉血压升高为特征外，还伴有血管、心、脑、肾、眼等器官的病变。以30～60岁为多见，60岁以上更多，男性多于女性。

## ◆ 按摩方法

1.患者取坐势，术者立其体侧（先左后右）先用抹法在桥弓穴，自上而下地抹动，每处20～30次；五指拿法从前发际开始缓慢向后发际移动，由前至后5～8遍；再用拿法于天柱、风池穴。

2.术者立至患者体前，在前额、目眶上下及鼻翼旁自人体正中线向两侧，做分抹法，约2分钟，再在前额部、太阳、百会穴处用一指禅推法或大鱼际揉法约10分钟，用扫散法在头之两侧，各30秒。

3.术者立至患者体侧，用五指拿法在头顶部5～8遍；拿风池、天柱穴，分别为20秒；再用按揉法施治于左右之肺腧、心腧、膈腧穴，每穴1～2分钟。

4.术者立至患者身后，做拿肩井8～10次，搓肩背30秒，搓两肋30秒。

## ◆ 自我按摩

自我按摩法可分为坐位及卧位两套。

**坐位：**

一般在白天进行，最好选择比较安静的场所。

1.双手点揉攒竹、鱼腰、丝竹空、太阳穴，出现酸胀感后，再点揉半分钟。

2.刮眼眶：双食指屈曲，以桡侧面轮流刮眼眶上下，时间为1～2分钟。

3.双拇指按压风池穴，约半分钟后，揉按棘突两旁的肌肉至大椎穴，反复数遍。

4.点揉百会、四神聪穴，各1分钟。

5.梳头、叩头：手法要轻柔，约2分钟。

6.双手握拳，沿腰椎棘突两边骶棘肌叩击，或用手背拍打，自上而下，反复数遍，至腰骶部发热为止。

7.摩胸：左手摩右胸，右手摩左胸，沿肋骨走行方向进行，4~5分钟后，拍打胸部数次。

8.点按手三里、内外关、曲池穴各半分钟。

9.双手掌相对搓擦发热后，摩擦面部，结束手法。

**卧位：**

一般在晨起、午休或睡前进行。要求全身放松，微微闭目，静卧3分钟后进行。

1.揉按攒竹、鱼腰、太阳、印堂、睛明、百会、风池诸穴，可选择其中3~5个，各1分钟。

2.指推眼眶，梳头，各1~2分钟。

3.摩胸、拍胸，各2分钟。

4.摩腹：沿任脉环形自上而下抚摩36遍。再按顺时针方向沿腹部环形抚摩，从右至左，抚摩36遍。

5.搓擦涌泉穴2分钟，活动踝部数次，结束手法。

◆**耳针疗法**

可选用耳尖（或耳背降压沟）放血，或取上角窝、交感、皮质下穴。

头痛者加额、枕；头晕者加肝、肾；心慌者加心；失眠者加神门。

## 三、"偏瘫"患者的按摩疗法

"偏瘫"多为中风引起的后遗症，也可由于脑部的其他疾病或外伤引起。其症状主要有一侧上、下肢瘫痪，口眼㖞斜，语言不利，口角流涎，漏食等。初期可见患者肢体软弱无力，知觉迟钝或稍有强硬，活动受限，以后逐渐趋于强直拘挛，肢体姿势常发生改变甚至畸形。本病主要为老年患者。对本病的按摩治疗必须在急性期以后进行（一般是发病两周以后），多以症状稳定为准，且一旦症状稳定则宜及早治疗。在施用手法时，需全身均操作，包括健侧身体（以患侧为主，健侧为辅），尤其对肢体末端手指及足趾，应仔细地按摩，以利于肢体功能的恢复。

◆按摩方法

1.坐位或仰卧位，在患者头面部用治疗"面瘫"的按摩手法操作，用力均可稍重，时间约需6分钟。

2.仰卧，一手握住患者腕部将其上肢向肩外上牵拉，另一手拇指点按腋下极泉穴，逐渐用力至出现酸胀感后，再进行弹拨，以加重刺激，约2分钟，然后用拇指依顺序按揉曲池、手三里、合谷穴各约半分钟。

3.仰卧，先将肩关节反复摇动，操作约1分钟后，握住腕部向上提拉两下，再以双手掌夹住肩部反复搓揉，并逐渐向下移到上臂、前臂搓动，约1分钟。换成以双手拇指在患者手背部来回交替推抹，用力宜重，有推筋着骨之感。然后将各手指反复细致地捻搓片刻。

4.仰卧，在颈部施拿揉夹喉穴手法，力量逐渐加重，约1分钟。再以中指同时点按胸部两中府穴，以酸胀为准，治疗约1分钟。

5.仰卧，以双手拿大腿前侧，用力稍重，由上向下反复5遍，然后重点拿揉血海、梁丘穴，较重用力地操作2分钟。再对掌击压大腿两侧，以大腿深部有酸痛感为佳，由上向下击压2遍。

6.仰卧，将患者一下肢屈膝立于床上，在小腿后侧反复拿5遍，再点拿跟腱治疗3遍。再推抹脚背部10余次，将下肢抬起做髋关节摇动，反复屈伸膝关节，然后托起足跟，做轻用力的拔伸踝关节，摇动踝关节，背屈扳踝关节，反复操作数遍。

7.俯卧，分别用拇指和手掌，在脊柱两侧（以病侧为主）做揉推法，由上向下稍用力操作3～5遍。然后用拇指分推背部，双掌分推腰部，再用一手按压背心，另一手扳起患肩，对抗用力扳动3下，最后拿肩井治疗。


## 四、头痛的按摩疗法

头痛属于一种常见的自觉症状，可见于多种急慢性疾病，如感冒、鼻窦炎、高血压、脑震荡后遗症等。其疼痛特点按性质可分为胀痛、昏痛、空痛、刺痛等；按部位可分为前额痛、偏头痛、枕部痛、头顶痛、全头痛等。其伴随症状由于病因不同而各自相异。

## ◆按摩方法

不论何种病因所致的头痛，按摩治疗的主要手法都基本相同，另再配合病因治疗即可，其中尤以感冒头痛、高血压头痛、偏头痛的疗效较好。

1.仰卧，术者坐其头顶上方，两手拇指按在两侧眉毛中点的鱼腰穴，然后同时垂直推入发际，力量重滞，推动缓慢，且以推动过程中有胀感为佳，反复推20次。完毕再用一只手的拇指从两眉之间的印堂穴开始，如法推至其头顶百会穴，反复20次，操作要求同上。

2.仰卧，术者用一只手的拇指按在其一侧足背的太冲穴，食指、中指则按在足底的涌泉穴，然后相对用力，一松一紧地按压出强烈的酸胀感，每侧进行1分钟。

3.正坐，术者立其前，用两手中指分别按在其两侧头处的角孙穴揉动，按揉出较强的酸胀感并持续1分钟。完毕再用两手的拇指分别按其两侧太阳穴，操作要求同上。

4.正坐，用两手拇指在其额头做交替的往返推揉，力量稍重，以不影响拇指的来回推动为宜，时间约1分钟。

5.正坐，一手扶其枕部，另一手用食指、中指、无名指、小指做梳子状，从前额发际往后梳，用力较重，梳通整个头部（反复进行），时间约1分钟。

## ◆自我按摩

1.两手五指微屈，彼此张开，指端着力，由前额部向后枕部按摩，反复施术2分钟。然后，两手中指重叠，用力点按百会穴1分钟。

2.两手掌根或小鱼际紧贴前额部，由中间向两边抹动1分钟。

3.两手拇指腹点揉太阳穴，先轻后重，约1分钟。然后，两手五指交叉，用手掌反复夹提颈项肌约1分钟。

4.两手拇指置于风池穴处，其余四指固定在后枕部，用力点按或按揉约1分钟。

5.两手拇指分别掐按合谷、太冲，力量宜重，以有酸胀麻痛为度。

6.将右足搁于左腿上，右手掌贴在左膝上，左手掌小鱼际置于足心涌泉穴处，两手同时按摩约1分钟，换左足亦然。

◆**耳针疗法**

取脑干、神门、枕、额、皮质下。酌情配合心、交感、肝、肾。

# 五、针对糖尿患者的按摩方法

糖尿病以口渴多饮、多食易饥、尿多及形体消瘦无力为特征，可伴有汗多、气短、精神倦怠或畏寒肢冷、腰腿酸软、面色黯黑等症。中医认为，其发病原因多由长期饮食无节制、过食肥甘厚味醇酒而损伤脾胃，化燥伤津，以及长期精神郁闷或房事不节、劳欲过度，耗伤阴精所致。

另外，对于有好发痈疖，视力减退，外阴瘙痒，肢体麻木，原因不明的昏迷等表现的人，也应考虑到糖尿病的可能性。

◆按摩方法

其按摩治疗手法要求轻快、柔和，时间也宜长一些。

1.仰卧，先在头面部做开天门、推坎宫手法操作，以50~100次为宜，力量稍重，再以双掌揉太阳穴，约3分钟，以两拇指按揉迎香穴、四白穴，约2分钟，均以出现酸胀感为准。然后由前向后做梳头法操作，力量宜轻，动作宜缓，反复10次。

2.仰卧，将两上肢分别用搓法治疗半分钟，方向由肩向腕部操作3~5遍，然后在上肢依顺序分别按揉患者的手掌心部（劳宫穴）、曲池穴、极泉穴各约半分钟。再一手牵拉患者的手腕，另一手以四指掌面，由患者上肢的内面，从手腕推，上到腋下极泉穴，紧贴皮肤反复操作20遍。

3.仰卧，以单手拇指从腹部鸠尾穴，向下推到肚脐，紧贴皮肤，慢慢推下，反复50次。再换用手掌在腹部摩腹治疗，约10分钟。然后以双手掌，由身体两侧软肋处，斜向中部肚脐合推，反复约10次。

4.仰卧，以双手拿患者大腿前侧，反复拿揉约1分钟。再依顺序按揉双下肢涌泉穴、公孙穴、太溪穴，两侧同时操作各穴半分钟，以酸胀为度。然后用手掌部，沿下肢内侧面，从踝关节向上推到大腿根部，每侧反复5遍，动作宜缓。

5.俯卧，在头部用五指抓拿法从前部向后到颈项操作，反复10~20遍，紧接着换成拿颈项风池手法操作，由上向下反复拿动1分钟，再换在背部做五指抓拿手法治疗，由背上部操作至腰，反复10遍，力量稍重且轻快。

6.俯卧，以拇指在背部两侧分别按揉肺腧穴、肾腧穴和八髎穴外侧的敏感部位，以酸胀为度，各约1分钟。再由下向上行捏脊手法，反复7～9遍，力量稍轻揉。最后用双拳拳面轻揉，快速地击打整个背部、腰骶部约半分钟。

◆ **自我按摩**

1.点揉背腧穴：握拳从突起处沿脊柱两旁自上而下做揉捻动作。在第八胸椎棘旁为胰腧穴处，要重点揉捻。反复数遍，约3分钟，最好有发热的感觉。

2.搓背：以手背代掌在同侧背部搓擦，待发热后交换另一手，交替进行，约2分钟。

3.摩腹：手掌在腹部轻轻抚摩，按逆时针方向进行，尤其在关元、气海穴重点抚摩，以100～200次为宜。

4.点揉内关、足三里、手三里穴，各1分钟。

5.搓擦涌泉：双手摩擦发热后，搓擦涌泉。

6.双拳轻叩腰背部，力量适中，当感到酸胀、发热时，结束手法。

在应用自我按摩时，患者一定要做到对自己的病情心中有数。若血糖值较高，尿糖也较多，症状比较严重，则需要配合药物进行治疗，切不可自己任意停药；若症状较轻，仍可进行自我按摩。

◆ **耳针疗法**

以口渴善饮为主的取肺、胰、内分泌，配用口、渴点、垂体穴。

以善食易饥为主的取脾、胃、胰，配用饥点、口、垂体穴。

以小便频多为主的取肾、膀胱、丘脑，配用内分泌穴。以上每次取3～5穴，10次为1个疗程。

## 六、中暑救护的按摩方法

中暑是在烈日之下，或高热，或热辐射的环境中长时间的停留或工作所致，常在体弱或体力过于疲劳的情况下发生。

根据中暑的程度不同，可分为轻症和重症两种。轻症可出现头痛、头昏、胸闷、恶心、口渴、汗闭、高热、烦躁不安、全身疲乏和酸痛；重者除上述症状外，可出现汗多、肢冷、面色苍白、心慌气短，甚至神志不清，昏迷，四肢抽搐，腓肠肌痉挛以及周围循环衰竭等现象。

轻者应立即到通风凉爽处休息，多喝含盐饮料，外擦清凉油在太阳穴，或服人丹数粒，即可恢复。若是昏倒的患者，也应送到通风阴凉处，再进行按摩疗法。

1.用拇指指端或指甲用力掐按患者人中穴及两手的内关、合谷穴，两足的太冲穴，以患者苏醒为度。

2.弯曲一只手的食、中指，并用这两个弯曲的指间关节用力钳捏、拉扯颈后大椎穴及两肘部尺泽穴处的皮肤直至皮肤出现青紫或血斑。

3.患者苏醒后，让其采取坐势，术者站其身后，两手拿肩井30下，力量宜轻快柔和。

4.正坐，用手掌在其背部脊柱及两侧膀胱经施行擦法，擦时从上往下来回擦动，以皮肤微红发热为度。

5.正坐，两手拇指在其前额用开天门法操作半分钟，然后再用两拇指轻柔的按两太阳穴半分钟。

6.正坐，两手小鱼际在其颈肩部做轻快的交替击打30下。

## 七、消除醉酒后不适的按摩法

1.坐卧均可，用拇指指端用力按揉其两手内关穴，以强烈的酸胀感为宜，按揉1分钟。若是醉酒者很可能随即发生呕吐，待其吐毕可予浓糖开水一杯喝下，继续手法操作。

2.仰卧，用一手的食、中指相并，然后按揉中脘及肚脐两旁天枢穴，或者采用震颤法。每穴1分钟。

3.仰卧，摩腹，即用一手掌贴在其上腹部，然后做顺时针方向的环旋摩动。手法操作宜深沉柔缓，时间约5分钟。

4.仰卧，术者坐其头顶上方，两手拇指指腹在其前额做交错往返的推抹，力量宜重但不影响推抹，时间约1分钟。

5.仰卧，术者坐其头顶上方，用两侧大鱼际分别贴在其两太阳穴处，然后做轻快的揉法1分钟。动作力求柔和连贯。以患者有舒适感为佳。

6.仰卧，术者坐其头顶上方，用五指抓拿，在头顶操作1分钟，动作宜快而连贯，抓拿时要有力。

# 美容健康疗法

## 一、面部美容常用手法

按摩可促进面部的血液循环，使皮肤及其某些组织结构改善营养，提高皮脂腺的分泌量，还能使皮肤变得光滑而富有弹性，因此，按摩对面部美容具有确切的疗效。

其具体的操作手法有点、按、压、推、摩、抹、揉、捏、切。

**操作步骤：**

1.推抹法。

患者仰卧，术者立其头前方，用双手拇指按在睛明穴上，顺鼻梁直下推抹至迎香穴，如此反复10～15次，再从鼻尖直上推抹至印堂穴，推揉10～15次，最后按印堂10秒钟，此套手法应轻而柔和，切忌蛮力。

2.分推法。

（1）两拇指由印堂沿眉骨分推至太阳，推时稍向内用力轻按太阳，以促进气血流过。

（2）两拇指由太阳分推至耳门和听宫穴，轻点一下，但手指不能离开皮肤表面，再用拇指与食指的指腹对合，轻捏耳垂，然后上下提拉耳尖2～3次。

（3）两拇指从印堂分推眉骨至太阳，按压穴位，推至耳门，再按压穴位，然后推至听宫，按压听宫1分钟，最后沿下颌推至人迎。

（4）两拇指从印堂分推至太阳，轻按穴位，由太阳向后推至率谷，换中指从耳后分推至风池穴，中指指腹按压风池10～15圈，然后轻用力而后拉提2～3次，与此同时，拇指指腹按压太阳。

3.切捏法。

两拇指分别切捏两眼上下眼眶5～8次，从睛明切捏至外眼角。

4.点穴法。

两手拇指指腹点按两眉骨上缘的鱼腰穴，中指指腹点按两眉端的攒竹穴。用力宜轻而柔，再点按睛明、承泣、四白、上迎香、迎香、丝竹空、童子髎、下关、颊车、地仓、人中、承浆等穴，每穴1分钟。

5.点揉法。

两手中指点按四白，拇指点按阳白，按住穴位轻揉，顺时针、逆时针各揉50圈，再用中指指腹点按颧髎，点、按、揉三法并用，由慢到快旋转揉按，以每秒4圈之速揉100圈。最后点按头维、太阳、禾髎、外关、内关、翳明、球后、承浆穴，每穴1分钟。此套手法可用于治疗面部蝴蝶斑、雀斑。

6.交替点穴法。

右手拇指点按右侧内关穴，左手拇指点按左侧光明穴，点按半分钟，两手交替点按左侧内关和右侧光明，两侧共点按1分钟。此套手法可用于补气、提神、明目。

7.点按足三里穴。

两手拇指分别点按左右腿的足三里穴，向上送力约1分钟，此法可使面部发热，表皮充血，皮温增高。可促进面部新陈代谢，使黑斑变红变浅，面部充满活力。

8.切捏额部五道线。

第一道线：从印堂至神庭，两拇指一前一后同时切捏。

第二、第三道线：用两拇指从两眉骨上缘的鱼腰开始，经阳白，切捏至头维。

第四、第五道线：用食、中、无名指由两眼角的童子髎开始，经丝竹空、太阳、悬颅切捏至率谷，每道线都要切捏3～5次。

9.直推法。

术者立于患者一侧，用右手食、中、无名指指腹按在前额发际线上，向头顶直推，至脑后处为止，反复直推3～5次。

## 二、面部蒸汽按摩使您永葆青春

近代有一种新奇的面部蒸汽按摩美容术，有洗净面部皮肤、增加面部肌肤的活力、消除皱纹等多种美容作用。基于面部蒸汽按摩的美容效果十分显著，所以不仅面部美容时这种技术在美容室内逐步得到推广，而且有的人认为，人们日常洗脸将被面部蒸汽"浴"所代替。

**具体操作方法：**

1.用煮水壶或更现代化的装置，制取温度为38～45℃的水蒸气。其温度不能太高，以免造成烫伤，亦不宜太低，气温低效果不好。

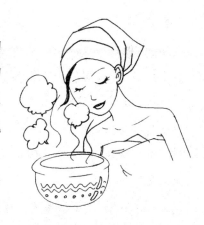

2.将温热的蒸汽通过可以放走气体的面罩，熏头部，以便接受熏蒸者感到温暖、舒适，或者感到类似"羞涩感"的感受为妙。

3.再将按摩者的手用同样的蒸汽温暖和湿润。

4.在进行面部蒸汽熏的同时，用蒸汽温暖过的手对被按摩者施行面部按摩。

5.按摩的手法和方式与传统的按摩术相同，但要避免按压过重。

6.按摩完毕，取去面罩，用柔和的干毛巾擦净面部即为术毕。

本按摩术不仅能美容，而且还可以给接受按摩者以很大的心理享受；同时对面部、五官的炎症和某些病变，尤是对急慢性鼻炎、副鼻窦炎、结膜炎、睑腺炎、面肿等具有很明显的疗效。


## 三、除皱消斑按摩法

除皱消斑按摩法的原理：调节激素分泌及局部皮肤供血，改善肝肾功能，以消除面部的雀斑、黄褐斑及皱纹。

## ◆按摩疗法

1.总的治法：

（1）仰卧，用拇指用力按揉其两侧下肢的太冲、三阴交穴，均以较强的酸胀感为宜，每穴半分钟。

（2）仰卧，用一手的拇指与其余四指分别置于其膝部内外侧的血海、梁丘穴，然后用力做拿法，以局部有胀感为宜，每侧下肢操作1分钟。

（3）仰卧，用手掌按照大腿内侧、小腿内侧、大腿外侧、小腿外侧的顺序施行推法或擦法，每部分由上往下操作半分钟，均以有热感深透入里为佳。

（4）仰卧，用手掌在其肚脐周围施行缓慢而深沉的顺时针疗法，时间约5分钟。

（5）仰卧，将两手的食、中、无名指并拢，用指腹在其整个面部皮肤上施行指摩揉，操作时按前额、两侧面颊、脸部正面，口唇四周的顺序逐一按摩，力量轻柔，耗时5分钟。

（6）俯卧，用八字推法沿其背腰部的脊柱两缘，从上往下推5～10遍，力量适度，推动稍慢，注意勿擦伤皮肤。

（7）俯卧，先用两拇指分别按揉其两肾腧穴，保持酸胀感半分钟。然后用一手掌在其腰部肾区做横向的往返摩擦，以有热感深透为度。

2.用于消除眼睛周围皱纹的方法：

（1）用两指指端按在其两侧内眼角的睛明穴处，然后每秒做一次强力按压，要求有强烈的酸胀感，共点按10次。

（2）用两拇指端点按其两外眼角，操作要求同上。

3.预防和消除雀斑：

雀斑是黑色或茶褐色的色素沉着污点，可能是肝脏功能退化或肾脏功能失调所致，如果不做根本治疗，雀斑是永远不会去掉的。此套手法可以由别人操作，也可由自己操作。

（1）和妊娠有关的雀斑，在妊娠中或产后易出现，尤其是堕胎后更为显著。雀斑为茶褐色，轮廓清楚，多数是左右对称。可用按摩法治疗。

第一，按擦膀胱经足跟外侧，由上而下刺激5次。

第二，用拇指按压足小趾甲处束骨穴，每秒按1次，共按5次。

第三，在背腰中线部位，由上而下做经线刺激5次，再以脊柱为中线，左右分别向外，用手掌或毛刷刺激10次以上。

（2）因肝功能减退产生的雀斑，以肥胖的人较多，是轮廓分界非常清楚的一种茶褐色雀斑，多数左右对称出现。可用按摩疗法治疗。

第一，沿着足部肝经线，由下而上地按擦，用手掌或毛刷柔和地做局部刺激5次以上。

第二，用拇指刺激双膝内侧的血海穴。每秒按压一次，共按压5次以上。

第三，左右肩胛骨之间由上而下作经线刺激5次。然后，从经线向外侧做局部刺激10次以上。

第四，用第二、三、四指的指腹部，沿面部先从下颌开始→双口角→双鼻侧→双眼球→额部→脸侧，周而复始地沿经线按擦5次以上。

第五，右手做甩手运动，首先放松肩部，然后做甩手运动。甩手反弹向上时，右腕内侧经下颏弹向左肩上部，然后再甩手向后，这样周而复始反复做10次。

第六，弯曲右手，肘在腰胁侧，手向肩摸作为基本动作，平衡地向后弯退，做10次运动。

（3）痒感引起的雀斑，以瘦人较多，这种雀斑无明显界限，茶褐色，由口周向外侧生长或者由外轮廓向脸内侧生长，还有些人由整个面部扩展至颈部，这是一种顽固的皮肤病。主要由于副肾代谢功能失调所致。可用按摩法治疗。

第一，沾足肾经，用手掌或毛刷由上而下做轻微的局部刺激10次。

第二，用拇指指腹按压三阴交穴10次。

第三，由肩胛骨之间起至腰部之间的脊背中线由上而下做经线刺激5次。然后，左、右双侧向外侧做局部刺激10次以上。

（4）在青春期前后发生的雀斑，多见于未完全发育成熟的女青年。可用按摩法治疗。

第一，刺激膀胱经，与妊娠有关的雀斑按摩法相同。

第二，由双大腿内侧向双脚跟部，用毛刷刺激10次。无毛刷时可用硬布代替。

## 四、眼睛布满血丝怎么办

整个眼睛充血变红是睡眠不足的证据，眼内充血变红是过度精神紧张的佐证。

**此时**应注意睡眠，尽量睡足，同时采用穴位疗法，消除眼睛充血。消除充血的最好穴位是眼穴。眼穴在拇指第一关节掌侧，它与眼球表面的角膜有密切关系。此外，还有治疗颈以上疾患的特效穴合谷，对消除眼充血也很有效。如果是轻度充血，轻轻按压和揉搓这两个穴位即可。如果充血还不消失，在刺激眼穴与合谷穴的同时，加鱼际、太陵、商阳、二间、少冲、少泽6个穴位。有的人稍感疲劳，眼睛立即充血，应从感到疲劳之日开始，按压这些穴位，可以预防眼充血发生。这些穴位对结膜炎引起的眼充血也有治疗效果。

## 五、保有一头秀发的美容按摩法

本功法的原理是纠正神经功能失调，促进头皮血液循环及毛发的营养吸收，以使头发乌黑发亮、免于脱落。

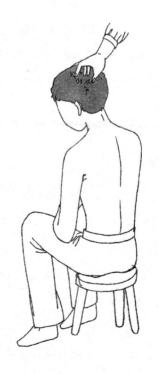

◆按摩疗法

1.仰卧，用拇指用力按揉其两小腿的三阴交穴，以较强的酸胀感为宜，每穴半分钟。

2.仰卧，用手掌推其双下肢振奋大腿内侧和小腿内侧。推时由下往上，先从内踝推至内膝，反复若干次，以有热感为宜；再从内膝推至大腿根部，仍反复多次直至发热为止。

3.正坐，术者站其前外侧，一手扶住其头后，另一手用四个指头在其头顶及两侧由前往后做梳头动作，梳时四个指头的指甲最好刮着头皮，但不宜太重，时间约1分钟。

4.正坐，术者一手扶住其头部，另一手用手掌搓揉其头发，着重搓揉脱发部位，力量适度，以局部发热为佳。

5.正坐，用拿风池法，操作1分钟，力度以轻快柔和为宜。

6.正坐，在脱发部位的周围做轻快的五指抓拿约1分钟。

7.擦涌泉，即用一侧小鱼际摩擦其两足底的涌泉穴，以有热感透入为宜。


◆应该注意的问题

1.保持心情舒畅，精神乐观，少烦恼、忧虑。

2.在局部用生姜或生发药水之类涂擦。

3.选用调节神经系统药物、维生素类以及补益肝肾、养血生发的药物，如谷维素、安定、维生素B2、首乌片等，或服用中药汤剂。

4.若因某些疾病而致脱发者，应积极治疗原发疾病并以其为着重点。


## 六、头发早脱的按摩疗法

早脱是脱发症中比较常见的类型。一般儿童不患此病，患者都是成年人，而且主要是男性，很少是女性，因此也称之为男性脱发。

脱发是渐进发生的，毛囊萎缩破坏后是不可逆的，故治疗效果不能像斑秃那样毛发可以再生，因此一定要早治疗，从根本治疗，即从调节内分泌上着手。

### ◆按摩疗法

1.沿足肾经由下而上做局部轻刺激5次。

2.用拇指按压三阴交穴5次。

3.在足膀胱经由上而下做局部刺激5次。

4.在头、皮质部涂上生发营养膏，用指尖反复揉按。

### ◆应注意的问题

1.日常生活中应限制食用过多糖及多脂和辛辣刺激性食物。

2.多食含维生素B6和泛酸的食物，如豌豆、蚕豆、鱼、芝麻、蛋等。

3.梳头时用力应均匀，不宜用过尖、过硬、过密的梳子。

4.洗发和烫发不宜过勤，干性头发10～15天洗一次，油性头发5～7天洗一次。烫发以半年一次为宜。

## 七、牙齿的保健按摩法

本套手法的原理是坚固牙齿，预防齿患。主要以预防为主，也可用于牙齿松动、牙龈萎缩、牙龈出血、牙痛等症。

1.叩齿，每晚睡前及晨起时，自己将上牙与下牙连续叩击30

次。先轻轻叩击，以后随着时间的推移可逐渐加大力量并增加叩击次数，每天的操作也不局限于早晚，其余时间亦可适当进行。

2.术者用两拇指分别按揉其两侧的颊车、下关穴，力量适度，以有轻微的酸胀感为宜，每穴1分钟。

3.指摩揉口唇，即用食、中、无名指并拢，缓慢摩揉其嘴上下左右四周（相当于牙龈的位置），力量不宜太重，围绕四周摩揉5～10遍。

4.用一手握住其手腕，另一手在其合谷穴处施行拿法，以轻微酸胀为度，时间约1分钟。一侧完毕再进行另一侧。

5.俯卧，用手掌用力横擦其腰部肾区，以发热并感热量深透为佳，擦毕及时用衣物遮盖局部以保温。

# 头部保健按摩法

## 一、健脑常用手法

头部按摩对大脑有健脑安神、聪耳明目的作用，并可改善脑部血液循环，提高大脑的摄氧量，有益于大脑皮质的功能调节，对益智健脑，增强记忆，减轻疲劳有独特作用，同时还可治疗头痛、感冒、神经衰弱、耳鸣、眩晕等病症，适用范围很广。

其主要手法可用点、按、摩、推、拿、捏、揉、啄等。

**具体操作步骤如下：**

1.按摩法。

（1）患者坐位，术者立其后，两拇指按脑空穴，揉10～15圈，然后向上推至百会两侧，同时提腕，其余四指自然按在耳尖发际线上，双手同步按摩。

（2）双手提腕，按在脑空穴上的拇指向上直推，与率谷并列，随后按在率谷穴上的四个手指，向太阳穴缓慢地做环状摩擦运动。

（3）四指推摩至太阳穴，小指指腹按在太阳穴不动，其余三指继续前移做顺时针环状摩擦，当三指推摩到头维穴，无名指即按住不动，其余两指继续做顺时针运行，中指止于上星穴，食指按住百会穴，按住不动，此时四指均按于穴位上。

（4）四指在穴位上稍用力点、按，停留片刻，食、中指缓慢推向头维，与无名指并拢后，再与小指按太阳穴，中指揉太阳穴3～5下，四指一起按摩退回率谷，如此反复3～5遍。

整套手法要轻柔，切忌用蛮力。

2.点按法。

中指按住太阳穴，拇指按在风池穴，双手同时按、摩、点、揉，顺时针原位揉15下后，按点太阳穴和风池穴，其后将重心放于拇指，坠腕轻提，如此垂直2～3次。

3.点按风府穴。

术者一手放额前扶住头，另一手拇指在风府穴揉10～15圈，其后由轻到重点按风府，其后点的中心转移再点，立腕，向上点提，此手法做2～3次。

4.连环按摩法。

从患者头的右侧开始，用左手拇指，从头顺时针做环行摩擦运行，拇指不要离开头皮。与此同时，右手拇指与左手拇指相对进行顺时针环形摩擦动作，两拇指一上一下来回摩擦，向风池穴缓慢移动，至风池穴后，右手稳住患者头，右手拇指指腹点按风池穴，稍停抬起。

其后再按摩右侧，方法同左侧。

5.点压挤法。

食指点正营穴，中指点同窗穴，无名指点头临泣穴，拇指点脑空穴，两手同时用指腹点压，并向内轻轻用力挤压。

6.双手按法。

手前后错开，左手在前，右手在后，以左手中指点按上星穴，右手中指点按囟会穴。稍加用力，先点后按，停片刻放松，再下按。如此重复2～3遍。

7.梅花啄法。

两手五指自然收拢，五指尖形成梅花状，以腕为轴，用五指尖在被按摩者头顶周围，包括头的两侧施用啄法，此时应用双手同时进行。用腕力不可太重，有高血压、心脏病者，不宜啄百会穴。

8.拿捏法。

（1）单手拿捏：一手扶前额，一手五指张开，用指腹在后脑部做一拿一捏动作，重复3～5次。

（2）双手拿捏：用双手运动性地、大面积拿捏头部。

两种方法可单独用，也可配合用，最后理顺头发，结束按摩。

全部手法需用15～20分钟。


## 二、使人神清目爽的保健按摩法


眼睛疲劳，很多人都不在意。其实，眼睛一旦过度疲劳，会引起头痛、肩痛、焦躁等一系列全身症状，称为目系疲劳综合征。此症会大大地影响正常的工作、情绪及生活。为了确

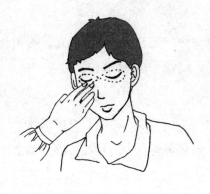

保健康，绝不能忽视眼疲劳症。应用保健按摩可以防止眼睛疲劳，视力下降，达到神清目爽的目的。

1.用两拇指或中指分别同时按揉其两眼的攒竹、四白穴，有轻微的酸胀感即可，每穴约半分钟。

2.仰卧或正坐，用轻柔的"8"字揉法在其两眼眶操作约2分钟。

3.仰卧，术者坐其头顶上方，将两拇指并放在其前额正中，然后分别向两边推去，推至两太阳穴为止，如此反复操作30次。力量宜重滞但不影响拇指的推动。

4.仰卧，术者坐其头顶上方，用两手的大鱼际分别贴在其两侧太阳穴，然后做轻柔的揉动，时间约1分钟。

5.坐位，术者站立其后，用五指抓拿在头顶操作1分钟，动作宜快而连贯，抓拿时要有力。

6.坐位，用拿风池颈项、拿肩井法，各操作1分钟，力量适中，不宜太重。

### 三、消除疲劳的按摩手法

疲劳，分精神性疲劳和肉体性疲劳两大类，每一类疲劳又分生理性疲劳和病理性疲劳两种。疲劳时，常常是精神性疲劳和肉体性疲劳互相联系着出现，即精神疲劳时往往有肉体疲劳出现，反之亦然。

精神性疲劳多数因过度用脑，长时间的会议、学习、写作、编稿、讲课、争辩、谈判、答辩、思考难题等均可导致精神疲劳，在受到精神刺激之后，或者对某一问题思虑太久也可发生精神性疲劳。有些疾病，可使人在精神上脆弱起来，于是稍一用脑便觉疲劳，精神性疲劳的表现多种多样，但下述症状更为多见：头昏、思维迟钝、计算缓慢、记忆力减退、头痛、眼花、多梦、看书的理解力下降、写作的速度减慢、动作欠灵活、感觉变得过分敏感，如害怕异常声响的刺激、畏光、怕吵闹、不能耐受突然出现的刺激、为琐事暴怒不已。

对于精神疲劳的人，首先应让其休息。在休息时积极对其进行按摩治疗，可有效地消除上述疲劳的征象。消除精神疲劳的按摩手法特点有二：其一是轻轻安抚，让患者的精神和肉体彻底放松下来；其二，是避免各种强刺激，这里主要指的是避免过度刺激机体的敏感点、敏感穴位和性感带，对于容易产生痒感的区域亦应少刺激。对精神极度疲乏的人，一些不适当的刺激便会使人紧张、情绪不稳，这就不利于患者的休息和精力的恢复。

具体手法是用手轻轻抚摸额头，然后让患者取最利于休息的体位，如半卧或仰卧位，再以手轻轻抚摸胸腹、肩背，同时辅以类似摇篮式的轻轻摇动，努力使患者感到安稳、舒适，最好能让其入睡。无论怎样严重的精神疲劳之人，只要稍微入睡几分钟，其精力立即获得明显的恢复。因此，对这种人按摩不要过多变换其体位，但可使用摇晃装置，如置于摇床、吊床之内使其入睡。对于入睡有困难者，可用手掌鱼际部轻轻压迫患者的眼球。根据上述原则和手法，可对精神疲倦之人实行较之于一般按摩更为持久一些的抚摸。最好按摩40分钟以上，女患者入睡，还应抚摸一个较长的时间。

肉体疲倦是由于过度劳动，长时间剧烈的体育运动引起的，肉体疲劳的主要表现是酸软、乏力、灵敏度减退、麻木、甚至痉挛、困倦。在消除肉体疲劳方面，应当酌情休息，在休息时进行旨在消除体力疲劳的按摩。各种按摩手法都对消除肉体疲劳有所裨益，但为了有效而迅速地消除体力疲劳，如下手法最妙。

1.循经按摩：可参照传统按摩术的经络理论，按经络的走向"循经按摩"，这样有疏通经络，消除疲劳的作用。

2.循静脉回流方向按摩：人体静脉表浅，血管壁较薄，如顺着静脉回流方向按摩，不仅能有效地促进血液循环，而且可以通过促进静脉血液回流迅速减少堆积在肌肉组织内的代谢产物，这些代谢产物是造成肉体疲劳的主要原因。因此，这种手法的意义不可低估。

3.顺肌肉纤维走向按摩：在极度的体力疲劳之时，肌纤维有的处于收缩状态，有的却舒张或不缩不张，整块肌肉处于舒缩不协调的状态，此时，如果对身体的大型肌肉群，如肩肌群、胸大肌群、背阔肌群、腰及腹部肌肉群、大腿及小腿肌群，顺其肌肉纤维的走向（即纵经）以中等力度的手法按摩，就有调整肌纤维一致舒缩的作用，这对于消除局部肌群乃至整个体力的疲劳均有良好的效果。

在进行上述手法按摩之后，旋转有关的关节，做被动的肢腿屈伸运动（即按摩者用力使肢腿屈伸，被按摩者不用力），并辅以全身和局部的肌肉群抖动，轻轻拍击，其恢复体力的功效将更为明显。

需要注意的是，极度的体力疲劳者，常常有肌肉、关节的轻度或中度损伤，有的有轻度的充血或肿胀。这些损伤常因疲倦、乏力、酸软而被疏忽，所以，按摩者应善于发现这些潜在性的损伤，并加以按摩治疗，否则会不利于体力的恢复。凡是按摩时压痛明显或感觉过敏的地方，都要提防有潜在损伤的存在，对这些地方应加强循经络、静脉、肌肉纤维走向按摩的次数，以便活血化瘀，消除潜在的病变。

 **手部** ▶▶▶

　　人手、可感受三维空间的眼睛、能处理手眼传来
信息的大脑是人能具有高度智慧的三大重要器官。中
医认为手部经络穴位丰富，既有手三阳经、手三阴经
及其穴位循环与分布，又有十四经的沟通联系，众多
经外奇穴的分布，通过对手部穴位的按摩可以很好地
治疗一些常见疾病。

# 掌纹的意义及对应病症

　　每个人手的色泽、形态、掌纹各异。伸开你的手，掌纹纵
横交错，细密纷杂，像一部打开的书。它悄悄告诉了你：与生
俱来的素质、目前的身体状况和将来的患病倾向。

　　掌纹只在胎生的灵长类动物和人类中存在，而人类的手纹
较灵长类动物更丰富和多变，掌纹是同人的大脑共同进化的结
果。皮纹在胚胎第13周开始发育，大约在19周左右形成，真皮
乳头向表皮突出，形成许多较整齐的乳头线（也称脊纹），在

脊纹之间形成许多凹陷的沟，脊和沟构成了指纹和掌纹。指纹在初生时已定型，一般终生不变，而掌纹则随着年龄，经历，生活环境，饮食习惯和疾病状态而发生变化。

掌纹具有遗传性，包括生理和病理纹的遗传，例"通贯掌"是一种较特殊的纹型，这种纹多有遗传性，其人的体质、智力、寿命、疾病的发展状况均与父母情况接近。

手与智力的发育有着最密切的关系，不怎么用脑的人，手上的纹少而粗；用脑过度，神经衰弱的人，手上的纹则繁乱细杂。智力存在着遗传因素，但同时与后天培养有关，手和脑及外界的信息交流，逐渐形成一种模式，而成为一种特定的手纹留在手上，所以开朗或忧郁的性格，可以通过手纹不同程度地表现出来。国外有人将手型分为7种，即劳动型、方正型、艺术型、活动型、哲理型、精神型和混合型。各型具有不同的心理特征。国内有人观察一般智慧线平短粗的人，易固执己见，而细长弧形的人，则多愁善感，感情丰富。

传统的中医理论认为人体是一个统一的整体，人的每一个局部都与全身脏腑、经络、气血有密切关联，所以诊治疾病时，可以通过五官、形体、色脉等外在变化，了解人的内脏健康状况。在明代，小儿食指指纹诊法已被广泛应用。另外流传于民间的"手相术"中也包括了许多有价值的掌纹资料。现代信息论认为，人体是一个完善高级的自控系统，各组成部分相互联系，信息互往，手部由于血管神经分布密集，与大脑联系密切，所以手是人体信息相对集中的部位。

手纹诊病学说，正是在传统中医理论的指导下，结合现代信息论的观点，挖掘整理手相术中大量有价值的手纹资料，经过许多临床医师长期艰苦的临床观察整理，而逐渐形成的一种诊病方法。由于手纹诊病具有无创、简单、易行、易于普及等特点，所以可以作为一种辅助诊断的方法，在保健、预防疾病的过程中发挥作用，但不能把手纹诊病绝对化、神化，更不能单纯依靠手纹来诊断疾病。本章向您介绍一些手纹诊病的基本知识，希望能在家庭保健中发挥作用。

## 一、手掌基本纹线和对应病症

纹线以数字表示。手部【定位】手尖为上，手腕为下，拇指为左，小指为右。

◆1线（图1）

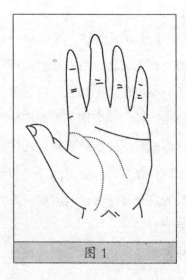

图1

别称：远端横曲线，小指根下横曲线，天线，感情线。

部位：从手掌的尺侧向食指与中指之间下方走行。呈弧形上翘。

生理形态：深长，明晰，颜色红润，向下的分支少为正常，有向上分支或辅助线。

对应内脏：长度和走向反映消化系统的功能状况；无名指到

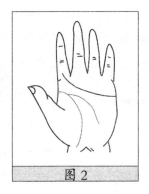

图 2

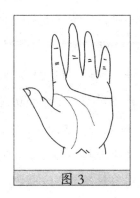

图 3

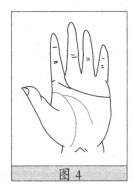

图 4

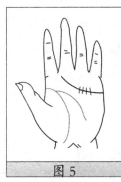

图 5

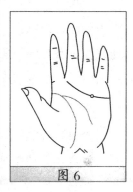

图 6

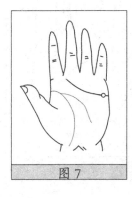

图 7

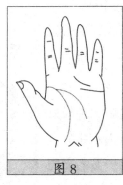

图 8

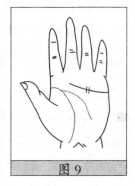

图 9

中指一段，反映呼吸功能的强弱；无名指到小指，反映泌尿生殖乳腺情况。

**病理形态：**过于长而且直，止于食指第三指关节腔下缘的人，常患胃肠自主神经功能紊乱（图2）；止于食指与中指缝内，多有多年胃病史（图3）；同时具有（图4）两种纹线，常提示消化吸收功能不良。从无名指至中指一段（图5）分枝多而乱或有数条细竖纹横切，多提示患慢性支气管炎或支气管扩张。无名指下有岛纹，多见于眼及视神经方面异常（图6）。

始端大岛纹，多见于听神经异常（图7）。1线发生畸断，提示肝的能力较差，或早年患过严重疾病，引起肝脏的免疫功能改变（图8）；若1线在无名指下部被2条竖线切断者，提示血压不稳定；在竖线两旁有脂肪隆起，多患高脂血症（图9）。

### ◆2线（图10）

**别称：**近端横曲线，小鱼际抛物线，人线。

**部位：**位于手掌中央，起于食指第三指关节腔的边缘，向小鱼际抛行，止于无名指中线。

**生理形态：**粗而长，明晰不断。颜色红润略下垂，近掌心末端可有分枝。

**对应内脏：**与大脑及神经系统功能密切相关。所揭示疾病，偏重于神经、精神方面及心血管

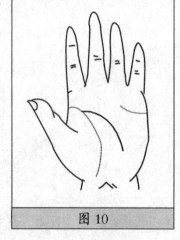

图 10

系统。

**病理形态**：2线过于平直，提示此人头脑固执、急躁（图11）。2线中有大岛连接，多提示患眩晕症或美尼尔综合征（图12）。2线中断，或分成2～3支，多患心脏病（图13）；常见于先天性风湿性心脏病。2线与3线相交处出现数个较明显的小岛纹时，提示幼年时营养不良（图14）。2线过长，纹理乱，提示有神经官能症（图15）。2线上出现正方形，位于劳宫穴附近，多有脑震荡史（图16），或有过全麻手术史、腰椎骨折等。在无名指下方出现方格，多见于肠粘连和腹部外伤患者（图

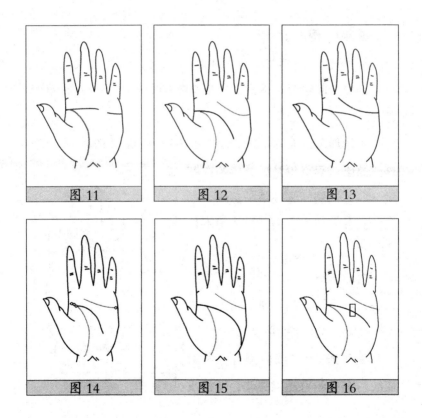

图11　图12　图13

图14　图15　图16

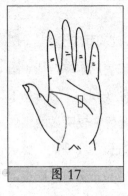

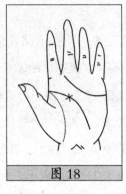

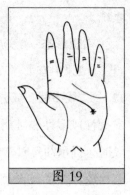

| 图 17 | 图 18 | 图 19 |

17）。2线上有明显十字纹，可能患冠心病（图18）；若发展成米状线时，多提示有血管性头痛或心绞痛（图19）。

◆**3线（图20）**

**别称：** 大鱼际曲线，大鱼际抛物线，生命线，地线。

**部位：** 起于拇指指根线与食指指根线中点，环绕拇指及大鱼际。

**生理形态：** 大鱼际圆弧切线至中指中线者（图21），多为身体健康。起点偏高，身体基本健康，但肝气偏旺，性情易急躁；起点偏低者，脾土虚弱，易精力不足（图22）。

**对应内脏：** 多与肝、脾等功能相关，可提示人的体质、精力、能力、健康状况及疾病情况。

**病理形态：** 3线内侧有一条附加线，多见肠道功能失调，便秘或

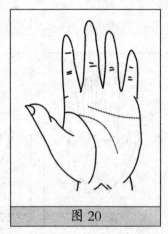

图 20

腹泻。若在此线上出现米状或井状纹时，提示肠炎（图23）。3线包围的面积小，提示体质弱，易患消化系统疾患，或不孕（育）症（图24）。

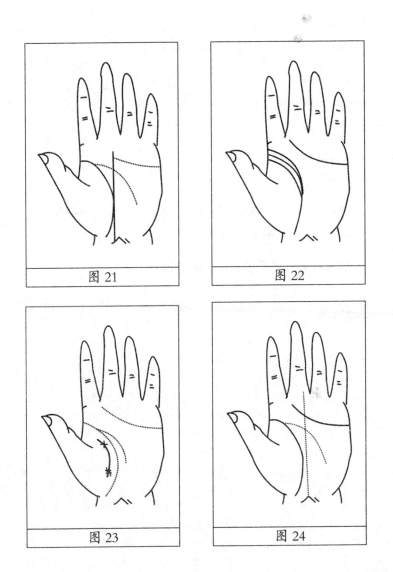

图 21

图 22

图 23

图 24

◆4线（图25）

**别称：** 健康线。

**部位：** 起于大鱼际，斜行向小指方向，一直可到小指根部1线上。

**生理形态：** 健康人很少出现此线。

**对应内脏：** 与身体的免疫系统相关。

**病理形态：** 肝、肾功能较差或慢性呼吸系统疾病的患者，4线多深而明显。

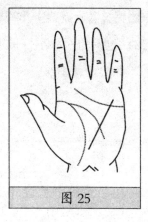

图 25

◆5线（图26）

**别称：** 亦称玉柱线。

**部位：** 从手掌下方穿过手心（明堂），到达中指下方。

**生理形态：** 细而长，笔直而上，明晰不断颜色粉红。

**对应内脏：** 主要对应心、肺功能。

**病理形态：** 线越长健康状况越不好，线的某一部位，代表一定年龄段（图27）。线短者，提示在出现线所代表的时期有

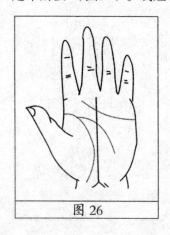

图 26

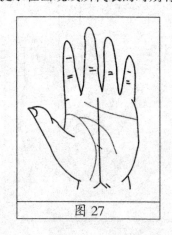

图 27

过患病史，现已痊愈。

◆6线（图28）

**别称：**干扰线。

**部位：**横切各主线或某辅线的不正常纹线，故位置不固定。

**病理形态：**纹理较深，长度超过1厘米，病理意义大。3线上干扰线的位置可判断发病年龄，四指在3线上的投影区，各代

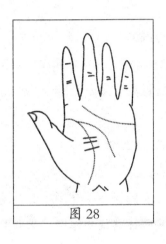

图28

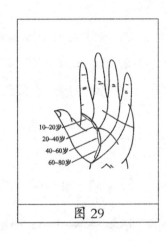

图29

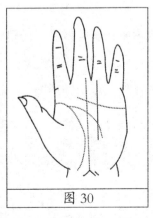

图30

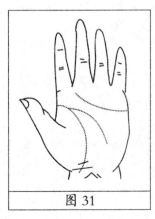

图31

表一个年龄段（图29）。3线上端为少年，末端为老年。

◆7线（图30）

**别称：**太阳线。

**部位：**位于无名指下，比5线短。临床较少见。

◆8线（图31）

**别称：**放纵线。

**部位：**在月丘下方稍低部。一般人少见。

**病理形态：**纹线丑长，向3线延伸，提示生活不规律，如长期熬夜，性生活放纵，嗜烟嗜酒，长期服用安眠药、麻醉品。

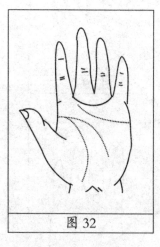

图 32

◆9线（图32）

**别称：**金星线。

**部位：**起于食指与中指的指缝下缘，止于无名指与小指的指缝下缘的弧线。

**对应内脏：**有此线者多为过敏体质，如易对食物、药物过敏，或患过敏性鼻炎、过敏性哮喘等。若患不孕（育）症，夫妻双方手上均有9线，则应排除精子或卵子是否具有抗体而引起的不孕症。

◆**10线（图33）**

**部位：** 在中指基底部，为一弧形半月圆，为一病理线。

**疾病倾向：** 提示肝气郁结，情志不畅。多表现为性格孤僻。有近视眼家族史者易出现此线。

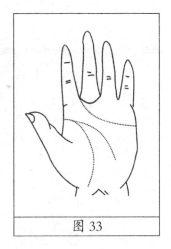

图 33

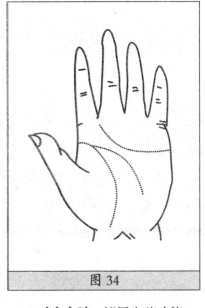

图 34

◆**11线（图34）**

**别称：** 性线。

**部位：** 位于小指根丘部下，1线之上的短线，长度约至小指中心线。一般人可有2～3条。

**生理形态：** 深平练直，明晰不断，颜色浅红。

**对应内脏：** 泌尿生殖功能。

**病理形态：** 短或缺少者，女性多见不孕症，月经失调，子宫发育不良；男性则多见少精症，无精症，阳痿症等。若此线过长或向无名指延伸，提示患胃炎或前列腺炎。若有米状纹或干扰线出现，则更支持此诊断（图35）。

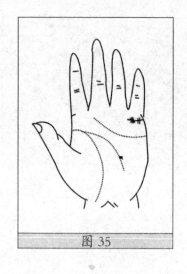

图 35

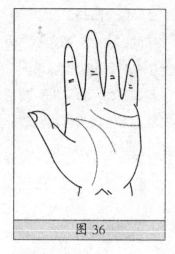

图 36

◆12线（图36）

**别称：** 肝病线，酒线。

**部位：** 起于1线与小指根线间连线中点，大致与1线平行延伸，为一病理线。

**疾病倾向：** 肝脏对酒精的解毒能力差，多见于酒精过量者，或嗜酒者，易患酒精中毒性肝硬化，或见于慢性肝炎患者。

◆13线（图37）

**别称：** 悉尼线。

**部位：** 是一种2线的变异掌纹，2线一直延伸到掌端。为一病理掌纹。

**疾病倾向：** 多见于先天风疹，白血病，唐氏综合征，智力低下。肝癌，血液病，牛皮癣的患者亦可见此掌纹。

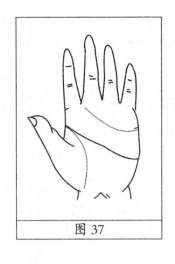

图 37

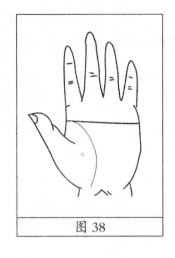

图 38

◆14线（图38）

**别称**：通贯掌。

**部位**：1线缺如，2线横贯掌心。

提示具有此种掌纹者体质、智力、寿命、疾病的发展状况，均与父母状况接近。

## 二、手掌上的丘

"丘"，即手掌上的凸凹部分。

手掌上的每一个丘都拥有一个可爱的名字，如木星丘、金星丘、太阳丘、月丘……这些命名，并没有迷信色彩，只是一种命名方法，一种符号，就像人的姓名一样。

这些名称的取法一方面渊源于"五行"学说——万物万象可分类的金、木、水、火、土这五大元素。另一是归因于古老的观念——把太阳、月亮当作宇宙的代表，这样，一个无边无际的庞大宇宙就会浓缩于一掌之中。

手掌上"丘"的分野"木星丘"在食指的下方，"土星丘"在中指的下方，"太阳丘"在无名指下方，**"水星丘"**在小指的下方。手掌中央的部分，不是丘，称作**"火星平原"**，其右侧近拇指处的隆起部分是**"第一火星丘"**，而左侧近小指处的隆起部分则为**"第二火星丘"**。拇指根部的隆起部分称作**"金星丘"**，在第二火星丘下，直到手腕线的隆起部分称作"月丘"。

在手掌的各种丘中，最主要的是金星丘。金星丘的状态，它的颜色、弹性、光泽和凹凸，象征着人的生命力、**活力和精**力的强弱，我们应该经常观察金星丘的变化。**身体健壮的人多**

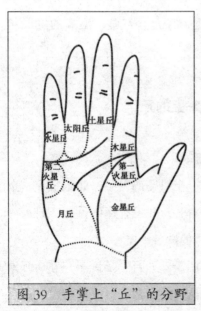

图39 手掌上"丘"的分野

数具有良好的金星丘。丰满发达的金星丘，它的拇指也强健有力，而且生命线形成丰盈的曲线。

观察手相中的丘时，无论是金星丘、火星丘或其他的丘，必须具备一个基本的常识，即丘的颜色和隆起形状是否发生异常，如果发生异常很可能意味着人体健康的变化。

就颜色而言，丘的全体带浅粉红色是理想的，若呈晦暗色、紫色或红痣般的颜色，且色枯无华，则是危险信号，而丘中斑点的出现，也不利于人体健康。

关于丘的隆起，无论是金星丘、月丘、太阳丘还是其他丘，决不能以一个丘的隆起状态来分析健康的变化。手相中的丘是互相关联的整体。金星丘与月丘，第一火星丘与第二火星丘，木星丘与水星丘，土星丘与太阳丘，彼此相互比较参照，才能根据隆起状态、颜色变化做出较正确的判断。

中国的传统手相把手掌与人体五脏六腑的关联分位，是用易经中的八卦方位学原理来划分的。按丘来划分手掌与五脏六腑的对应方法，是中西结合的现代划法。

中国传统的八卦九宫方位，所对应的五脏六腑，主要是偏重在该部的气色好坏，是否有青筋浮起，以及位置的隆起或低陷等来观察疾病的发生和预测。而现代手相的各丘分野，则偏重在该位是否出现特殊作用的纹线，主线强弱等，以线纹来判断身体的健康与否。所以两者在实际应用的时候，并不发生冲突。现在以丘作为手掌的分野，是比较流行的方法，因为"丘"比八卦要容易记。以下我们将重点介绍"丘"的分野情况。

1.**木星丘**　位于食指的根底位置，代表肝脏及消化系统功能的强弱。木星丘浮肿，纹线杂乱，预示着可能有肝及消化系统疾患。

2.**土星丘**　位于中指的根底位置，与金星丘一样代表循环系统及心脏功能的强弱。土星丘浮肿，纹线杂乱且呈现赤红斑点，预示有心脏疾病。

3.**太阳丘**　位于无名指的根底底部，代表视觉系统及感觉器官。太阳丘浮肿或纹线杂乱，预示有闹眼疾或耳疾等病。

4.**水星丘**　位于小指的根底位置，代表生殖器官及呼吸器官的功能。如果此处出现斑点或纹线混乱，预示可能患生殖器官疾病和呼吸器官疾病。

5.**第一火星丘**　在木星丘的下方，代表着肝脏和胃肠的功能变化。此外如多皱或浮肿，或颜色变异，可能是肝或胃肠有病变。

6.**第二火星丘**　在水星丘下方，代表肾功能强弱。如此处浮肿，纹线混乱，颜色黄白，可能是肾功能出了问题。

7.**金星丘**　在大拇指的下端，生命线所包围的位置，代表心脏及消化系统功能的强弱及健康情形。若此处有紫色斑点或出现紫红颜色，预示心脏出了问题；若整个手掌均呈现紫红色，那就说明整个循环系统均出现了障碍。

8.**月丘**　在第二火星丘下方，代表着循环器官系统的健康反映。若此处颜色反常，出现杂乱纹线，那就是循环器官有病变。

9.**火星平原**　在金星丘与月丘之间的一段狭长的掌心地带，代表着血压及神经系统的功能强弱。

# 手部疗法的操作手法

专业的穴位疗法，是指用手按摩、推拿、针、灸等方法进行治疗。而本书所介绍的则是，任何人都能够随时随地地独自进行的穴位疗法。只要懂得一点方法、要领，任何人都可以做指压、推擦等。

简单地说，所有手法都要持久、有力、均匀、柔和，从而达到深透和渗透的目的。

所谓"持久"，是指手法要按要求作用一段时间。所谓"有力"，是指手法要有一定的力度，达到一定的深度。有力并不是指用力越大越好，在用力时应根据体质选择适当的力量，力量是可大可小的，大时力量可达肌肉、骨骼，小时仅达皮肤和皮下。所谓"均匀"，是指手法的力量、速度及操作幅度要均匀，力量不可时轻时重，速度不可时快时慢，幅度不可时大时小。在改变力量、速度、幅度时要逐渐地、均匀地变化。所谓"柔和"，是指手法要轻柔缓和，不使用蛮力、暴力，做到"轻而不浮，重而不滞，松而不懈，紧而不僵"。所谓"深透"，是指一些手法产生的效果从浅层组织渗透到深层组织，如应使摩法产生的热逐渐渗透到深层组织，这称为"透热"。

本书中所用的手法比较简单，有按、点、压、揉、推、搓、捏、擦等。

# 一、按法

按法，即是以拇指或食指、中指指腹着力于手的一定部位，垂直向下按压（图40）。

◆**动作要领**

1.按压时应逐渐用力。

2.根据患者体质、病症特点用力。

◆**作用及应用**

本法常与其他手法配合应用，如按压、按揉。

用于穴位、反应区。

◆**注意事项**

运用本法进行按摩时，应根据治疗部位，选择着力点，运用适当的力度。

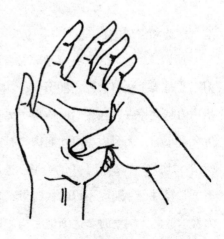

图 40

# 二、点压法

点压法，以指端着力按压手部穴位（图41）。

◆ **动作要领**

1.无论用拇指点，还是用食、中指点，手指都应用力保持一定姿势，避免在点按过程中出现手指的过伸或过屈而造成损伤。

2.点法可在瞬间内用力点某一穴位；也可逐渐用力点按人体某些穴位。

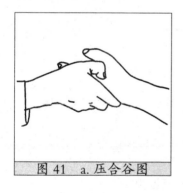

图 41　a.压合谷图

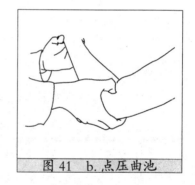

图 41　b.点压曲池

◆ **作用及应用**

本法有通经活络、通行脏腑、调理气机的作用，多用于止痛、急救，以及调理脏腑功能。具体应用时应根据具体情况，通过辩证选穴并配穴。

◆ **作用层次**

本法作用层次较深。

### ◆本法特点

本法刺激力大，见效快。

### ◆注意事项

施用点压法时，应注意保护自己手指的同时，也应注意保护穴位处皮肤。

# 三、揉法

揉法，是以指端作用着力于手肘部一定部位，做环旋运动（图42）。

### ◆动作要领

1.应以肘腕肢体带动手指远端做小幅度的环旋揉动。

2.着力部位要吸定于治疗部位，并带动深层组织。

3.压力要均匀，动作要协调有节律。

4.揉动的幅度应适中，不宜过大或过小。

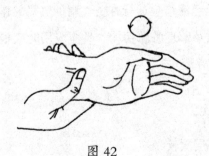

图 42

### ◆作用及应用

多应用于穴位处或身体内脏反射区。

### ◆本法特点

作用于局部，轻柔缓和，刺激性中等，可用于手部任何部位。

## 四、推法

推法，是用手掌大小鱼际或指腹对手肘的一些部位着力，进行单方向的直线推动（图43）。

### ◆动作要领

1.着力部位要紧密接触，压力中等，做到轻而不浮，重而不滞。

2.推时手指在前，手掌在后。

3.应沿经络走行方向推动。

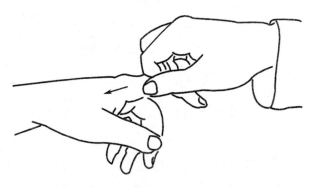

图 43

### ◆作用及应用

本法可通经活络、理气调气，治疗气机紊乱的症状，如呃逆、恶心、呕吐等。应用推法时应注意推动的方向，应循气血流动的方向推动。如胃气上逆的呕吐或肝气郁结，生气后引起的腹胀，应从上向下推。

### ◆作用层次

推法作用的层次可深可浅，应据具体情况而定。

### ◆本法特点

本法有明显的方向性。

### ◆注意事项

推法的压力要适中，方向要正确。

## 五、搓法

搓法，是用两手指夹住另一手指，相对用力，做相反方向的快速搓动，同时上下左右的往返移动（图44）。

### ◆动作要领

用力要对称，搓动要快，移动要慢。

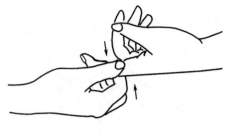

图 44

◆作用及应用

本法可舒筋、调和气血，用于手指为主。

◆作用层次

可从深层至浅层，即从肌肉层至皮肤、皮下。

◆本法特点

刺激性柔和，老少男女皆可应用。

◆注意事项

用力沉稳，移动速度要缓慢。

## 六、捏法

捏法，是以拇指指腹和中指或食指指腹夹起手部皮肤、肌肉，可边捏边交替前进（图45）。

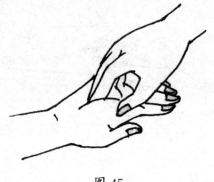

图 45

◆**动作要领**

捏拿肌肤松紧要适宜。

◆**作用及应用**

本法有很好地调节脏腑生理功能，特别是对胃肠功能有很好的调理作用。如捏胸腹区、胃、脾、大肠区等可调节内分泌及调理脾胃的功能。

◆**作用层次**

在皮下。

◆**注意事项**

捏拿肌肤要松紧适宜，应避免肌肤从手指间滑脱。

# 手部的经络腧穴

经络学说是中医学理论体系的重要组成部分，是研究人体经络系统的循行分布、生理功能、病理变化及其与脏腑相互关系的一种理论学说。经络是经脉和络脉的总称。经，有路径的含义，经脉贯通上下，沟通内外，是经络系统的主干。络，有网络的含义，络脉是经脉别出的分支，较经脉细小，纵横交错，遍布全身。经络内属于脏腑，外络于肢节，沟通于脏腑与体表之间，将人体脏腑组织器官联系成为一个有机的整体。并借以行气血，营阴阳，使人体各部分的功能活动得以保持协调和相对的平衡。经络学说一直指导着中医各科的诊断和治疗。

腧穴是人体脏腑经络之气输注于体表的部位。"腧"有转输的含义，"穴"即孔隙的意思。腧穴与经络，就像我们城市条条马路的车站和各条行车路线，腧穴分别归属于各经络，而经络又隶属于一定脏腑，这样就使腧穴、经络、脏腑间相互联系成为不可分割的整体。

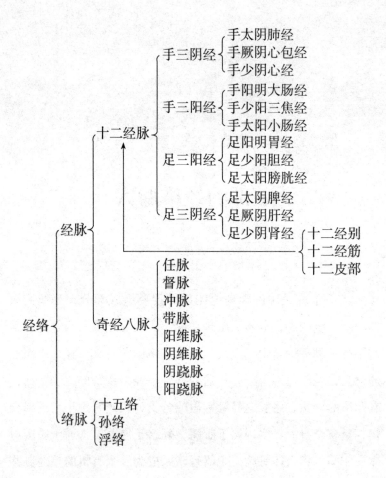

手在经络学说中占有特殊的地位和作用。

首先经络系统的主体十二经脉中有六条经脉经过手，循行方向是手之阴经从胸走手，手之阳经从手走头。

手阴经与阳经在手部衔接。手太阴肺经在食指与手阳明大肠经交接；手少阴心经在小指与手太阳小肠经交接；手厥阴心包经在无名指与手少阳三焦经交接。另外手阳经与足阳经在头面相接。如手阳明大肠经和足阳明胃经都通过鼻旁；手太阳小肠经与足太阳膀胱经均通过目内眦；手少阳三焦经和足少阳胆经均通过目外眦。其次手阴经与足阴经在胸部交接，如足太阴脾经与手少阴心经交接于心中；足少阴肾经与手厥阴心包经交接于胸中；足厥阴肝经与手太阴肺经多接于肺中（表1）。

### 表1　十二经脉流注概况表

（←······→示络属、表里→示传注）

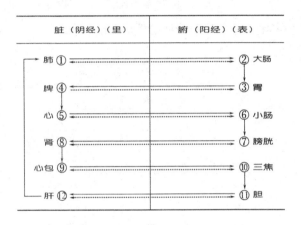

手像我们城市的交通枢纽地带，很多车辆的首发或终点站都在"手上"，即使有的线路不经过手，从"手"出发去转乘车辆，只转乘最多两次便可顺利抵达。

其次，十二经筋是十二经脉之气结聚于筋内关节的体系；是十二经脉的外周连属部分。

其中六条经筋经过手。手之阳经筋起于手指，沿眦外上行结于头部，手之阴经筋起于手指，沿眦内上行结于胸部、腕、肘等关节或骨骼处有经筋结聚。经筋约束骨骼，利于关节屈伸活动，以保持人体的正常运动功能。

再次，十二经脉中的6条经脉的"本"在手或手的附近。"本"即根，意指部位在下，是经气始发之地。十二经脉逐经循环传注，使气血环流不息，营养全身，而"根""本"理论强调了手与头身的密切联系，强调手为经气的源泉之一。刺激手部的腧穴，易于激发经气，调节脏腑经络的功能。所以手及手附近（多指肘以下）的腧穴主治病症的范围较远、较广，不仅能治局部疾病，而且能治远离腧穴的脏腑病、头面五官病等，从而奠定了手部诊病治病的理论基础（表2）。

表2　十二经标本部位表

| 经脉 | | 本部 | 标部 |
|---|---|---|---|
| 手三阳 | 太阳 | 外踝之后 | 命门之上一寸 |
| | 少阳 | 小指次指之间上二寸 | 耳后上角下外眦 |
| | 阳明 | 肘骨中上至别阳 | 颜下合钳上 |
| 手三阴 | 太阴 | 寸口之中 | 腋内动脉 |
| | 少阴 | 锐骨之端 | 背腧 |
| | 厥阴 | 掌后两筋之间二寸中 | 腋下三寸 |

手的腧穴同样具有特殊的地位和作用。古代医家把经气在经脉中运行的情况，比作自然界的水流，以形容经气的出入和经过部位的深浅及其不同作用。如经气所出，像水的源头，称为"井"；经气所溜，像刚出的泉水微流，称为"荥"；经气所注，像水流由浅入深，称为"腧"；经气所行，像水在通畅的河中流过，称为"经"；最后经气充盛，由此深入，进而汇合于脏腑，恰像百川入海，称为"合"。井荥腧经合穴总称为"五腧穴"，手六条经脉的五腧穴都分布在手部及肘关节以

下。详见具体穴位介绍。另外脏腑原气经过和留止的部位称为原穴。手之阳经的原穴排在腧穴之后，手之阴经则以腧为原。

手的腧穴的治疗作用可归纳为：

1.近治作用：可治疗该穴位所在部位及邻近组织器官的病症。

2.远治作用：治疗本经循行所及的远隔部位的脏腑、组织、器官的病症，甚至具有影响全身的作用。例如合谷穴，不仅能治疗手腕部病症，而且还能治疗颈部和头面部病症，同时，还能治疗外感病的发热。

3.特殊作用：手部腧穴，对机体的不同状态，可起到双向的良性调整作用。手六经腧穴主治异同列表3。

表3　十四经腧穴主治异同表

| | 本经特点 | 二经相同 | 三经相同 |
|---|---|---|---|
| 手太阴经 | 肺、喉病 | | |
| 手厥阴经 | 心、胃病 | 神志病 | 胸部病 |
| 手少阴经 | 心病 | | |
| 手阳明经 | 前头、鼻、口、齿病 | | |
| 手少阳经 | 侧头、胁肋病 | 目病、耳病 | 咽喉病，热病 |
| 手太阳经 | 后头、肩胛病，神志病 | | |

手的经络腧穴分述如下（包括肘腕关节间的腧穴）。

# 一、手太阴肺经

【经脉循行】起于中焦，向下联络大肠，回绕过来沿胃

103

上口，通过横膈，属于肺脏，从肺与喉咙相联系的部位横行出来，向下沿上臂内侧，行于手少阴经和手厥阴经的前面，下行到肘窝中，沿着前臂内侧前缘，进入寸口，经过鱼际，沿着鱼际的边缘，出拇指内侧端（少商）。

【手腕后方的支脉】从列缺处分出，走向食指内侧端（商阳），与手阳明大肠经相接。

【主要病候】咳嗽，气喘，少气不足以息，咯血，伤风，胸部胀满，咽喉肿痛，缺盆部及手臂内侧前缘痛，肩背部寒冷、疼痛等症。

【主治概念】本经腧穴主治喉、胸、肺病，以及经脉循行部位的其他病症。

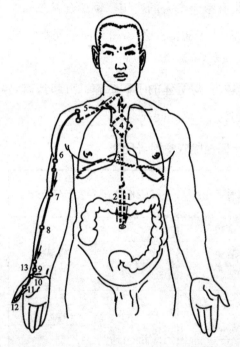

图 46　手太阴肺经脉循行示意图

1.起于中焦，下络大肠；2.还循胃口；3.上膈；4.属肺；5.从肺系横出腋下；6.下循臑内，行少阴、心主之前；7.下肘中；8.循臂内上骨下廉；9.入寸口；10.上鱼；11.循鱼际；12.出大指之端；13.其支者，从腕后直出交指内廉，出其端

◆尺泽

【定位】肘横纹中，肱二头肌腱桡侧缘。

肱桡肌起始部；有桡侧返动，静脉分支及头静脉；布有前臂外侧皮神经，直下为桡神经（图46）。

【**主治**】咳嗽，气喘，咯血，潮热，胸部胀满，咽喉肿痛，小儿惊风，吐泻，肘臂挛痛。

【**附注**】为手太阴经的合穴。

◆**孔最**

【**定位**】尺泽穴与太渊穴连线上，腕横纹上7寸处（图47）。

【**主治**】咳嗽，气喘，咯血，咽喉肿痛，肘臂挛痛，疟疾。

【**附注**】手太阴经郄穴。

◆**列缺**

【**定位**】桡骨茎突上方，腕横纹1.5寸（图48）。

【**取穴**】两手虎口自然平直交叉，一手食指按在另一手桡骨茎突上，指尖下凹陷中即是。

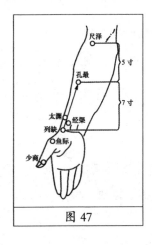

图 47

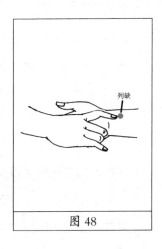

图 48

【主治】伤风，头痛，项强，咳嗽，气喘，咽喉肿痛，口眼㖞斜，齿痛。

【附注】为手太阴经络穴；八脉交会穴之一，通于任脉。

◆经渠

【定位】桡骨茎突内侧，腕横纹上1寸，桡动脉桡侧凹陷中（图48）。

【主治】咳嗽，气喘，胸痛，咽喉肿痛，手腕痛。

【附注】手太阴经所行为"经"。

◆太渊

【定位】掌后腕指纹桡侧端，桡动脉的桡侧凹陷中（图47）。

【主治】咳嗽，气喘，咯血，胸痛，咽喉肿痛，腕臂痛，无脉症。

【附注】手太阴经所注为"输"，肺经原穴，脉会太渊。

◆鱼际

【定位】第一掌骨中点，赤白肉际处（图47）。

【主治】咳嗽，咯血，咽喉肿痛，失音，发热。

【附注】手太阴经所溜为"荥"。

◆少商

【定位】拇指桡侧指甲角旁约0.1寸（图47）。

【主治】咽喉肿痛，咳嗽，鼻出血，发热，昏迷，癫狂。

【附注】手太阳经所出为"井"。

# 二、手阳明大肠经

【经脉循行】起于食指末端（商阳），沿食指内（桡）侧向上。通过一、二掌骨之间（合谷），向上进入两筋（拇长伸肌腱与拇短伸肌腱）之间的凹陷处，沿前臂前方，至肘部外侧，再沿上臂外侧前缘，上走肩端，沿肩峰前缘，向上出于颈椎，再向下进入缺盆部，联络肺脏，通过横膈，属于大肠。

【主要病候】腹痛，肠鸣，泄泻，便秘，痢疾，咽喉肿痛，齿痛，鼻流清涕或出血，本经循行部位疼痛、热肿或寒冷等症。

【主治概要】本经腧穴主治头面、五官、咽喉病，热病及经脉循行部位的其他病症。

◆商阳

【定位】食指桡侧指甲角旁约0.1寸（图51）。

【主治】中风昏迷，耳聋，齿痛，颔肿，咽喉肿痛、青盲，喉痹，疟疾，手指麻木。

【附注】手阳明经的井穴。

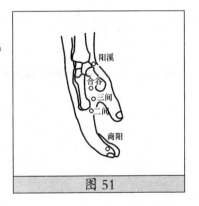

图 51

◆二间

【定位】握拳，当食指桡侧掌指关节前凹陷中（图51）。

【主治】目昏，鼻衄，齿痛，口，咽喉肿痛，热痛。

【附注】手阳明经所溜为"荥"。

◆三间

【定位】握拳，当第二掌骨小头桡侧后凹陷中（图51）。

【主治】目痛，齿痛，咽喉肿痛，身热，腹满，肠鸣。

【附注】手阳明经所注为"输"。

◆合谷

【定位】手背第一、二掌骨间，约平第二掌骨中点处（图51）。

【取穴】以一手的拇指指骨关节横纹，放在另一手拇、食指之间的指蹼缘上，拇指尖下即是（图52）。

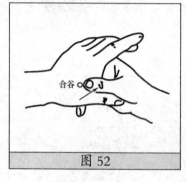

图 52

【主治】头痛，目赤肿痛，鼻出血，齿痛，牙关紧闭，口㖞眼斜，耳聋，疟腮，咽喉肿痛，热病无汗、多汗，腹痛，便秘，经闭，滞产。

【附注】手阳明经所过为"原"。

别名：虎口。

◆阳溪

【定位】腕背横纹桡侧端，拇短伸肌腱与拇长伸肌腱之间的凹陷中（图51）。

【主治】头痛，目赤肿痛，耳聋，耳鸣，齿痛，咽喉肿痛，手腕痛。

【附注】手阳明经所行为"经"。

◆**偏历**

【定位】在阳溪穴与曲池穴的连线上，阳溪穴上3寸处（图53）。桡神经浅支，背侧为前臂背侧皮神经和前臂骨间背侧神经。

【主治】目赤，耳鸣，鼻出血，喉痛，手臂酸痛，水肿。

【附注】手阳明经"络"穴。

◆**温溜**

【定位】在阳溪穴与曲池穴连线上，阳溪穴上5寸处（图53）。

【主治】头痛，面肿，咽喉肿痛，疔疮，肩背酸痛，肠鸣腹痛。

【附注】手阳明经郄穴。

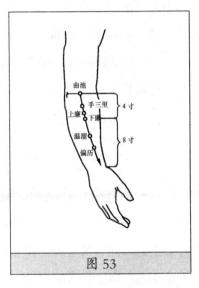

图 53

◆**下廉**

【定位】在阳溪穴与曲池穴连线上，曲池穴下4寸处（图53）。

【主治】头痛，眩晕，目痛，肘臂病，腹胀腹痛。

◆**上廉**

【定位】在阳溪穴与曲池穴连线上，曲池穴下3寸处（图53）。

【主治】头痛，肩膀酸痛，半身不遂，手臂麻木，肠鸣腹痛。

◆手三里
【定位】在阳溪穴与曲池穴连线上，曲池穴下2寸处（图53）。
【主治】齿痛，颊肿，上肢不遂，腹痛，腹泻。

◆曲池
【定位】屈肘，成直角，当肘横纹外端与肱骨外上髁连线的中心（图53）。
【主治】咽喉肿痛，齿痛，目赤痛，瘰疬，隐疹，热病，上肢不遂，手臂肿痛，腹痛吐泻，高血压，癫狂。
【附注】手阳明经所入为"合"。

# 三、手太阳小肠经

【经脉循行】起于手小指外侧端（少泽），沿手背外侧至腕部，出于尺骨茎突，直上沿前臂外侧后缘，经尺骨鹰嘴与肱骨外上髁之间，沿上臂外侧外缘，出于肩关节，绕行肩胛部，交会于椎，向下进入缺盆部，联络心脏，沿食管，通过横膈，到达胃部，属于小肠。

【主要病候】小腹痛，腰脊痛，引睾丸，耳聋，目黄，颊肿，咽喉肿痛，肩臂外侧后缘痛等症。

【主治概要】本经腧穴主治头、项、耳、目、咽喉病，热病，神志病以及经脉循行部位的其他病症。

◆少泽

【定位】小指尺侧指甲旁约0.1寸（图58）。

【主治】头痛，目翳，咽喉肿痛，乳痛，乳汁少，昏迷，热病。

【附注】手太阳经所出为"井"。

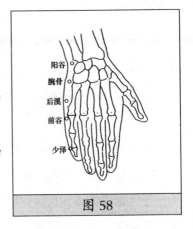

阳谷
腕骨
后溪
前谷
少泽

图 58

◆前谷

【定位】握拳第五指掌关节前尺侧，横纹头赤白肉际（图58）。

【主治】头痛，目痛，耳鸣，咽喉肿痛，乳少，热病。

【附注】手太阳经所溜为"荥"。

◆后溪

【定位】握拳，第五指掌关节后尺侧，横纹头赤白肉际（图58）。

【主治】颈项强痛，目赤，耳聋，咽喉肿痛，腰背痛，癫狂痫，疟疾，手指及肘臂挛痛。

【附注】手太阳经所注为"输"；八脉交会穴之一，通督脉。

◆腕骨

【定位】后溪穴直上，于第五掌骨基底与三角骨之间赤白肉际间（图58）。

【主治】头项强痛，耳鸣，目翳，黄疸，热病，疟疾，指挛，腕痛。

【附注】手太阳经所过为"原"。

◆阳谷

【定位】腕背横纹尺侧端，尺骨茎突前凹陷中（图58）。

【主治】头痛，目眩，耳鸣，耳聋，热病，癫狂痫，腕痛。

【附注】手太阳经所行为"经"。

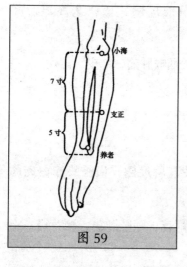

图 59

◆养老

【定位】以掌向胸，当尺骨茎突桡侧缘凹陷中（图59）。

【主治】目视不明，肩、臂、肘、背酸痛。

【附注】手太阳经郄穴。

◆支正

【定位】阳谷穴与小海穴的连线上，阳谷穴上5寸（图59）。

【主治】头痛，目眩，热病，癫狂，项强，肘臂酸痛。

【附注】手太阳经"络"穴。

◆小海

【定位】屈肘，当尺骨鹰嘴与肱骨内上髁之间凹陷中（图59）。

【主治】肘臂疼痛，癫痫。

【附注】手太阳经所入为"合"。

# 四、手少阳三焦经

【经脉循行】起于无名指末端（关冲），向上出于第四、第五掌骨间，沿着腕背，出于前臂外侧桡骨和尺骨之间，向上通过肘尖，沿上臂外侧，上达肩部，交出足少阳经的后面，向前进入缺盆部，分布于胸中，联络心包，向下通过横膈，从胸至腹，属于上、中、下三焦。胸中的支脉：从胸向上，出于缺盆部，上走项部，沿耳后直上，出于耳部上行额角，再屈而下行至面颊部，到达眶下部。耳部支脉：从耳后进入耳中，出走耳前，与前脉交叉于面颊部，到达目外眦（丝竹空）之下，与足少阳胆经相接。

【主要病候】腹胀，水肿，遗尿，小便不利，耳聋，耳鸣，咽喉肿痛，目赤肿痛，颊肿，耳后、肩臂肘部外侧疼痛等症。

【主治概要】本经腧穴主治侧头、耳、目、胸胁、咽喉病，热病以及经脉循行部位的其他病症。

◆关冲

【定位】第四指尺侧指甲角旁约0.1寸（图64）。

【主治】头痛，目赤，耳聋，咽喉肿痛，热病，昏厥。

◆ 液门

【定位】握拳，第四、第五指之间，指掌关节前凹陷中（图64）。

【主治】头痛，目赤，耳聋，咽喉肿痛，疟疾。

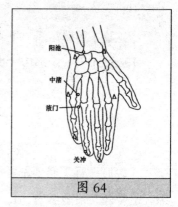

图 64

◆ 中渚

【定位】握拳，第四、第五掌骨小头后缘之间凹陷中，液门穴后1寸（图64）。

【主治】头痛，目赤，耳鸣，耳聋，咽喉肿痛，热病，手指不能屈伸。

◆ 阳池

【定位】腕背横纹中，指总伸肌腱尺侧缘凹陷中（图64）。

【主治】目赤肿痛，耳聋，咽喉肿痛，疟疾，腕痛，消渴。

◆ 外关

【定位】腕背横纹上2寸，桡骨与尺骨之间（图65）。

【主治】热病，头痛，目赤肿痛，耳鸣，耳聋，瘰疬，胁肋痛，上肢痹痛。

◆支沟

【定位】腕背横纹上3寸，桡骨与尺骨之间（图65）。

【主治】耳鸣，耳聋，暴喑，瘰疬，胁肋痛，便秘，热病。

◆会宗

【定位】支沟穴尺侧约1寸，于尺骨的桡侧缘取之（图65）。

【主治】耳聋，癫痫，上肢痹痛。

◆三阳络

【定位】支沟穴上1寸，桡骨与尺骨之间（图65）。深层有前臂骨间背侧神经和骨间掌侧神经。

【主治】耳聋，暴喑，齿痛，上肢痹痛。

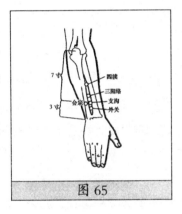

图65

◆四渎

【定位】尺骨鹰嘴下5寸，桡骨与尺骨之间（图65）。

【主治】耳聋，咽喉肿痛，暴喑，齿痛，上肢痹痛。

# 常见病的手部疗法

一些慢性疾病或不适症状，药物疗效差，病情容易反复，迁延不愈，影响正常生活。选择家庭自我按摩疗法，坚持不懈，常可收到满意的效果。

## 一、咽痛的手部按摩法

### ◆手诊所见

1.肺经、大肠经所在的拇指、食指指腹潮红。

2.艮位潮红，时有青盘浮露（图66）。

3.手背中指根下方，可触及压痛点。

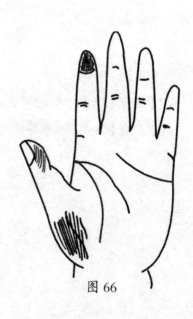

图 66

◆治疗方法

1.取穴：大肠经的商阳和合谷。商阳，位于食指指甲生长之际，靠拇指侧稍下方；合谷，位于食指和拇指之间，离连接处约拇指的第一关节长度的距离（图67）。

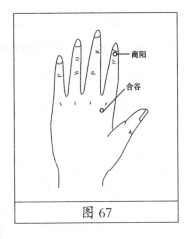

图 67

2.以强刺激按压商阳、合谷10～20次，即可感到咽痛逐渐减轻。

# 二、手部按摩治疗咳嗽

◆手诊所见

1.拇指、食指指端红润。

2.艮位潮红，说明为新病；色青暗，间有紫色瘀斑者，多为病程较长，迁延难愈（图68）。

3.中指根部下方偶见青暗（图69）。

4.兑位纹乱（图68）。

5.1线有纵纹（图68）。

6.伴有过敏体质者，可有

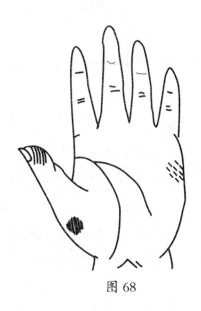

图 68

9线出现（图68）。

7.多见长甲，甲上伴有纵沟，尤拇指、食指多见。病程久者，甲长而弯曲（图70、图71、图72）。

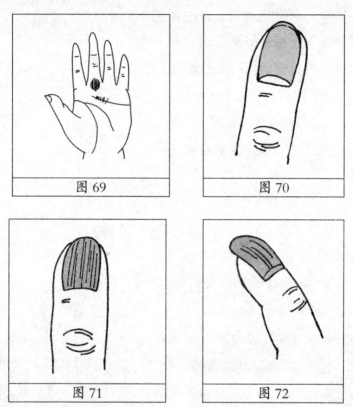

图 69

图 70

图 71

图 72

◆治疗方法

1.取穴：对于治疗咳嗽的有效穴位，多位于面与颈部。

位于腕部的太渊穴，也是十分有效的穴位。太渊，位于腕内侧横纹，临拇指侧的末端，可触及桡动脉搏动的位置。另外，咳喘点，位于手掌侧食指与中指之间，向腕关节移动1厘米处。胸腔、呼吸器区位于大鱼际外侧（图73）。

2.指压法刺激，10～15次，以穴道周围温暖潮热为宜。

3.另外，对病程较长的咳嗽，按压咳喘点，同时对胸腔、呼吸器区推擦按揉，局部皮肤发热、发红即止。

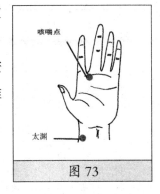

图73

## 三、手部按摩治疗失眠

◆**手诊所见**

1.手掌色暗或苍白，大小鱼际凹陷，弹性差。

2.艮位纹理紊乱（图87）。

3.掌心青紫触及有压痛（图87）。

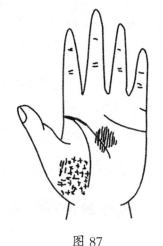

◆**治疗方法**

1.取穴：中冲，位于中指指甲

图87

生长之际，临食指侧下方；内关，位于腕横纹向肘侧移两横指的两骨两筋间；手三里，位于肘旁曲所形成的横纹末端，与桡骨连结的线上，朝腕部移三横指的位置（图88、图89）。

2.刺激中冲、内关是非常有效的。以指压揉捏法，每次刺激10～20次，或改为灸法效果更好。

3.手三里，是非常有效的辅助穴位，以压揉弹拨为佳。

4.上述方法，若经常于夜晚睡觉前施行，就会逐渐生效，

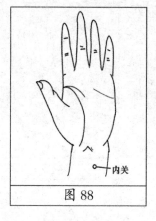

图 88

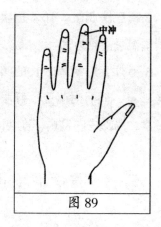

图 89

但需要避免过强的刺激。

## 四、腹胀如鼓，按穴消胀

◆**手诊所见**

1.艮位色苍白，扁平，弹性差。

2.艮位可见岛纹。

3.食指掌面可触及压痛点。

◆**治疗方法**

1.取穴：二间，位于弯曲食指的指根部横纹末端处；大肠，位于手掌侧，食指第一节横纹中央；胃、脾、大肠区（图94）。

2.为了要消除膨胀感，使胃肠的功能恢复正常是很重要的。所以，对大肠、二间的按压，或艾灸、香烟灸是非常重要和有效的。每日刺激10～20次，即会见效。

3.当腹胀突然加重时，强烈刺激二间，使其部位疼痛感强烈，会立即产生矢气，症状会随之缓解的。

4.当年事高者，腹胀日久，脾胃不足而失调的，加以对胃、脾、大肠区行按压推擦，使局部发红发热，能够起到健运脾胃的作用。

## 五、感冒的手部疗法

◆**手诊所见**

1.普通感冒时，掌色苍白，有青筋暴露，指端发凉，腕部有青色血管显露，艮位青暗色（图95）。

2.掌色赤白夹杂，艮位有暗紫色（图95），可能为流感。

3.伴肺部炎症的，1线的纹理明显增多（图96）。

4.乾、兑位可见纤细的纹理出现，排列较乱（图96）。

5.感冒影响食欲时，巽位隆起，色赤（图96）。

6.呕吐剧烈时，震位下陷，肌肉松弛，色苍白（图97）。

7.甲色泛红，高热者致甲边缘赤红。

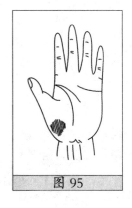

图 95

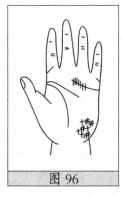

图 96

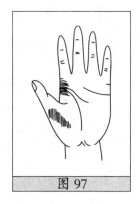

图 97

◆治疗方法

1.取穴：太渊，位于腕掌侧横纹上，拇指端的末端，可触及桡动脉搏动处；商阳，位于食指指甲生长之际，临近拇指侧的稍下方；大肠，位于食指掌侧，第一节横纹中央；胸腔、呼吸器区，位于大鱼际（图98、图99）。

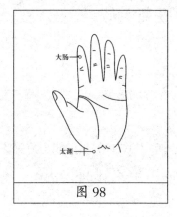

图 98

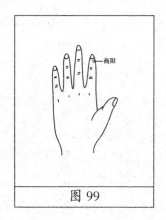

图 99

2.首先，对太渊施以艾灸、香烟灸或强烈按压10～20次，以身体微微有汗为佳。

3.对胃肠症状明显，如欲恶心、呕吐、食欲不振者，按压商阳、大肠，即可缓解症状。因为此二穴，对恶心是相当有效的。

# 六、按手去除睑腺炎

◆诊断要点

1.以青少年较多见。

2.初起，眼睑微痒微痛，近睑缘部皮肤微红微肿，继之形成局限性硬结，并有压痛。若病变发生于近眦部（眼角），红肿热痛较剧，并可引起眦部白睛赤肿。

3.部分患者于耳后、颌下摸到淋巴结肿大，并有压痛。

4.少数患者有恶寒发热、头痛等全身症状。

◆**手诊所见**

1.手掌红润，尤其胃、脾、大肠区潮红，或间见红白相间。

2.于眼点，甚至胃肠点有压痛敏感。

3.胃、脾、大肠区内时可见岛
纹、火纹（图112）。

◆**治疗方法**

1.取穴：大肠经上穴道最重
要。商阳，位于食指指甲长出之
际，靠拇指侧下方2毫米处；二
间，食指弯曲时，靠拇指侧的横纹
末端；合谷，位于手背、拇指和食
指之间（图113）。

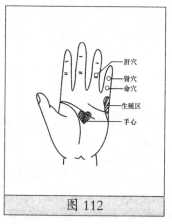

图 112

2.对此三穴进行按压，较强刺
激10～20次。

3.对此三穴亦可行艾灸、香烟
灸，每穴10次左右，效果均良好。

4.于商阳穴，或各指尖放血，即
刻会止疼痛，第二天即开始消肿。

5.注意饮食调节，勿食辛辣
厚味。

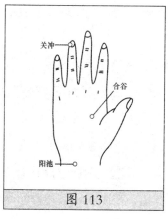

图 113

# 老年常见病的康复疗法

随着生活水平的提高，提高生活质量、延年益寿，是广大老年人的共同追求。一些老年人的常见病和多发病如高血压、糖尿病，应首先明确诊断，在医师指导下坚持服药，在此基础上，配合家庭自我保健按摩治疗，可起到延缓疾病发展、稳定病情的作用。

## 一、手穴辅助治疗冠心病

### ◆手诊所见

1.手掌呈红色或紫红色，大鱼际出现暗红色斑点（图193）。拇指根部中央有白色条索状隆起，两侧色泽青暗有青筋浮露（图194）。

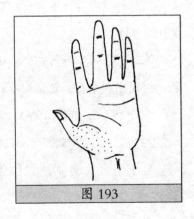

图193

2.手型方正，手指短粗，指端粗大，呈鼓槌状，或壁虎指（图195）。手掌浮肿，肌肉松软，压之凹无弹力，触之感觉麻木，指关节不灵活。

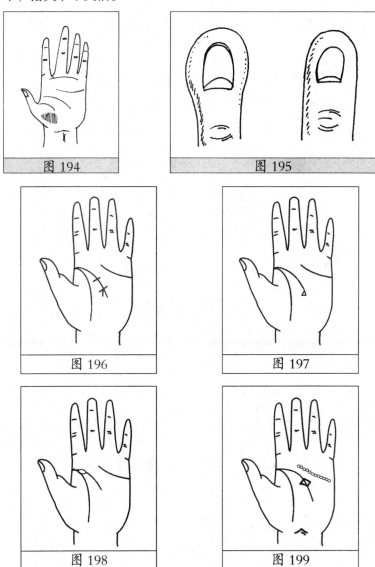

图 194

图 195

图 196

图 197

图 198

图 199

3.2线中间有十状纹，在2线尾编成米状（图196、图197）。

4.2线上端有岛纹或口纹（图198、图199），表示会有心肌梗死的情况发生。

5.3线尾有岛状纹，或被6线切过，为发病的年龄（图200、图201）。

6.3线扭曲、蜿蜒，表明心血管功能不强（图202）。

7.1线上呈链状，食指下近1线处可出现火纹（图203）。

8.1线上靠近中指部位的岛纹，对心肌梗死的诊断有意义（图202）。

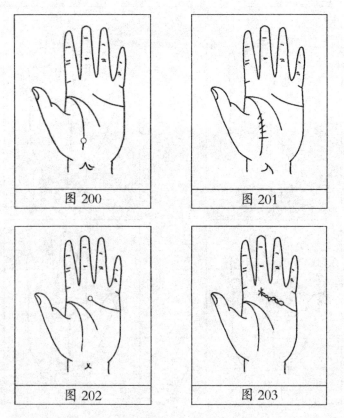

图 200

图 201

图 202

图 203

9.多为方甲，尤拇指方甲上有纵纹，甲色红白相间，压之血色恢复慢，有些患者甲根部色绀青。

◆ **治疗方法**

1.取穴：少冲，位于手背，小指指甲生长际的临近中指侧；中冲，位于手背，中指指甲生长的临近食指侧；心包区，位于手掌中央；内关，位于手腕横纹朝手肘方向下移约两横指宽处，在两骨两筋之间；神门，位于手腕内侧的横纹上，靠小指侧的肌腱内侧处（图204、图205）。

2.首先，刺激内关时，当右侧的胸痛时，刺激右边手腕的内关；当左胸痛时，则刺激左手腕的内关。方法是将拇指按在穴道上，食指在另一侧支撑，再用力按压内关穴。

3.对神门、中冲、少冲等做强烈的指压，就能达到理想的效果。

4.若上述方法仍不能缓解症状，立即送往医院治疗，切勿延误治疗时机。

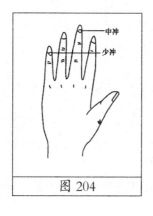

图 204

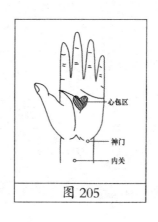

图 205

## 二、手穴按摩稳定糖尿病

◆ **手诊所见**

1.掌色鲜红，尤以10个指头的指端红的明显（图207）。

2.艮位有网状血管出现，震位和乾位有小红点出现（图206）。

3.无名指下的鲜红色压之不退（图208）。

4.乾位色泽鲜红，中有白色环形斑块。

5.在乾位上可见较深的一条横纹向大鱼际平行伸出，1～2

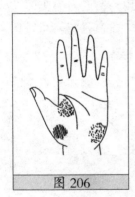

图 206

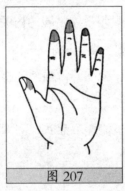

图 207

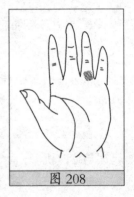

图 208

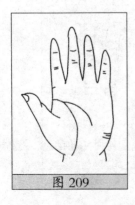

图 209

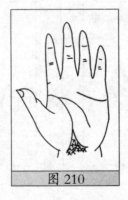

图 210

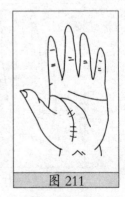

图 211

条则更有意义（图209）。

6.坎位纹理紊乱（图210）。

7.3线上可有细小的6线切入（图211）。

8.指甲为阔甲或凹甲，时见汤匙型手；手平伸手可出现颤抖，甲根有浅蓝色（图212）。

◆ **治疗方法**

1.取穴：胰脏，位于胃、脾、大肠区内；肾穴，位于手掌侧，小指第一关节横纹中央；肝穴，位于手掌侧，无名指第二关节横纹中央；健理三针区，位于手掌心，近腕关节处；胃、脾、大肠区（图213）。

2.首先对肾穴、命门、肝穴施以按压刺激，每天10次左右。

3.辅以对健理三针区，胃、脾、大肠区，胰脏行慢慢地推揉按压，每天7~10次。

糖尿病是内科疑难慢性病症，需坚持治疗才能有所见效。

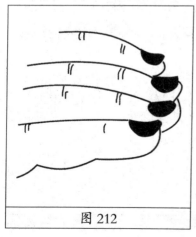

图 212

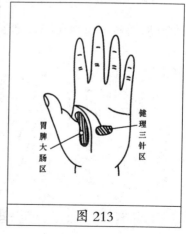

图 213

# 三、高血压病的手穴按摩

◆**手诊所见**

1.掌色鲜红，手掌肥厚多肉，各丘隆起。这种掌形，多伴有高血脂。

2.掌色鲜红，尤大小鱼际及中指呈鲜红色，手掌不肥厚，这类高血压患者多伴有心律失常。

3.无名指下，有两条平行的短线，穿过1线（图214）。

4.离位纹理散乱，有星状纹出现（图215）。

5.2线走向平直，纹路深刻（图216）。

6.在乾位若有火纹与离位星状纹呼应时，要警惕脑血管意外（图217）。

7.在平原靠近兑位出现"★"纹时，多在50～60岁出现偏瘫；但愈后较好（图218）。

8.多为短甲，尤大拇指为扁平的阔甲（图219）。拇指多短而坚硬，高血压患者的半月瓣多偏大、超过或达到指甲的1/3。

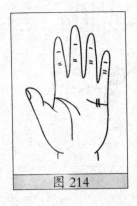

图214

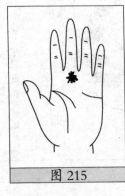

图215

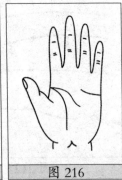

图216

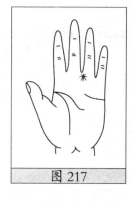

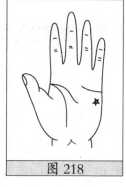

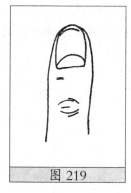

图217　　　　　　图218　　　　　　图219

◆治疗方法

1.取穴：血压反应区内的穴位，阳溪，位于当反跷起拇指时，指根所产生的2条肌腱之间凹陷的部位；合谷，在拇指和食指两骨间，离连接处约拇指第一关节长度；落零五，位于食指与中指的肌腱之间，朝手腕方向下移约3厘米处。血压高的人，在特定的部位，都能摸到特别明显的脉动（图220）。

2.当血压的最高值达21.3kPa（160mmHg）时，刺激阳溪。

3.当血压的最高值超过24kPa（180mmHg）时，就刺激合谷。

4.当血压的最高值超过26.7kPa（200mmHg）时，就刺激落零五。

5.刺激的方法，使用手指按压推揉穴位即可。力大而缓慢地进行。

6.当上述方法不奏效时，应即刻送往医院治疗。

# 四、手穴协助治中风

1.小鱼际部位发青、发黑，2线较直，平行走向，易患脑溢血。

2.食指桡侧有紫红色线条，3线突然断截，消失不见或被干扰线切断，或形成"▲"状、火状是中风的脑溢血症先兆。

3.大小鱼际色泽鲜红，浮于皮肤之上，表示其人易患高血压，易出现中风偏瘫等症状。中指根凹陷或色紫暗，更能确定。

4.1线有链岛状纹，2线与3线清晰完整，提示可能因脑血管瘤或脑血管畸形而发生意外。

◆治疗方法

1.取穴：少冲，位于小指指甲生长之际，临无名指侧稍下方；关冲，无名指指甲生长之际，临小指侧稍下方；商阳，位于食指指甲生长之际，临拇指侧稍下方；肾穴，位于小指掌侧，第一横纹中央；肝穴，位于无名指掌侧，第二节横纹中央；心穴，位于中指掌侧，第一横纹中央；健理三针区，位于掌中央稍近腕的位置；外关、脊椎反射区等。

2.首先，当未出现偏瘫、口眼㖞斜、语言障碍等症状，而仅有中风先兆时，按压特效穴位，如少冲、关冲、商阳等。每日10～20次中等力量刺激。若时常对这些穴位刺激，可预防脑溢血的发生。

3.若中风已发生，在积极药物治疗的同时，捏压少冲、关冲、商阳、肝穴，每穴10～20次，轻缓进行，可起到治疗的辅助作用。另外，外关是非常有效的穴位，可按压之。

4.若中风已3个月以上，成为卒中后遗症期时，按压肾穴、肝穴、心穴、健理三针区，均可达到促进语言、肢体恢复的作用。

5.另外，除上述穴位治疗的同时，还可对脊椎反射区、脊、腰、腿区施行按压等手法治疗。

# 五、高脂血症的手穴治疗

◆**手诊所见**

1.艮位发黄，或苍白。

2.掌心下部青暗。

3.胃、脾、大肠区出现岛纹。

◆**治疗方法**

1.取穴：健理三针区，位于手掌中心下方（靠腕关节方向）；胃、脾、大肠区，位于大鱼际与生命线之间区域；肾穴，位于小指掌侧第一关节横纹中央。

2.首先，健脾以利湿浊，故强刺激按压健理三针区及胃、脾、大肠区，手法宜缓慢，10～15次即可。

3.对于高龄的有肾虚的患者，加按压肾穴、大肠穴，手法缓慢，10～15次即可。

4.治疗本症，贵在坚持，一般均有比较好的效果。

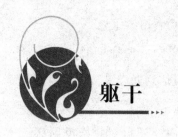

# 躯干

躯干是人体奇经八脉循行的主要部分，任脉行于腹面正中线，其脉多次与手足三阴及阴维脉交会，能总任一身之阴经，故称"阴脉之海"。行于背部正中的督脉，其脉多次与手足三阳经及阳维脉交会，能总督一身之阳经，故称为"阳脉之海"。可见躯干部于人体之重要，了解躯干部的穴位并进行有效的推拿按摩，就可拥有一个健康的身体。

# 躯干按摩的各种手法

## 一、按法

用手掌、手指或肘部，紧贴体表，按在治疗部位或经络、穴位上，逐渐加力，按而留之，称为按法。具有活血止痛，开通闭塞的作用。

（1）掌按法：全掌、掌根或鱼际部着力向下按压，可单手或两手重叠按压。按腰背部，用间断性的按法，或由上而下或由下而上地逐渐移动，反复施之。按腹部时，用力宜稳妥，勿猛，轻柔缓和，并须随患者呼吸起伏，呼气时按压，吸气时放松（图1、2）。

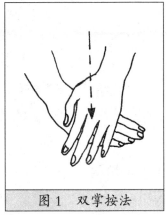

图 1　双掌按法

（2）指按法：用拇指或食、中指螺纹面着力按压，多用于经穴和阿是穴。用力多以患者略感到酸胀、沉麻为适度（图3）。

（3）肘按法：屈肘鹰嘴部按压，多用于腰部、臀部或环跳穴处（图4）。

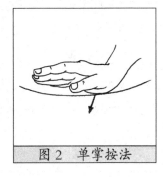

图 2　单掌按法

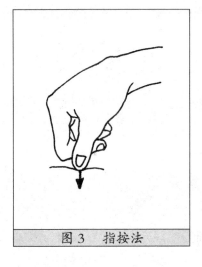

图 3　指按法

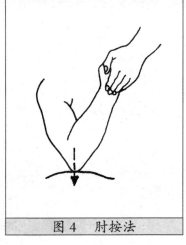

图 4　肘按法

## 二、摩法

用手指或手掌贴附在治疗部位上，肘部微屈，腕部放松，指掌自然伸直，来回直线或顺、逆时针方向，轻缓柔和、均匀协调地摩动，称摩法。此法作用力温和而浅，仅达到皮肤及皮下，适用于全身各部。常在按摩疗法开始、结束及变换手法时应用。具有镇静、安神、活血止痛的作用。

（1）指摩法：指面贴在治疗部位上，以腕部前臂做环旋摩动，可单手或双手同时操作（图5）。

（2）掌摩法：全掌贴在治疗部位上，以腕部前臂做环旋摩动，可单手或两手同时操作。常用于腹、腰、背部。在腹部掌摩时要沿升、横、降结肠的走向，从中心逐渐向四周扩展，反复施之（图6）。

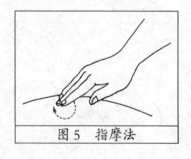
图 5　指摩法

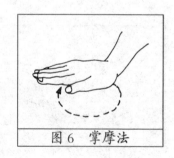
图 6　掌摩法

## 三、推法

手指或全掌着力于一定的部位、经穴上，手贴皮肤，稍加压力，推力要稳，速度缓慢而均匀，来回不断地、有节奏地呈直线向前推动，到局部微热为止，称为推法。具有疏通经络、行气活血、解痉止痛的作用。该法适用于全身各部。

（1）指推法：右手拇指端或螺纹面在一定的部位、穴位上做旋转推动，用力较轻，速度较快。为小儿上肢及背部常用手法之一（图7）。

（2）用肘部着力于一定部位，进行单方向的直线推动称为肘推法，常用于腰、背部（图8）。

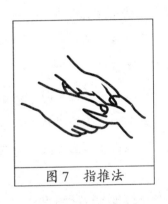

图 7　指推法

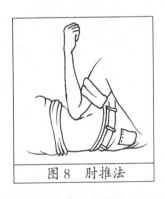

图 8　肘推法

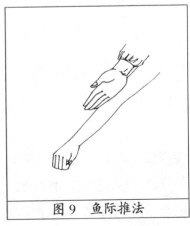

图 9　鱼际推法

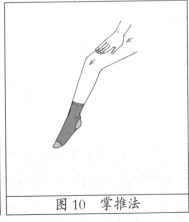

图 10　掌推法

（3）鱼际推法：大鱼际或小鱼际着力，向前推进，亦可两手同时操作，又称侧推法。常用于背、腰及四肢（图9）。

（4）掌推法：掌根面着力推进，又称平推法。常用于四肢及背腰部（图10）。

## 四、拿法

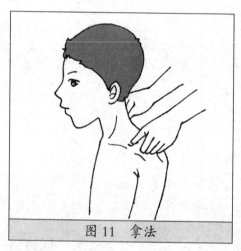

图 11　拿法

拇指和食、中指或拇指和其余四指置于治疗部位或穴位上，对应钳形用力，捏而提起称为拿法。操作时，一拿一放要连贯柔和，力量适度，一般以拿提时感觉酸胀、微痛，放松后感觉舒展的程度为宜。

此法多用于颈、肩、腹、背、腰及四肢。具有疏通经络，扶风散寒，活血止痛的作用（图11）。

## 五、揉法

单、双手指或手掌紧贴于一定部位、穴位或病变的周围，由浅到深做轻柔缓和的反复回旋和移动，称为揉法。用力的轻重，受力的深浅，揉动频率的快慢，可根据患者具体情况而定。此法具有通络散结、活血化瘀、消肿止痛等作用。

（1）掌揉法：以掌根部或大小鱼际着力，紧贴皮肤，以腕关节带动前臂做小幅度的反复回旋揉动。适用于腹、肩、背、腰及臀腿部（图12）。

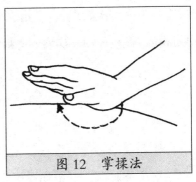

图 12　掌揉法

（2）拇指揉法：以拇指或其余四指面紧贴应取部位，做不间断的反复回旋揉动。适应于全身各部（图13）。

（3）前臂揉法：肘部前臂紧贴于应取部位，以肘关节

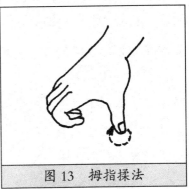

图 13　拇指揉法

的屈伸带动前臂做轻柔回旋连贯揉动，用力要轻而不浮，重而不滞。适用于背、腰、臀部（图14）。

（4）肘关节揉法：以肘部关节着力于应取部位，以肩关节的摆动做轻柔回旋揉动。适用于背部及腰部（图15）。

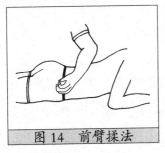

图 14　前臂揉法

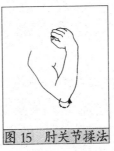

图 15　肘关节揉法

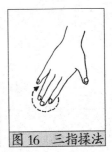

图 16　三指揉法

（5）三指揉法：以食指、中指、无名指三指指腹着力于应取部位，做轻柔回旋揉动。适用于全身各部（图16）。

## 六、点法

掌指关节微屈，食指、无名指置于中指背侧，拇指指腹抵在中指末节腹侧，三指如钳形相对扶住中指节，以扶持中指挺力，中指端着力于应取穴位上，称为点法（图17）。

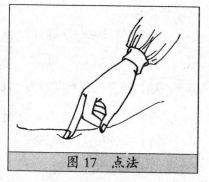

图 17　点法

操作时前臂上抬，肘部微屈，手指指端保持与穴位垂直，力量通过上臂、前臂到达指端，有节律地一点一松。根据患者年龄大小，体质强弱，谨慎适当地施行轻、中、重点力，以得气为目的，感到酸、麻、胀、沉痛，并多有向患部周围或上下放射为佳。

本法着力点比按法面积小，刺激量较强。适用于全身的穴位。具有通经活络、调整脏腑功能、解痉止痛的作用。

## 七、扳法

两手向相反方向或同一方向用力扳动肢体，使脊柱、关节在功能活动范围内伸展或旋转，达到使错斜部位复正，称为扳法。

操作时术者屏气施术，动作要轻巧、果断而快速。用力要稳妥、准确。两手配合协调，扳动幅度不能超出关节的生理活动范围，切忌强拉硬扳，急躁从事。

本法对腰椎小关节错缝所致的腰腿痛有很好的治疗效果。具有滑利关节、活血化瘀、整骨复位、解痉止痛的作用。

（1）腰部斜扳法：患者肌肉放松，侧卧，病侧在上。术者一手抵住患者肩前部，另一手抵住髂前上棘后部，两手同时向相反方向用力，使腰部猛然旋转，常可听到"咔嗒"响声或患者突然感到轻松，随即停手。

（2）腰部旋转扳法：患者坐位，腰部放松。辅助手固定患者下肢及骨盆。术者坐于患者后侧方，一手拇指按住应取的脊椎棘突，另一手从患者腋下穿过扶住项背部，使腰部尽量前屈位，再向患侧旋转。旋转至最大限度时再使腰部向健侧方向扳动。

# 常见病的按摩健康疗法

## 一、发热的按摩疗法

身体发热，俗称发烧，是十分常见的症状，许多疾病都有发热之症出现。人在发热时常有头痛、头昏、全身酸胀、乏力，乃至痉挛、恶心、呕吐等现象发生或伴随出现。医学发展到今天，退热的方法的确不少，如打退热针、吃退热药、冰浴、冷敷、冬眠等等，但均有轻重不一的副作用或不良反应。

### ◆按摩疗法

掐穴退热：对还在发热的患者用掐穴的手法，施用较大的力量掐住大椎穴、合谷穴、三阴交等穴位，有退热作用。当然，一般而论，掐穴退热在降低体温方面的幅度不如打退热针那样大，但掐穴对于发热的治疗作用却不仅仅限于退热。这种疗法还可减轻伴随发热出现的头昏、头痛、全身酸软不适、恶心、呕吐等症状。掐穴退热，在掐穴时首先要患者采取可以长时间坚持的体位，然后对可以退热及有减轻发热的穴位，施行不间断的强刺激和重压，每次施行时间可达半小时以上。

## 二、低血压的按摩治疗

本病是指收缩压（高压）与舒张压（低压）均低于正常数值，即高压低于12kPa（90mmHg），低压低于8kPa（60mmHg），叫作低血压。

◆**按摩疗法**

1.患者俯卧，术者站于其旁。在腰背部沿脊柱自下而上（由腰腧穴至大椎穴及两侧的皮肤）做捏提法数次。痛点部位多施手法，捏提时手法要缓和有力。

2.患者坐位，术者站于其旁。用拇、食、中指捏提中脘。

上述手法有升压作用。

## 三、腹痛的紧急止痛手法

腹痛几乎是每个人都曾经历过的一种痛苦，有不少人在发生腹痛时自觉或不自觉地做腹部按摩，或多或少能产生减轻腹痛的程度。当然，腹痛的原因很多，对其治疗应根据病情采取有针对性的医疗措施。不过，应当承认，按摩可以缓解大多数人的腹痛，不论其原因属于哪一种。对于消化不良、胃肠痉挛、腹部受凉、肠虫症、肠粘连等所致的腹痛，用按摩治疗，其效果甚为理想。

对某些急腹症所致的腹痛，按摩可能不宜用作主要的治疗措施，但可以用其缓解令人难受的腹痛，而且简便易行，见效迅速。一般说来，使用科学的腹部按摩不能明显缓解的病例，均有可能系比较严重的或需要手术的病症。

### ◆按摩疗法

真正能迅速止腹痛的按摩手法有如下几种：

1.腰大肌掐捏术：对腹痛的患者，让其正坐或仰卧，或俯卧，先不必做任何准备，便可直接用双手的拇指与屈曲的食指及其他手指，用力钳挟住患者两侧腰部最大的一块肌肉群，并且用力牵拉住，然后突然滑脱，使腰肌像拨琴弦似地从双侧手中弹出。此法简便易行，如此捏掐上5次，可治疗尿道结石、肠痉挛、胆结石引起的腹痛。掐捏时应用力使被掐腰肌产生强烈的酸胀感；滑脱时一定要突然，使肌肉群像拨琴弦一样迅速掉出。经3～5次掐捏无止痛作用时，则应寻求其他处理措施。

2.足三里掐穴法：首先找到中国传统医学经络理论指定的"足三里"穴，然后让患者采用最能缓解其疼痛的体位，术者将拇指掐入足三里穴位中，其他四指可协同用力掐穴，使患者感到重度酸胀为好。可对双侧足三里穴同时掐住，并可交替掐穴。每次掐足三里可掐30～40分钟之久。

3.抚腹法：对腹痛的患者，让其仰卧或向右侧侧卧。术者温暖双手之后，以手掌先向心窝开始，直向脐下→抚至耻骨联合，然后轻轻回抚至心窝，再稍重一些依上述顺序做十数次或数十次按摩。此后，在患者右下腹轻轻揉按半分钟，继而循右下腹→右上腹→左上腹→左下腹→下腹下部揉按数次的程序，反复按摩数次。在此期间，如果触及腹部包块，可轻轻对包块进行按摩。当按摩包块时，发现包块有变动或缩小，多系胃肠痉挛性包块，坚持按摩可使其消失。包块消失，腹痛将立即停止；如属胃肠痉挛，按摩止痛的效果十分迅速而且无副作用；如系消化不良，按摩有相当的治疗价值，并非仅仅止痛而已。

4.推腹法：对腹痛患者，除对腹部变动的包块可以边按边使用手掌慢慢推动之外，尚可以用双手掌贴住下腹壁，以中度力量轻轻地缓缓地向上腹推移，当手推移至脐上5厘米左右的高度（水平）即停止，不要用力推向双季肋下，以免损伤肝脾。如此反复推腹十数次，可使下坠的内脏回复原位，对内脏下垂所致的腹痛和腰部胀痛有其他手法难以达到的疗效。

上述治疗腹痛的方法，可以在按摩有效时继续进行下去，直至腹痛基本停止为止。如某种手法按摩效果不明显，可将上述手法轮番施用。

## 四、按摩止腹泻

腹泻主要是指大便次数增多，一日数次或十多次，便质溏软或呈稀水状，这些症状属现代医学的急慢性肠炎。中医则可分为虚症和实症的腹泻，实症者其泻下症状猛烈，气味臭秽，且发病较急，故为急性腹泻；虚症者则泻下症状迁延日久，患者体质虚衰，故为慢性腹泻。急性腹泻的致病原因亦可分为三类（请参见"呕吐"的三种分类），若治疗不当，则可转为慢性腹泻。

对急性腹泻者应彻底治愈，否则迁延日久成为慢性，治疗就较困难了。慢性腹泻者则应持之以恒，方能见效。

◆**按摩疗法**

1.仰卧，摩腹，既在患者腹部（以肚脐为中心）做逆时针的缓缓抚摩，用力由轻逐渐加重，时间约10分钟。完毕后再用一手食、中指在其下腹部的气海穴处做震颤法，时间越长越好。

2.仰卧，双手由两侧束握患者腰部，两拇指分别按压脐旁的天枢穴，其余四指置于腰后。然后双手相对用力挤压腹腰，同时拇指用力按揉天枢穴，时间为1～2分钟。再用拇指按揉两下肢的足三里穴约1分钟。

3.俯卧，在患者腰骶部，用双手掌根由长强穴开始交替推至腰阳关穴，反复推20次。再用食、中指点揉长强穴1分钟，以较强的胀痛感为宜。

4.俯卧，用捏脊法由下而上操作5遍。

5.俯卧，用一手掌根在其脊柱两侧膀胱经做揉推，即边按揉边向下移动，由上往下反复操作5遍。

6.俯卧，在其脾腧、大肠腧、次髎等穴各按揉1分钟。然后用一手掌横擦其脾腧节段的背部和骶部八髎穴，均以透热为度。

# 五、按摩可治便秘

凡大便干燥、排便困难、秘结不通超过2天以上者称为便秘。便秘是日常生活中最常见的疾病之一，发达国家的国民患便秘的比率要比发展中国家高，而且不论西方人或东方人，女性患病率都高于男性。

生活紧张、节奏加快是造成越来越多的人患便秘的原因之一。据查，在美国，通便药是最畅销的药物之一。

便秘可分为弛缓性便秘和痉挛性便秘。弛缓性便秘是因为肠蠕动功能不佳，使食物长久滞留于肠中，水分在肠内被过多吸收而造成。痉挛性便秘的起因主要是因为精神过于紧张，使肠处于过敏状态，所以大肠常会有痉挛的现象，而使食物滞留肠中。

在印度瑜伽中，认为人一天吃三顿饭就应排便三次，如每天排便一次，就算便秘了。

一般来讲，千万不要强忍便意。女性之所以患便秘的人多，是因为女性常有忍便的习惯。

◆按摩疗法

1.坐位，用两拇指轻柔地按揉面部四白穴，保持轻微的酸胀感1分钟，再按揉其两前臂的支沟穴（外关穴上3.3厘米处）1分钟。然后术者站其后，用中指按揉中府穴1分钟，并用手掌横擦其胸上部。

2.仰卧，摩腹，力量由轻渐重，顺时针方向操作5～10分钟。然后用一掌根从上腹向下腹缓慢地推3遍。

3.仰卧，用两侧小鱼际挤捧脐腹部的筋肉2分钟。再按揉天枢穴1分钟。

4.俯卧，双手拇指按揉其骶部两大肠腧1分钟，刺激可稍重。然后用拳面击法击打腰骶部1分钟，着重在八髎穴处。再用一侧小鱼际在骶部八髎穴做斜擦，以透热为度。

5.侧卧，在其腰部两侧分别采用腰椎斜扳法，以有"咔嗒"响声为宜。然后分别在前1/3脚底的内外两侧，用拇指重力按揉1分钟。完毕后再进行另一侧下肢。

### ◆应注意的问题

在按摩的同时，患者也应主动配合，做一些辅助治疗。①每日晨起时饮用少量盐开水或一杯凉开水。多吃含纤维素丰富的蔬菜、水果。②养成定时大便的习惯，每天不管有无便意都按时去厕所。另外，可常做下蹲、起立动作。③切忌长期服用泻药。

## 六、胃疼的按摩疗法

胃痛，俗称心口病，是一种常见的症状，中医又称"胃脘痛"，包括急性胃炎，慢性胃炎，溃疡病等，均可引起胃痛。其主要表现为胃脘部疼痛。

急性胃炎发病较急，上腹持续性疼痛，或胃内不适，恶心呕吐，时常伴有腹泻。

慢性胃炎起病较缓，常为隐痛、胀痛、食欲减退、食后饱胀。

溃疡病为上腹有节律性的疼痛。如胃溃疡多在进食后1～2小时发作，十二指肠溃疡多在饭前1～2小时发作疼痛，当进食后，疼痛可缓解，疼痛的性质可为隐痛、胀痛、灼痛，并可放射至背部8～12胸椎区，伴有嗳气、吞酸、饱感等现象。胃溃疡的压痛点多在上腹部偏左，而十二指肠溃疡的压痛点多在上腹部偏右，这是两种溃疡的区别点。

◆按摩疗法

1.仰卧，用两手拇指按压其胸骨剑突，然后沿着两侧肋缘推下来，反复20次，再从上腹部的正中线上向两旁推开，反复推20次，推时力量宜重滞，移动可缓慢。

2.仰卧，把整个手掌（一侧）平放于其上腹部正中，然后做轻柔的顺时针环旋抚摩，约10分钟。

3.仰卧，用拇指指腹按揉其中脘、足三里穴，力量由轻而重，按揉出酸胀感，每穴1分钟。

4.俯卧，用一掌根沿其脊柱两侧由上而下各按揉5遍，并在胃腧、脾腧的位置重点按揉1分钟。

5.俯卧，用捏脊法在其背腰部由下向上操作5遍，力度适宜，以患者略感舒适为宜。

6.若因暴饮暴食所致者，则用力拿肩井，其作用为催吐。若因心情抑郁等引起的兼有胁痛者，可用力按揉其两足背的太冲穴1分钟。

# 七、按摩可促进截瘫患者的康复

截瘫是由于各种原因造成脊髓组织的受损，引起下半截身体瘫痪，最常见的病因是外伤引起。本病的症状很多，主要表现有：瘫痪的下半截身体没有感觉（即痛觉、触觉、温度觉等），不能活动。临床上还把截瘫分为痉挛性和弛缓性，前者表现为肌肉无明显萎缩，肌肉张力较强；后者则见肌肉明显萎缩，肌肉张力较低或消失。另外还将截瘫根据其损伤程度，分为完全性和不完全性截瘫（即有一点感觉和活动）。鉴于截瘫的临床分类，按摩手法也有一定要求，对弛缓性截瘫手法宜重，时间宜短；对痉挛性截瘫手法宜轻柔，时间长一些。一般对不完全性截瘫，按摩治疗效果较好。在治疗中，手法操作要从近端开始，再依次至远端，且只能在截瘫病情稳定后，才给予按摩。

## ◆按摩疗法

1.俯卧，在背腰部脊柱两侧，由上向下先用掌根揉推各2遍，力量稍重，再用拇指一边按揉背腧穴，一边揉推各2遍。然后用双手掌在损伤以下背腰部节段，稍用力地作分推法，反复3遍。

2.俯卧，以拇指按揉脊柱两旁的压痛点、肾腧穴各1分钟，其后弹拨指下筋肉数下。再肘压环跳穴1分钟，点按承扶、委中、承山各半分钟。然后在整个下肢后侧用双手拿揉，由大腿至跟腱反复5～7遍。

3.仰卧，将患者双下肢屈膝，以双手扶压住屈曲的双下肢膝部，然后分别向两侧做环旋形缓慢摇动，幅度逐渐加大，以患者能忍受为度。再将下肢稍用力压向腹部。

4.仰卧，在下肢前部由上向下用双手做拿揉法，重点是拿揉血海和梁丘、阴陵泉与阳陵泉，反复5～7遍。其后双手搓揉膝部，沿小腿前外侧拇指揉推，由膝至踝关节，经足三里穴时稍重力按揉，反复3～5遍。

## 八、类风湿的按摩治疗

类风湿是一种原因不明的，以关节炎症状改变为主的慢性全身性疾病，起病缓慢，但病程很长，成阶梯状的进行性加重，开始发病的年龄在20～40岁，以女性多见。先为1～2个小关节肿大，主要在手指近侧指间关节，逐渐发展为对称性关节肿大，成棱形状态，受累关节越来越多，关节疼痛，活动受限，发展到最后多遗留僵硬或畸形。患者还可伴有轻度贫血，情绪低落，不规则发热，脉搏加快等现象。

目前在临床上，对于类风湿还没有什么特效的办法，主要还是针对症状进行治疗，而按摩对于缓解症状，恢复关节的功能，具有极大的帮助。

对本病的治疗应是全身性的，重点在局部。局部以外的手法宜重，但不可粗暴。而治疗的患者以早期治疗效果为佳，晚期出现关节僵硬畸形者，疗效较差。

◆按摩疗法

1.俯卧，在患者整个背腰部的夹脊穴，用拇指由上向下，边按揉边拨动筋肉，反复稍用力地操作3遍。再用肘部在脊柱两侧，由上向下用力推动1～3遍（抹些油以润滑），以患者能忍受为度，然后用手掌沿督脉、膀胱经反复上下擦动，使患者体内感到有很强的热刺激。

2.坐位，拿风池、颈项约3分钟，力量稍重，再分别拿揉两肩片刻，又拿上肢反复7～9遍。然后分别以中指点按缺盆、极泉穴，拇指按揉曲池、内外关、合谷穴各半分钟。

3.坐位，将患者腕关节拔伸1～2分钟后，进行左右摇动，用拇指在前臂中间反复揉推3～5遍，再以双手拇指在手背和手掌用力推揉各10次，然后反复捻搓各手指，病变手指重点治疗，约10分钟，将患者手指末节夹住，稍用力拔伸并摇动。

4.坐位，叫患者上肢放松，自然悬垂在身旁，术者由肩向下反复搓揉3～5遍，再进行上肢牵抖法操作，约抖动1分钟。

5.俯卧，用肘部压患者环跳穴，稍用力约1分钟，再用拇指按揉承扶、委中穴各1分钟，拿大腿后侧并移向小腿，再变换成拿跟腱操作，稍用力反复5～7遍。

6.仰卧，拿下肢前侧稍用力操作5遍后，以双手掌搓揉膝关节1分钟，点揉下肢阳陵泉、阴陵泉、解溪、太冲穴各半分钟，将下肢抬起反复做屈伸运动，然后拔伸踝关节一定程度，进行左右摇动，扳动操作，推抹脚背部10次，再反复捻动脚趾5分钟。下肢的治疗，可参照膝关节、踝关节病的治疗方法。

保健养生不求人

# 足部按摩保健法

武志军 / 主编

江西科学技术出版社

**图书在版编目（CIP）数据**

保健养生不求人.2，足部按摩保健法 / 武志军主编
.—南昌：江西科学技术出版社，2020.12
　　ISBN 978-7-5390-7519-8

　　Ⅰ.①保… Ⅱ.①武… Ⅲ.①按摩疗法（中医）Ⅳ.
① R212

中国版本图书馆 CIP 数据核字（2020）第 175780 号

国际互联网（Internet）地址：http://www.jxkjcbs.com
选题序号：ZK2020271
图书代码：B20292-101


责任编辑　宋　涛
责任印制　夏至寰
封面设计　书心瞬意


保健养生不求人.2，足部按摩保健法　　　　　　　武志军　主编
BAOJIAN YANGSHENG BUQIUREN.2，ZUBU ANMO BAOJIANFA

| | |
|---|---|
| 出版<br>发行 | 江西科学技术出版社 |
| 社址 | 江西省南昌市蓼洲街 2 号附 1 号 |
| | 邮编：330009　电话：（0791）86623491　86639342（传真） |
| 印刷 | 北京一鑫印务有限责任公司 |
| 经销 | 全国各地新华书店 |
| 开本 | 880mm×1230mm　1/32 |
| 字数 | 96 千字 |
| 印张 | 5 |
| 版次 | 2020 年 12 月第 1 版　2020 年 12 月第 1 次印刷 |
| 书号 | ISBN 978-7-5390-7519-8 |
| 定价 | 168.00 元（全 5 册） |

赣版权登字 –03-2020-312

# 前／言

足部按摩保健疗法是我国传统医学中的宝贵遗产。《黄帝内经》中详细介绍了经络和腧穴及脚上的许多穴位中的诸多敏感反应点与人体内脏器官的关系，指出了刺激足部的这些反应点可起到治病强身的作用。

脚掌是最为发达的人体部位，它处于人体最低层，承担着艰巨的工作。因为它有着丰富的血管神经与人脑的指挥中心和各个内脏器官相连接，又处在人体最远离心脏的部位，很容易出现血液循环障碍，加上地心引力的影响，身体各个部分所带来的有害物质同时全在这里沉积下来，日久天长可能会发生病变。

因此，在人的足部，可以找到与身体各部分器官相对应的敏感位置。当人体发生疾患时，这些敏感位置上就会出现压痛、酸楚、肿胀、硬结、变形等异常现象。当然，当脚上出现这种状况时并不容易被人所觉察和感知。

在时间的长河中，人类由感性的、偶然的发现，到逐渐认识当某一器官发生病变时，在相应的敏感位置或某一区域上就会发现异常现象。而当刺激这些敏感的区域时，疾患就会得到缓解或痊愈。

足部按摩健康疗法现今已发展成为一种十分流行的诊断、治疗和自我保健的方法，这种方法在海内外被迅速推广，成为人们防病健身的一种重要方式和手段。

本书涵盖足部按摩之大全，详细地介绍了对人体有益的各种按摩方式、手法，内容丰富、翔实，有很高的参考价值，是家庭中较为理想的实用医书。

# 目 / 录

## 上篇·双脚显示身体的健康状况

# 下篇·各种疾病的足部健康疗法

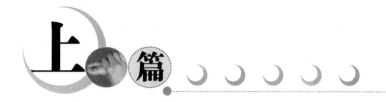

# 双脚显示身体的健康状况

俗话说"树老根先枯，人老脚先衰"，双脚不仅承受着全身的重量，是人体站立与行走的器官，同时更是人体健康状况的晴雨表，随时反映着人体的健康与疾病，所以，关注双脚，就是关注健康。

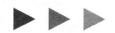

# 第一章　足部是健康的晴雨表

## 足底按摩，诊病治病，功效非凡

我们的双足和内脏及其他器官有着极为密切的关联。脚是全身上下内外器官组织的缩影，无论五脏六腑、四肢百骸，人体所有器官组织系统，在脚上都可以找到相应的点，即所谓足穴。我们可以通过对足穴的周密细致的观察，来了解内在脏腑的病理变化。同样，我们亦可以通过经常或定时按摩刺激足穴，有效地调整人体的新陈代谢，促进内分泌平衡，从而起到防病健身的作用。正如元代名医朱丹溪所说："欲知其内者，当观乎外；诊于外者，斯以知其内。盖有诸内者必形诸于外。"

在我国民间，流传着许多观脚诊病和按摩足底治疗疾病的民间疗法。中医理论中提到，人有"四根"，就是耳根、鼻根、乳根、脚根，其中脚根是四根的根本，"树枯根先竭，人老脚先衰"，"寒从脚下起"等，这些论述都说明了脚对于人体的重要作用。近几年，研究者证实，只要刺激足部的反射点，通过反射神经的传导，可使血液循环活化，同时，在施加刺激的2~3分钟内，红细胞的数量会增加很多。对于患有心律不齐的人，只要在特定的反射点（即足穴）施加压力，心脏即可恢复正常功能，心电图也会清楚地显现出其治疗结果。

那么，刺激足穴为什么能够治病强身呢？

首先，刺激足穴能促进血液循环，不仅仅促进了局部的循环，而且促进了全身循环，增强了人体的新陈代谢和免疫力。通过刺激足穴，也可排除堵塞物，使血液循环畅通，同时可以缓解肌肉的紧张收缩状态，使肌肉放松。其次，通过刺激足穴可产生强烈的神经冲动，阻断了其他病理冲动传入神经中枢，将病理的恶性循环变为良性循环。同时，刺激足穴，通过神经反射活动，启动机体内部的调节机制，活化各器官组织的机能，释放各种治疗因子，从而起到治病防病的作用。

我国劳动人民在长期的生活实践中认识到刺激足穴能起到增强血脉运行，调理脏腑，疏通经络，促进新陈代谢的作用，从而达到强身健体，祛病除疾的目的。北宋文豪苏东坡，年过六旬，仍耳聪目明，精力充沛，其健身秘诀之一就是每天坚持搓脚心。

另外，勤洗脚也有类似的功能。冬天时，用热水洗脚，能促进局部血液循环，防止冻疮的发生。长途行走或剧烈运动后，用热水洗脚，除能疏通经络外，还能减少局部乳酸的聚集，有助于减轻疼痛，消除疲劳。夏天洗脚后，可顿觉清心爽脾，神轻气爽，益气解暑。临睡前洗脚，对中枢神经系统产生一种舒适的温和刺激，促进大脑皮质进入抑制状态，觉睡得更香甜。所以，苏东坡诗云："主人劝我洗足眠，倒床不复闻钟鼓。"

随着信息时代的到来，人们的生活节奏也明显加快，随之而来的是焦虑、孤僻、冷漠，以及头晕、头痛、厌食、失眠等现代都市病。应用足穴按摩，也能收到意想不到的效果。这是因为：

（1）足穴按摩给患者提供了一个休息放松的时机。不论是由别人来按摩或者自我按摩，至少在几十分钟的按摩过程中，患者必须安静地坐下来，把各种负担放到一边，而全身心地感受着足部按摩所引起的反应，这样可使紧张的心情平静、放松，节奏放慢，使机体在生理上和心理上都得到一个休整的机会。这与练太极拳、打坐、静养等有异曲同工之妙。足部按摩后，一般能有一个良好的睡眠，这更有助于放松身心，焕发精神。

（2）足穴按摩能增强患者同疾病斗争的信心，因为足穴按摩往往能有比较明显的疗效。即使不是立竿见影，也经常可以觉察到某种进步，如足穴的压痛敏感度降低，某些病理症状减轻等，能使患者（特别是长期重病的患者）增强信心，燃起希望，增加乐观情绪，消除焦虑不安、悲观失望等病理心态。

（3）足穴按摩能给患者很大的温暖和欣慰，使其精神愉快，心情舒畅，减轻所受的痛苦。患病的人最希望得到别人的关怀和同情，如果在受病痛煎熬时，没有人来关心帮助，患者会感到自己处于一种孤立无援的境地，会产生被遗弃的绝望之感。而足部按摩是一种直接的爱抚，很有力度的关怀，当施术者将患者的双脚放在自己的腿上，尽力尽心地按摩几十分钟，会引起患者一种很亲切的感情，使其确确实实感受到有人在关心他（她）。如果施术者是患者的亲人或朋友，这种感情就会更为强烈，这种愉快的心态会成为良性的心理治病因子。

另外，足穴刺激法简单易学，不需要复杂的操作，不需要任何医疗设备，无副作用，适合患者在家庭中操作，既经济实惠，又疗效显著可靠，免除了上医院打针吃药之苦。家庭内部，人人可作医生，互相治疗，祛病强身，其乐陶陶，更增添了家庭的温馨和亲情，一举多得，何乐不为。

## 足穴可预报全身疾病

应用足穴检查法来诊断疾病历来为世界上众多国家和地区的人民所重视，其重要原因之一就是应用足穴检查法可以提前发现疾病。国外有人认为：当病变程度达10%时，用按摩脚部的方法便可发现一些蛛丝马迹；而人体产生自觉症状，能够被医疗仪器检测出来时，病势已达70%。因此，这种方法能使我们提前发现疾病的病理征候，发现某些脏腑器官的不正常情况，从而可以及时采取措施及早进行预防和治疗。对于像心肌梗死、中风、癌症这样的致命疾病，早期发现、早期诊断、早期治疗，可以大大提高患者的生存率，尤其像癌症患者，早期发现的意义就更为重要。所以，多关心、多留意我们的双脚吧，它对全身疾病进行早期预报，足部某一点的形态或色泽的异常，以及触压痛觉的改变，往往揭示着与之相对应的脏腑组织的异常，临症不可不慎。

应该注意的是：无论是足部视诊还是触诊，都要注意正常足与异常足的对比鉴别。用触诊寻找压痛点，有时更为重要，而且要把发现的异常情况同身体的整体性疾病或器官的状态相联系，使足穴反应的内容更具体化、特异化。

运用足穴检查法来检查诊断疾病，除了前述的可以早期发现病症外，还有简单易行（不需要仪器设备，随时可做）、迅速准确（在几分钟内即可得出结果）等优点，尤其适合于家庭成员之间进行。

但我们也应该指出：这种检查法很难做到百分之百的准确，即使是有经验的足部按摩师，也难免出现错诊漏诊等情况，而且这种检查，只能提示某一脏器存在问题，还不能确切知道是什么病，对病变程度也不能给出定量的分析结果。因此，当我们在检查足部反射区发现异常时，最好是建议患者到医院进一步检查确诊。

## 望脚趾诊疾技法

### 足趾甲

（1）正常趾甲应透明有光泽，是健康的象征。

（2）趾甲有纵沟、不平、薄软、剥脱为人体营养不良的表现。

（3）趾甲干枯色败为足三阴经气败落之征兆。

（4）趾甲透裂、直贯甲顶为中风先兆。

（5）畸形趾甲，如嵌甲为神经系统症状及失眠。

（6）趾甲下有一条或数条纵行黑线为内分泌失调、痛经、月经紊乱。

（7）趾甲凹凸不平提示有慢性肝肾疾病。

（8）趾甲青紫说明人体循环系统有障碍。

（9）趾甲苍白无血色可见于贫血及再生障碍性贫血病人。

（10）趾甲有白斑或红白相间斑点者为小儿有虫积。

（11）趾甲下有瘀斑说明有出血性隐患。

（12）趾甲麻木无感觉为心血管疾病的表现。

（13）趾甲动摇松脱为肝病血虚。

（14）趾甲变形说明脏腑功能失调。

（15）趾甲紧扣嵌入肉里者为肝气郁滞。

（16）趾甲残脱为静脉炎表现。


**足　趾**

（1）大足趾饱满红润、趾甲正常表示人体功能正常。

（2）大足趾偏斜为脏腑失调的表现。

（3）大足趾暗红或紫色为气血瘀滞。

（4）大足趾肿胀为糖尿病。

（5）大足趾内侧的鼻反射区部位隆起为鼻炎。

（6）大足趾外侧的三叉神经反射区被二趾挤压严重为颞部疼痛。

（7）右足第五趾的跖趾关节部出现鸡眼，为肩部出现损伤。

（8）右足第二、三趾间的鸡眼说明右眼有视力障碍。

（9）足第四趾侧苍白水肿者为高血压动脉硬化的表现。

（10）大足趾底苍白为脑垂体病变的表现。

（11）第二、三趾的足底浮肿者为眼部病变的表现。

（12）足趾尖端圆形部分出现青紫点为脑血管意外引起的失眠。

## 望脚底板能看出什么

（1）足底塌陷者称为扁平足，可由于骨骼、韧带、肌肉受损及先天性发育不良所引起。

（2）右扁平足者多有肝脏和胆囊疾病。

（3）左扁平足者多有心脏疾病。

（4）扁平足兼有皮肤苍白者常伴有脊椎病。

（5）拇趾外翻者常有颈椎和甲状腺病变。

（6）足底内侧缘的骨突畸形多有脊椎畸形。

（7）足底拇趾端出现瘦弱者为耳部病变表现。

（8）足底拇趾外侧出现突起应为五官科炎症。

（9）足底拇趾关节趾骨突起为颈椎病变。

（10）左右拇趾底端并列起来一高一低应考虑头部肿瘤病症。

## 望脚背能看出什么

（1）足背的足趾根部有小白脂肪块为高血压病的表现。

（2）足背部趾关节部分出现水肿暗示有盆腔炎及胸膜炎。

（3）足踝部水肿为肾炎表现。

（4）足背向外翻多见于外翻扭伤。

（5）足背向内翻多见于内翻扭伤（外侧韧带损伤）。

（6）足背部出现出血点、斑点多见于造血系统疾病。

（7）足背部出现隆起多见于泌尿系统结石。

（8）足背部出现凹陷多见于肝硬化、肝癌。

（9）足背部出现隆起肿大的结节多见于各种肿瘤病症。

（10）内踝内侧出现紫斑点多见于痛经及子宫疾病。

（11）内踝内侧出现苍白者多见于小腹疝气。


## 望足部经络能看出什么


经络诊法是根据人体经络的循环路线及其穴位的表现来诊测疾病的方法。人体在患有疾病时，气血运行会发生障碍，必然反映到全身各个经络，会出现循环经络传导的许多症状。例如出现沿经络路线上的功能障碍，局部疼痛、不适，相应的部位及穴位出现压痛，沿经络循环的路线出现放射痛，皮肤出现色彩变化，例如变红、变黑等，有时感觉异常、麻木，甚至出现沿经络行走的斑疹、水泡等变化，这些都是经络诊法的有利条件。经络诊法一旦与电针或经络治疗仪同时使用，其变化及感觉就更加明显。在望诊时应首先注意双足是否有小的硬块、小丘疹、扁平足、拇趾外翻、趾和趾甲变形、皮肤颜色改变等。如果出现以上变化，就意味着足穴有异常，也就是说身体的某一组织器官出现异常。

（1）拇趾翘起，提示肝胆有病变。

（2）拇趾浮肿，说明有患高血压、糖尿病的倾向。

（3）扁平足，对头、颈、肩、肩胛骨、锁骨以及循环系统有影响。

（4）右扁平足，易患肝胆疾患。

（5）左扁平足，易患心脏病。

（6）拇趾外翻，提示颈椎和甲状腺有病变。

（7）拇趾和其他足趾变形，则头部与牙齿易发生病变。

（8）脚趾甲变形，组织异常，说明头部有异常。

（9）内、外踝骨的损伤或充血，与骨盆腔和髋关节的病变有关。

（10）踝部周围的水肿，一般多由内脏或循环系统疾患而引起。

此外，如足部骨骼构造发生改变，足部皮肤出现病变以及发现有黑色素瘤等，应请专科医生进行诊断治疗。


## 有病没病，摸脚即知

在健康情况下，足部进行触摸不会引起疼痛等异常反应，当人体产生病变的时候，足穴除出现压痛外，还可出现皮下结节、小硬块等病理产物。

压痛在对足部进行触摸时是最重要的异常所见，其次是肿胀、抵抗感及触及条索状物等。另外，如发现足部皮肤发凉，应考虑到是否有潜在性的其他疾病。还有少数病人的脚，在触诊时，不感觉疼痛，而有异样感觉，这也是病理反应，应注意检查。如长期穿高跟鞋的女性，足跟部骨骼变形，往往伴有盆腔的损害。足掌肌肉过于松软，说明阳气虚衰；过于僵硬，说明气滞血瘀。韧带过于松弛，多见于肾亏损的人；过于僵硬，多见于寒湿阻络的关节病变等。

一般来说，脚掌接收到的病变有8种感觉，即：痛、麻、酸、木、凉、跳、沉、胀。一种或几种感觉甚至可以相兼为病，下面就这8种感觉反映的疾病情况作一叙述：

1.痛

为实，为神经痛、肌肉神经痛、血管性神经痛；重者痛入骨。

2.麻

多为血质有病变。轻者血液化验不正常，机体发生病变，皮炎、皮肤病者；重者为白血病、血癌。

3.麻胀

轻者血质不好引起发烧或红细胞增高，肿物发炎，如疖疮等；重者血质不好造成肝腹水或肾上腺素性腹水，低烧或肾病综合征。

4.麻木

轻者风湿性肌肉炎、脉管炎；重者有沉重的信号则有可能造成瘫痪。

5.麻凉

轻者血沉快，风湿风寒；重者血质风寒并发症，造成毛孔萎缩，导致肌肉萎缩、身凉无汗，并有可能转为脊髓空洞症，导致风湿入骨造成骨质坏死。

6.麻痛

轻者神经炎、肝瘀生热（无名热）；重者高烧、神经痛、血管神经性头痛和三叉神经痛。

**7.麻跳**

轻者血质不好引起痉挛和疼痛；重者癫痫、昏迷、颤抖。

**8.酸**

多为外伤疾病。轻伤于肉，重伤于骨。

**9.酸麻**

多为外伤引起血质不好，验血时可发现不正常的现象；重者为外伤引起的骨髓炎症。

**10.酸凉**

轻者为皮肉外伤引起的风湿症；重者血液循环发生障碍，肌肉萎缩，骨质变形。

**11.酸痛**

轻者为外伤引起麻木、有凉感；重者瘫痪或骨折。

**12.酸跳**

轻者为外伤引起肌肉痉挛、抽搐；重者为脑病癫痫。

**13.木**

为虚、为炎症。轻者虚热而生炎症，自主神经功能紊乱；重者交感神经功能失调、盗汗、忽冷忽热。

**14.木胀**

轻者水肿，有炎症；重者内脏肿大，有炎症。

**15.木凉**

轻者风湿热；重者风湿热引起瘫痪。

**16.木沉**

轻者气郁发烧、血滞发热；重者四肢无力。

**17.木跳**

轻者痉挛痛；重者神经炎、哮喘、肝区痉挛痛、肋间神经痛。

18.凉

为风寒。轻者风寒入肉；重者寒入骨。

19.凉痛

轻者风寒引起肌肉神经痛，重者风寒入骨引起骨神经痛。

20.凉沉

轻者血滞，气滞；重者肿块、肿瘤引起恶变，转成癌。

21.凉跳

轻者中风引起痉挛；重者风寒引起神经痉挛、肌肉萎缩、肌张力增强、中风不语、半身不遂及神经炎、瘫痪。

22.跳

为痉挛。

23.痛跳

痉挛痛。重者肌张力增强、行动困难、精神分裂症；轻者头痛、头昏、神经官能症、神经性头痛。

24.沉

为气滞血瘀。

25. 痛沉

轻者神经传导组织障碍，造成血瘀；重者剧烈疼痛形成结石、血管硬化。

26.痛沉凉

轻者气血瘀滞、虚闷；重者眩晕、昏迷、死亡。

27.痛麻沉

肌肉痉挛、血管痉挛。

28.胀

为膨胀、肿。轻者为气；重者为水肿、食热。

29.胀凉

轻者为风寒引起水肿；重者引起大小便不能，时冷时热、风湿热。

30.胀痛

邪热内侵、膨胀水肿，造成神经疼痛。

31.胀沉

轻者气血瘀滞，形成膨胀；重者胸闷气短、心衰、食水难进、大便秘结、尿短、色红。

32.胀跳

轻者膨胀引起痉挛痛；重者发烧造成脑部痉挛。

# 第二章 足部保健常识

## 足部探秘

### 足为健康之本

双足在人类的产生和发展过程中起到了关键性的作用。古猿双足站立行走，是从猿到人转变过程中具有决定意义的一步，促进了大脑的发育，使人类摆脱了原始的境地，成为万物之灵。

俗话说："树枯根先竭，人老足先衰。"若把人体比喻为一棵树的话，那么足就是其根部，根部枯竭则枝折叶落。所以说足与人体健康有着非常密切的关系。

人类的双足由52块骨骼、66个关节、40条肌肉和200多条韧带组成，是人体重要的运动和负重器官，承受着身体的全部重量，是人体重要的组成部分，更是人体健康的基石。

足部密布着丰富的毛细血管、淋巴管和神经末梢，有66个穴位、70多个反射区和70多个与脏器相关联的敏感点，与人体五脏六腑和大脑组织密切相关。人体所有脏腑功能的变化，都能从足部反映出来。

双足处于人体的最低位置，远离心脏，并受地心引力影响，血液供应少，血流缓慢，且表层脂肪薄，保暖功能差，极易受邪气的侵袭，从而导致疾病。若能经常活动或按摩双足，促进足部的血液循环，不但有利于足部保健，还有利于血液回流，增加回心血量，所以足有人体"第二心脏"的说法。

人类虽然无法摆脱死亡的自然规律，但是，如果平时保养得当，便可延缓衰老。因此，应该顺应自然规律，保持身体内外环境的平衡，爱护自己的双足，力求健康长寿。

**观足知健康**

1.足型与健康

不同的足型可以显示出不同的身体健康状况。

（1）正常足型

足背曲线柔和、丰满，脚趾圆润整齐柔软有弹性；趾甲光亮透明，甲色红润；足弓正常，弧度匀美；足掌前部、外沿、跟部掌垫规整，没有异常增厚或软薄；足趾间没有足癣，掌背光滑。正常足型是精力充沛的象征（如图2-1）。

（2）实型足

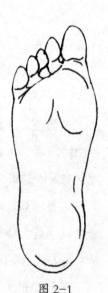

图 2-1

实型足，五趾向中间靠拢，拇趾外倾弧度适当，且紧并第二趾。足趾甲、足弓、掌垫等正常，亦无足癣和足部实质形状变化。表明机体抗病能力强，多见于轻体力劳动者。如果足部柔软、韧性好，多预示健康长寿（如图2-2）。

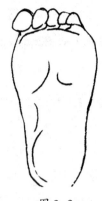

图 2-2

（3）鼓型足

鼓型足，足大趾短窄，二趾突出，各趾明显向心歪斜，足中部鼓宽，足呈钝梭形，趾甲不透明，甲下色不均匀。常见于慢性肾病，泌尿生殖系统病变和神经系统病变（如图2-3）。

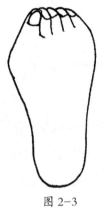

图 2-3

（4）散型足

散型足，五趾向外散开不能并合，足部整体显瘦小，足趾甲泛白，透明度降低，足弹性不强，掌弓下陷，掌垫扩大。多预示机体抵抗能力差，易患病（如图2-4）。

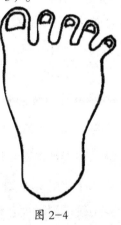

图 2-4

（5）枯型足

枯型足，足部皮肤干燥，骨形突出，趾甲无华，甚至趾甲产生褶

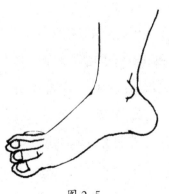

图 2-5

皱或重甲。多提示营养吸收不好，常见于脑力劳动，损伤肾精者（如图2-5）。

（6）翘型足

翘型足，大趾上翘，其余四趾向下扣，足背可见青色血管浮露，趾甲厚而无华，足大趾下掌垫加厚。多见于脑力劳动者和性生活无度者，常伴有头晕、腰痛、视疲劳、记忆力减退等（如图2-6）。

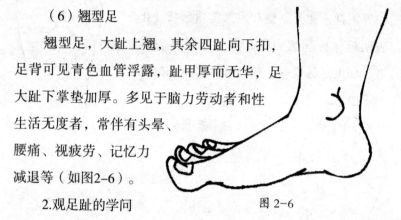

图 2-6

2.观足趾的学问

人们似乎很少去关心自己的脚趾，其功能和肌肉也日渐退化。如果仔细去分析脚趾与全身各器官的关系，就会发现它们各自具有独特的功能。通过仔细观察脚趾，可以了解身体相应部位的功能状况。

（1）观足拇趾察健康

肝经经络起自于拇趾内侧的趾甲外。肝经负担太重时，拇趾会出现弯曲；身体疲倦或肝功能差时，拇趾会显得柔软发胀。而拇趾柔软肥胖，一般属精力不足或胃内空气堆积所致。

另外，第四趾处有胆经经络，和肝经有着密切关系。观察拇趾的同时也必须观察第四趾。所以，若平时经常观察指拇趾，便可避免延误疾病的医治。

拇趾外侧的趾甲处，为脾经所属，控制着机体的营养吸收，也是控制机体气血流通的要害。若此经络不通畅，便会出现脚冰凉、月经不调等现象。

拇趾代表头部，其内侧为头的中央，外侧有几处则形成头的侧面。如果拇趾上出现痣或相似的斑点，则通常是脑部发生异常前兆的表现。

拇趾底部干燥破裂，标志着体内长年毒物蓄积，肝脏负担过重，并且性方面的反应较为迟钝；拇趾变得极端肥硬（紧张状态）时，尤其是拇趾根部，可能是糖尿病的征兆。

另外，左脚拇趾比右脚拇趾粗，多有偏食、糖尿病、月经过多、肿泡等疾患；若右拇趾比左拇趾粗，多为头脑、体力很强的人。

（2）从第二趾了解健康

由于第二趾与胃有着密切的关系，如若勉强穿着不合脚的鞋，就会压迫第二脚趾，便会从而影响到胃，出现食欲不振、腹痛、便秘、身体疲倦、喉干等多种症状。

若第二趾趾端柔软肿胀、多皱纹，呈萎缩、弯曲状，则大都是与胃有关联的某些疾患所表现出来的征兆。若第二趾往下跃出，则大多是食欲不振；往上跃出时，则表示食欲过盛。

有学者认为第二趾有中和毒物的作用。食物中毒时，将第二趾的趾根稍下附近仔细揉搓，就非常有效。另外，如果此趾和拇趾并列坚硬时，要注意是否有患癌症等疾病的可能性。

（3）第三趾连通心脏

有学者认为第三趾和心脏有关，因为与心脏密切相关的心包经就通过此趾。所以揉搓第三趾，便可促进血液循环，也有助于心脏病的治疗。

（4）从第四趾察健康

第四趾有胆经经过，是支配胆囊的地方，并与拇趾处的肝经有着密切联系。胆囊有杀菌和帮助消化食物的功能，如果胆囊的功能恶化，则食物不能充分消化，就会导致胃内积气。

若第四趾无力，呈柔软肿胀状，则可见胆经异常。若第四趾处变弱，人就会疲软慵懒、急躁不安，易导致腹泻、便秘、痔疮等疾病，或是和胆汁有关的胆结石、胆囊炎等。

另外，若第四趾趾端出现瘀血或类似痣的东西，可视作脑内部产生障碍的征兆。若养成揉搓拇趾和第四趾的习惯，可有效防止脚部肌肉痉挛，并可增强相应器官的功能。

（5）小趾与健康的关系

小趾和肾脏、膀胱有关，中医学认为这些器官在五行中属水，与全身的水液代谢关系密切。

如果膀胱经功能减弱，水液流动停滞，便会引起肩周炎、眼睛疲劳、耳鸣、重听、头痛、中耳炎、眩晕、低血压、痔疮、膀胱炎、脑部疾病、子宫异常等症状。所以，平时应经常按摩小趾，促进体内的水液畅通。

小趾虚弱时，容易引起自律神经异常，导致昏眩、站起时头晕、耳鸣和重听等；到中年以后，小趾坚硬或弯曲变形时，慎防白内障、青光眼、眼睛疲劳、癌症、脑软化症等疾病。

小趾结实的人性欲较强。若小趾和拇趾都胀满，必须注意是否是性欲亢进和糖尿病；小趾虚弱者，则性欲较弱，性情较阴沉；若小趾弯曲歪斜时，则是子宫出现了异常。

3.足部感知察健康

身体某部位不适时，会影响至脚底反射区。也就是说，按压脚底，可以探察身体不适之处。例如，胃不好的人若按压胃的反射区，就会有强烈的疼痛感。

脚跟处感到疼痛时，多半是身体疲劳、能源长期性不足，或肝脏衰弱所致；脚跟附近为生殖器反射区，若脚跟疼痛应考虑是否有生殖器方面的疾患。

由于痛的感觉因人而异，不能一概而论。但是，若反射区痛得较剧烈，其身体相对应部位的毛病就越大。相反地，痛的程度越弱，则病况越轻，或是旧疾未痊愈者。但是，因鞋不适而引起的急性脚痛，脚变形时，则应另当别论。


**足部骨骼**

1.足部骨骼组成

人体足部骨骼包括跗骨、跖骨和趾骨三部分，每只足共有26块骨。

（1）跗骨

跗骨较粗大，位于足的后半部，分为前、中、后三列，共有七块。前列由内向外依次为第一楔骨、第二楔骨、第三楔骨和骰骨；中列有足舟骨；后列有距骨和跟骨。

距骨分体、颈、头三部分，与舟骨的关节面相接；跟骨为最大的跗骨，上面有3个关节面，分别与距骨、舟状骨构成大关节；足舟骨介于距骨头与3个楔骨之间，位于足内侧纵弓的中央部分，其内缘有一向下垂的舟骨粗隆，为足部明显标志；骰骨为不规则的立方体，嵌在跟骨与第四、五跖骨之间。

（2）跖骨

跖骨位于跗骨之前、趾骨之后，共五块，由内向外依次为第一至五跖骨，构成足掌跖部的前半部。每块跖骨分为头、体、底三部分。第五跖骨底外侧部突向后，称为第五跖骨粗隆。

（3）趾骨

趾骨共有14块。拇趾有两节趾骨，即近节趾骨与末节趾骨；其余各趾有三节趾骨，即近节、中节和末节趾骨。每节趾骨分为滑车（小头）、体、底三部分。

2.足部关节

足部各骨之间连接成的关节达33个之多。胫骨下端、内踝、外踝与距骨共同构成踝关节（距上关节）；距跟关节和距舟关节组合成距下关节；距上关节和距下关节形成足关节。

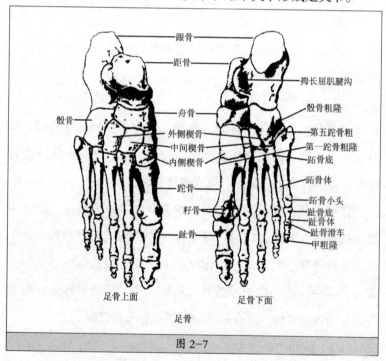

图2-7

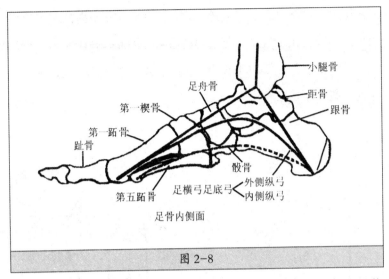

足骨内侧面

图 2-8

　　跖骨与近节趾骨之间构成跖趾关节，第一跖骨与拇趾近节趾骨近端构成第一跖趾关节。趾骨之间构成趾间关节，第二至五趾的近节趾骨与中节趾骨间构成近侧趾间关节（或第一趾间关节），中节趾骨与末节趾骨间构成远侧趾间关节（或第二趾间关节）（如图2-7，2-8）所示。

### 足部经脉

　　足三阴经起于足，足三阳经止于足。因此，足部是足三阴、足三阳经脉循行、分布之处，是足三阴、足三阳经脉的根部与本部的所在地。

　　图2-9足部6条经脉与全身其他各经络也有着千丝万缕的联系，正如《素问·厥

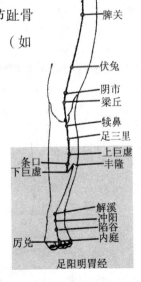

足阳明胃经

图 2-9

论》所说："阳气起于足五趾之表，阴气起于足五趾之里。"说明足部与周身阴阳经络有着密切的联系。因此，按摩足部相应的穴位可以治疗远端部位（头面、脏腑、躯干等）的疾病，或对全身的某些功能状态起到调整作用。

足部6条经络的循行、分布如下：

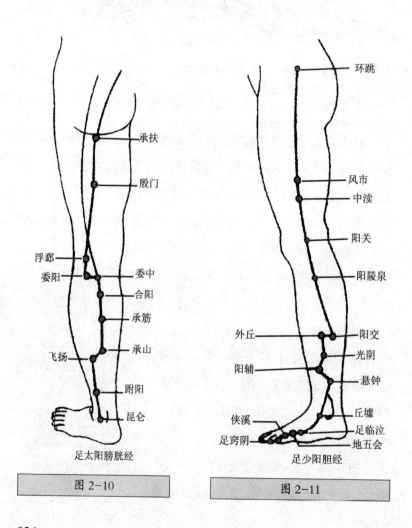

足太阳膀胱经

图 2-10

足少阳胆经

图 2-11

1.足阳明胃经

足阳明胃经行走于足背中央，止于足第二趾的外侧端厉兑穴，其支脉进入拇趾和中趾。分布于足部的穴位有：解溪、冲阳、陷谷、内庭、厉兑（如图2-9）。

2.足太阳膀胱经

经过足外侧赤白肉际，止于足小趾外侧的至阴穴。分布于足部的穴位有：昆仑、仆参、申脉、金门、京骨、束骨、足通谷、至阴（如图2-10）。

3.足少阳胆经

行于足背外侧，止于足第四趾外侧端，其支脉斜入拇趾。分布于足部的穴位有：丘墟、足临泣、地五会、侠溪、足窍阴（如图2-11）。

4.足太阴脾经

起于拇趾甲根内侧的隐白穴，沿足内侧赤白肉际上行。分布于足部的穴位有：隐白、大都、太白、公孙、商丘（如图2-12）。

5.足厥阴肝经

起于拇趾甲根外侧的大敦穴，沿足背内侧上行。

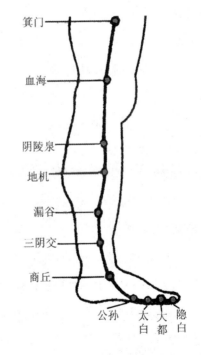

足太阴脾经

图 2-12

分布于足部的穴位有：大敦、行间、太冲、中封（如图2-13）。

6.足少阴肾经

起于足底内侧的涌泉穴，斜着穿过足底后，沿着足内侧上行。分布于足部的穴位有：涌泉、然谷、太溪、大钟、水泉、照海。

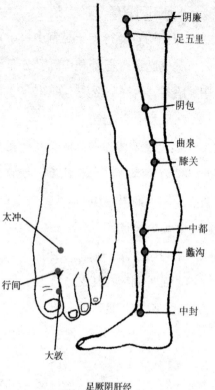

足厥阴肝经
图2-13

## 足部重要穴位及功效

### 1.厉兑

定位：位于第二趾末节外侧，距甲根边缘下约2毫米处。

主治：牙痛、咽喉肿痛、热病、多梦、头痛、眼睛疲劳、下痢、便秘等。

### 2.第二厉兑

定位：位于第二趾甲根边缘中央下方的2毫米处。

主治：呃逆、呕吐、食欲不振等。

### 3.第三厉兑

定位：位于第三趾甲根边缘中央下方约2毫米处。

主治：呃逆、恶心呕吐、胃酸过多、胃痛、胸部闷胀等。

4.至阴

定位：在足小趾末节外侧，距甲根边缘下方约2毫米处。

主治：头痛、目痛、胎位不正、难产、肩酸痛、便秘、下痢、夜尿症等。

5.内至阴

定位：位于小趾内侧（靠第四趾）甲根边缘下2毫米处。

主治：头痛、怕冷等。

6.足窍阴

定位：在足第四趾末节外侧，距甲根边缘下约2毫米处。

主治：头痛、失眠、月经不调、牙痛等。

7.隐白

定位：在拇趾末节内侧，距甲根边缘约2毫米处。

主治：腹胀、便血、尿血、月经过多、多梦、头痛、肩酸痛、便秘等。

8.大敦

定位：位于大拇指外侧（靠第二趾）甲根边缘约2毫米处。

主治：疝气、遗尿、经闭、崩漏、目眩、腹痛。

9.第二大敦

定位：位于大拇趾甲根边缘中央下约2毫米处。

主治：目眩、耳鸣等。

10.龟头穴

定位：位于大拇趾前端中央。

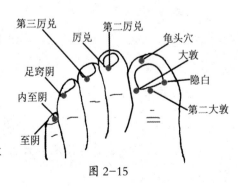

图 2-15

主治：性无能、冷感症等生殖系统疾病（以上10穴见图2-15）。

11.昆仑

定位：在足部外踝后方，外踝顶点与跟腱之间的凹陷中。

主治：脚跟肿痛、头痛、腰痛、高血压、眼疾、怕冷症、下痢等。

12.仆参

定位：在足外侧部，外踝后下方，昆仑穴直下，跟骨外侧赤白肉际处。

主治：脑溢血、高血压、头痛、神经官能症、腰痛、坐骨神经痛等。

13.金门

定位：在足外侧，外踝前缘直下，骰骨下缘处。

主治：痔疮、头痛、腰痛、闪腰、脚关节痛、五十肩和下腹痛等（以上3穴见图2-16）。

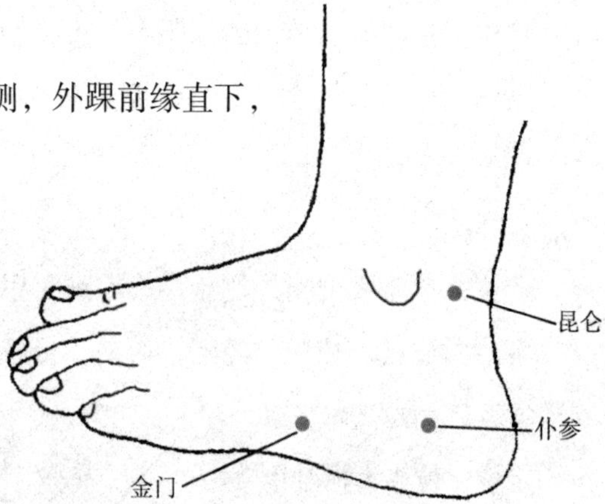

昆仑

仆参

金门

图 2-16

14.足通谷

定位：位于小趾，小趾弯曲时外侧横纹末端。

主治：头痛、目眩、痔疮、腰痛、膀胱炎、脚背痛、坐骨神经痛。

15.足临泣

定位：在足背外侧，第四跖趾关节的后方，第四趾、小趾跖骨夹缝中。

主治：月经不调、遗尿、头痛、腰痛、肌肉痉挛、眼疾、胆囊炎、神经官能症等。

16.行间

定位：在足背侧，第一、二趾间，趾蹼缘后方赤白肉际处。

主治：头痛、目眩、目赤肿痛、肝脏疾病、宿醉、肋间神经痛、月经过多等。

17.太冲

定位：在足背侧，第一跖骨间隙的后方凹陷处。

主治：头痛、眩晕、肝脏病、牙痛、眼疾、消化系统、呼吸系统、生殖系统等病变（以上4穴见图2-17）。

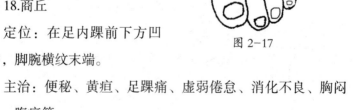

图 2-17

18.商丘

定位：在足内踝前下方凹陷中，脚腕横纹末端。

主治：便秘、黄疸、足踝痛、虚弱倦怠、消化不良、胸闷欲吐、腹痛等。

19.中封

定位：位于商丘前方（靠脚趾方向）2~3毫米处。

主治：肝炎、怕冷症、风湿关节炎、腰痛、便秘、下痢、食欲不振等。

20.然谷

定位：在足内侧缘，足舟骨粗隆下方，赤白肉际处。

主治：月经不调、带下、遗精、泄泻、小便不利、心悸、不孕症等。

21.太溪

定位：在足内侧，内踝后方，内踝尖与跟腱之间的凹陷处。

主治：月经不调、遗精、阳痿、气喘、咽喉肿痛、肾脏病、牙痛、支气管炎、关节痛等。

22.水泉

定位：在足内侧，内踝后下方，太溪直下一横指，即内踝后缘下方与跟骨内侧凹陷中。

主治：月经不调、痛经、经闭、失眠、胃炎、膀胱炎、下痢、肾脏病等。

23.三阴交

定位：位于内踝上缘三横指，踝尖正上方胫骨边缘陷中。

主治：怕冷症、更年期障碍、妇科各种疾患。对胃酸、食欲不振亦有效（以上6穴见图2-18）。

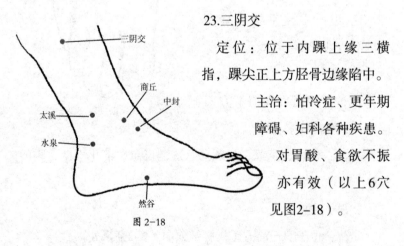

图2-18

24.里内庭

定位：位于第二趾根部，脚趾弯曲时趾尖碰到处。

主治：食物中毒、荨麻疹等。

25.涌泉

定位：位于脚掌前1/4线中央，人字形纹顶点下约1毫米处。

主治：头痛、头昏、高血压、糖尿病、过敏性鼻炎、更年期障碍、怕冷症、肾脏病等。

26.泉生足

定位：位于足底第二趾第一关节和第二关节中央。

主治：心脏病、心悸、呼吸困难、头痛、呕吐、宿醉不适等。

27.第二泉生足

定位：位于足底第三趾第一关节和第二关节中央。

主治：对各种心脏疾病有良效。

28.心包区

定位：位于脚掌前缘的中央部位，即脚掌中分线的中央。

主治：低血压、自律神经失调、焦虑症、更年期障碍等。

29.足心

定位：位于足弓中心部位，直径约3毫米圆形区域。

主治：低血压、心脏病、风湿关节炎等。

30.失眠

定位：位于足跟部中央的正中线上，内外踝连线的交叉点。

主治：失眠、高血压等（以上7穴及反射区见图2-19）。

31.足三里

定位：位于外膝眼下四横指，胫骨边缘。找穴时，以食指（左

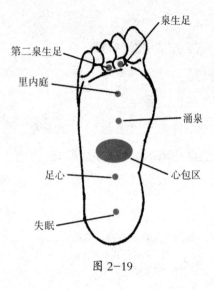

泉生足
第二泉生足
里内庭
涌泉
心包区
足心
失眠

图 2-19

腿用右手、右腿用左手）第二关节沿胫骨上移，至有突出的斜面骨头阻挡为止，指尖处便是足三里穴位。

主治：食欲不振、腹泻、腹胀、腰腿疲劳、皮肤粗糙。

32.阳陵泉

定位：位于膝盖下方，小腿外侧之腓骨小头稍前凹陷中。

主治：关节僵硬、抽筋、麻痹、腰腿疲劳、胃溃疡等。

33.丰隆

定位：位于腓骨小头与外踝尖连线的中点处。

主治：肥胖、头痛、便秘、高血压、神经官能症、气喘、多痰等。

## 常用的保健疗法

《琐碎录·杂说》指出："足是人之底，一夜一次洗。"我国有一首歌谣云："春天洗脚，升阳固脱；夏天洗脚，暑湿可祛；秋天洗脚，肺润肠濡；冬天洗脚，丹田温灼。"民间流传有"晨起三百步，睡前一盆汤"的说法。可见自古以来，人们就把足部保健作为养生手段之一。

**足部按摩**

足部按摩疗法包括足穴（一般使用膝以下的穴位）及足部反射区两种方法。穴位是一个点，它存在于经络的循行线上，多用针刺。按摩一般多使用手指，指尖的面积是针尖的几百倍。因此，足部按摩中多使用"区域"这个概念。

1.足部腧穴按摩法

按摩又称推拿，古称按跷等，是人类最早的治病方法，属物理性质的外治法。足部腧穴按摩已有上千年的历史，它是根据中医的经络腧穴理论，按每个穴的功能主治进行运用的。

2.足部反射区疗法

足部腧穴按摩传到西方后，经过长期实践验证，并在其基础上加以发展，在欧美形成了反射区疗法的理论。它是由美国威廉·菲特兹格拉德博士首先提出来的。后又经德国的玛鲁卡多女士研究验证，使其更加准确完善，从而确立了足部反射疗法。

反射区理论与穴位疗法之间有些区别，但二者的本质是一致的。与穴位疗法一样，人们身心健康发生异常，通过神经的传感反映在身体各部分的反射区。刺激反射区，可以活化机体功能，用以治病防病、强身健体。

**足部贴敷**

足部贴敷包括足穴和对应区两部分。根据疾病的需要，把药物敷贴在足底某一位置，对相应的部位进行刺激，并通过神经反射来调整体内各器官的相互关系，使之得以协调。同时，通过渗透作用，药物成分直接进入机体，并起到治疗的目的。

贴敷方法所用的药物及配制，包括药物的选择和赋形剂的使用，可以自己独立操作。如果是用中草药的鲜品，只需将药弄碎压成糊状，即可贴敷于足对应区或穴上。若所用的药物是干品，需将其研成细粉末，而后加赋形剂，如酒、醋、水、姜汁、蛋清、蜂蜜等，调匀即可使用。

上述治疗方法在应用时应注意以下几点：

（1）皮肤过敏者，不能使用本法。

（2）足部皮肤有严重溃疡、糜烂及创伤者不能使用本法。

（3）急腹症、有手术指征者不能使用本法。


## 足部熏浴

足部熏浴保健包括足部熏蒸法和足部洗浴法，因它简便易行，疗效显著，无毒副作用，所以颇受大众的喜爱和推崇。

药物熏浴法能扩张血管，促进血液循环，增强组织代谢。同时药物也可通过皮肤吸收，从而起到治疗效果。

熏蒸法又称蒸气疗法或称中药蒸气浴，是使用药液蒸气进行治疗的一种方法；洗浴法又称浸洗法，是用热水或药物水煎液，浸洗双足以达到保健目的的方法。熏蒸法与洗浴法可分别使用，也可配合运用，应视具体情况灵活运用。

使用熏蒸法时，将中草药煎剂倒入大小适宜的容器（占1/3 ~ 1/2）内，将双足置于容器中，与药液保持一定的距离，以温热舒适为度，严防烫伤。上部盖上毛巾，防止热气外透而便于保温。每日1 ~ 2次，每次约30分钟。

洗浴时，温度以保持在40℃左右为宜，小心烫伤。药液稍冷时，应调换药液或加温后再使用。每日1～2次，每次约30分钟。

熏浴时，要注意保暖，避免遭受风寒。熏浴后要用干毛巾将双足擦干。患有恶性肿瘤、癫痫、急性炎症、心功能不全、慢性肺源性心脏病等患者禁用熏蒸法。

### 其他刺激疗法

**1.香烟灸**

点燃艾炷以温热透经的方法称为"灸"，它和针刺具有同样的疗效，只是适应的症状不同（如图2-21）。

其实也可以用香烟代替艾炷，用线香也可。将其点燃后，用烟头靠近穴位，灸时要以穴位能感到温热为度（小心烫伤），太热时可稍移开一会儿。最好不要垂直对着穴位，以免落下的灰屑烫伤皮肤。

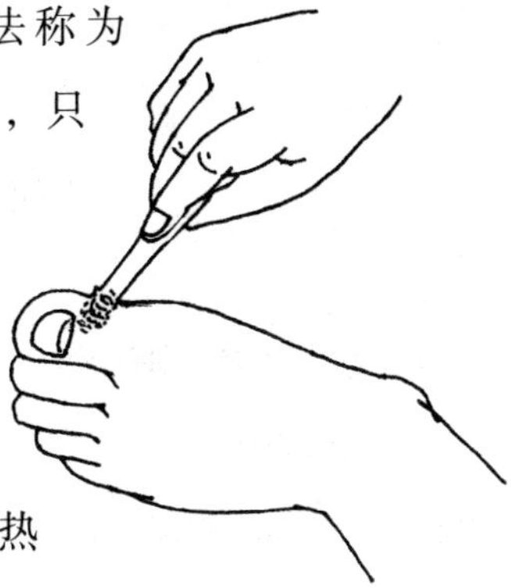

图 2-21

**2.牙签或发夹刺激**

以牙签或发夹代替针刺，比指压、按摩等刺激更强，效果也较快。刺激时，以能感到疼痛为佳，千万不要刺破皮肤，以免感染。

一根牙签集中用力，效果当然比较理想，但是太过尖锐，并且对认穴不够准确的人来说，命中率太低。因此，可用多根牙签为一束，缚牢后使用。需要强刺激时可用尖端，反之，用尾端即可。发夹的用法亦同。

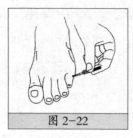 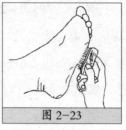 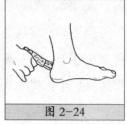

| 图 2-22 | 图 2-23 | 图 2-24 |

此外，还可视情况用刷子、发梳、牙刷等物摩擦，或用吹风机吹热穴位，尤其适用于"功能区"等范围较大的地方（如图2-22，2-23，2-24）。

## 按摩保健的原理

### 神经反射内分泌学说

神经反射的定义是人类及其他动物的机体在中枢神经系统的参与下，对内环境和外环境的变化做出有规律性的适应性反应。

人体是一个复杂的、各部位和各器官有机联系的统一整体。身体的表面和内部都有着丰富而敏感的神经末梢感受器。当身体内外环境发生变化时，感受器受到刺激，引起神经冲动沿传入神经纤维将信号传递到中枢神经细胞，经过中枢神经的处理（分析、综合），再将信号经传出神经纤维传递至相关器官、腺体或肌肉，引起有生理意义的功能活动。

足部有与人体各器官相关联的反射区或敏感点，任何器官有病变都可以在相应的反射区和敏感点产生变化。如心脏缺氧时可表现为足部心脏反射区有触痛，乳腺肿物可以在其反射区摸到结节，子宫切除后在子宫反射区可有空虚感等。

按摩足部某一反射区时，通过神经反射作用与其相关器官或部位发生联系。该部位如果是肌肉组织可能会改变其收缩功能；如果是心脏可能会调节其心率和心肌收缩力；如果是腺体则会调节其分泌功能；如果是消化道便可能调节其蠕动情况等。

足部按摩疗法的作用中很重要的一部分是通过神经的反射功能，调动人体一系列的综合反应来完成的。按摩可以使神经兴奋，也可以使神经抑制，故有双向调节的作用。

总的来说，按摩足部反射区产生较为强烈的刺激，可以阻断相应器官原有的病理冲动，并取而代之，引起一系列的神经体液调节，激发人体的潜能，调节机体的免疫力和抗病功能，调节体内某种失衡状态，使机体向着接近正常水平的方向变化，从而起到保健治病的作用。

**生物全息胚原理**

全息生物学是山东大学张颖清教授在20世纪80年代初创立的一门生物学新学科。全息论学说实际上讲的是整体与局部的关系。

自然界中，每一个小的局部都有包含它本身在内的整体的全部信息，如地球包含了太阳系的全部信息；太阳系又有整个宇宙的全部信息。

人作为一个整体，每个局部都有整个人体的全部信息，是全身各器官的缩影。因为人体是由一个受精卵发育而来的，所有的遗传密码通过细胞的有丝分裂和DNA的半保留复制，平均地分配到每一个体细胞内，使每个细胞都含有和受精卵完全相同的生物信息。

包含人体全部信息的每一个有独立功能的局部器官，我们叫它"全息胚"。足部全息胚中也有人体的整体信息，这些信息我们叫它反射区，具有与人体器官相对应的特点，它们之间的生物特性相似程度较大。因此，对这些反射区进行按摩刺激，即可调整相应组织器官的功能状态。

由于人体足部的组织结构较完全，有骨骼支架、肌肉、肌腱、韧带等，较容易按各种标志确定反射区的位置和范围；远离心脏，是血液循环最弱的部位；面积比较大，操作方便，便于进行自我按摩。所以，对足部的按摩具有特殊的优越性（如图2-25）。

### 血液循环原理

血液循环是人体的能源管道，它肩负着为全身器官组织输送氧气和营养物质，从组织中运出二氧化碳等代谢所产生的废物，再经肾脏、肺脏和皮肤等排出体外的任务。

足部处于全身最低的位置，距离心脏最远，血液流经此处速度最慢，再加上地心引力的作用，静脉血液中很多的"杂质"，如酸性代谢产物、未被利用的钙和其他金属离子及大分子有机物质等，容易沉积于足底。日积月累，足底处就会积存许多废物，甚至是有毒物质，刺激相关反射区，通过神经反射造成对该相应器官的恶性刺激，甚至导致该器官的功能异常。

足部按摩可引起毛细血管扩张，血流加快，促使静脉和淋巴的回流；改善肾、输尿管和膀胱等排泄器官反射区的血液循

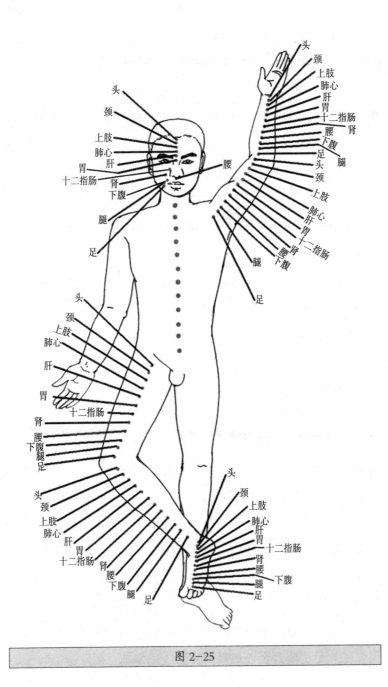

图 2-25

环，增强相应器官的排泄功能；改善肺和支气管反射区的血液循环，促进肺内氧气和二氧化碳的交换。

微循环功能的改善，可降低大循环外周阻力，大大减轻心脏的负担；血液循环功能改善后，又能通过末梢神经影响中枢神经，反射性地调节全身循环功能，促进新陈代谢，使激素分泌水平增高，人体所有组织器官的生理功能得到加强。

因此，足部按摩不但能改善足部血液循环和淋巴循环，而且通过提高心脏、肺脏和内分泌腺的功能，更进一步促进了全身各器官的功能。

对足底进行有效的按压或任何其他的挤压方法，都可以起到一个"血泵"的作用，完成"第二次起动"，促进血液循环，所以说脚是人的第二心脏。

**经络学说**

中医学研究发现：在人类体内存在着一个经络系统，经络系统可将人体脏腑组织器官联系成一个有机的整体，而且也是人体气血运行的通路，并借以行气血、通阴阳，从而使人体各部的功能活动得以协调，维持相对平衡。

近年来运用生物物理学与生物化学的方法进行研究，都已证实了经络是客观存在的。它是由生物学性质相似程度较大的连续性细胞团构成的。经络又是毛细血管、神经末梢、肥大细胞密集的通道。

人体中最重要的经络是十二正经和奇经八脉，其中足太阴脾经、足少阴肾经、足厥阴肝经、阴维脉、阴跷脉都起于足部，而足阳明胃经、足太阳膀胱经、足少阳胆经、阳维脉、阳跷脉则终止于足部。这些经络都通往特定的脏器，或司辖特定的功能。

人体每个器官都有经络联属，同时又和与它有关的器官相联络。如肝与眼有联系，同时又和鼻、耳、手、膝、足等联络，形成了一个相对密切的联络网。

由于双足通过经络系统与人体各脏腑器官有着多种复杂的联系，从而构成了足部与全身的统一性和整体性，脏腑功能的失调和病理变化必然会反映到足部来。也就是说，如果在人体的体表特定部位（足反射区）出现阳性反应区域，也可以认为是人体内脏在病理状态下的一种经络现象，这为疾病的诊断提供了依据。

经络是一个"通道"，通道受阻就会出现各种不适。同血液循环和反射原理一样，足部按摩沿经络循行线进行传导，可以疏通足部经络，促进气血的运行，协调脏腑，平衡阴阳，调整有关器官的功能活动，从而达到保健的目的。


**阴阳平衡理论**

中医学认为，人体各个部分由两种既对立又统一的物质，即阴和阳构成，疾病的发生和发展是由于阴阳两个对立面的正常关系遭到破坏所致。

足部反射区与机体各脏腑器官有着密切的内在联系，对反射区进行按摩可以起到调节作用，使机体达到新的阴阳平衡，消除疾病，恢复健康。

按摩足部反射区具有"双向调节"作用，能调整内分泌腺的分泌功能，从而达到调整机体阴阳平衡的作用。例如，按摩足部甲状腺反射区，能降低甲状腺功能亢进者甲状腺分泌水平，而对甲状腺功能低下者却具有促进其分泌功能。

对足部反射区进行刺激按摩时，以上这些原理是同时统一地发挥作用，而不是各自独立地发挥其效能，所以足部反射区按摩具有一定的保健作用。

## 足部按摩宜与忌

足部按摩疗法对于全身各系统的各种功能性病变的治疗效果十分显著，但既然是一种疗法，它就会有一定的适用范围，也都有一定的禁忌。

### 足部按摩的适应证

足疗是一种安全、简便、易学、有效、经济且无损伤的自然疗法，既可保健强体，又可防治疾病，但它也有一定的适用范围，主要适用有以下几方面的病症：

（1）足部按摩主要适用于功能性疾病的治疗。器质性疾病则要用中西医结合治疗，可以结合足部按摩辅助治疗。

（2）内科疾病中的消化道功能紊乱，消化性溃疡，糖尿病，高血压病，失眠症等。

（3）外科疾病中的椎体骨质增生，软组织损伤，前列腺疾患等。

（4）妇科疾病中的月经失调，子宫肌瘤，更年期综合征等。

（5）神经官能症和各种神经痛。

（6）各种过敏性疾病，如过敏性哮喘，过敏性皮炎，鼻炎等。

（7）对某些目前医学上尚缺乏有效治疗方法的病症，可用足部按摩疗法调整机体功能，增强抗病能力。

### 足部按摩的禁忌证

足疗按摩可以调节人体机能，效果也比较显著。但仍有其局限性，并非所有病症都适合。一些病情急迫、严重，不可贻误急救时机，必须立即去医院救治。足疗在此时显然不宜使用，但可在康复期间使用，用作辅助治疗。

（1）各种严重出血性疾病。如脑溢血、子宫出血、消化道出血、咯血、内脏出血等。因为足疗按摩有促进血液循环的作用，以免导致局部组织出血或更大的出血。

（2）年龄过大、体质极虚弱、耐受力差者。如严重心脏病、高血压、精神病及脑、肺、肝、肾等器官功能严重障碍。

（3）妇女妊娠期、月经期，禁忌足部按摩，以免引起流产或出血过多，特别是与妇科相关的穴区，严禁暴力按压刺激。

（4）一些外科手术适应证者。如急性阑尾炎、腹膜炎、肠穿孔、骨折、关节脱位等。

（5）各种传染性疾病。如肝炎、结核、流脑、乙脑、伤寒及各种性病等。

（6）各种中毒。如煤气、药物、食物中毒，毒蛇、狂犬咬伤等。

（7）足部穴位及反射区有严重的皮肤溃烂、出血、传染性皮肤病，以及下肢静脉炎或有血栓者。

（8）空腹时禁忌足部穴位及反射区的按摩，一般在饭后1~2小时再开始按摩。

总之，足疗按摩有其适用性，也有一定的局限性，一定要权衡利弊，正确使用。

# 第三章　事半功倍的按摩窍门

## 足底按摩的体位

足底按摩的第一步便是选择一个坐得舒适并能尽量放松肢体的坐姿。

假如按摩脚底的反射区，患者的脚应放在医者的膝盖上，方便医者看清脚的底部（图3-1）。

如果是按摩脚趾和足背的穴位，患者就应弯曲腿部，将脚前屈放在

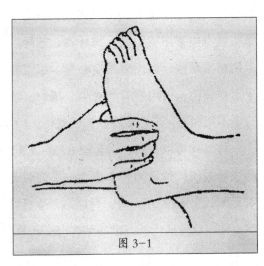

图 3-1

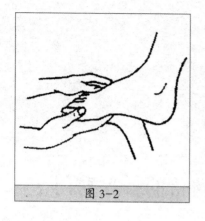

图 3-2

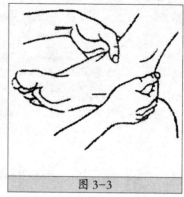

图 3-3

医者的膝盖上（图3-2）。但若按摩脚跟，脚踝周围和脚踝附近骨头的反射区，患者则将该侧脚的内侧或外侧朝上，让医者抓牢（图3-3）。

## 足底按摩所需器械

足底按摩不需要特殊的器械，只需用手指、指甲、手掌、拳头或身边常用的工具，如牙签、笔杆、筷子、螺丝刀的柄或木制的按摩棒、做发型的空心卷、编织针、米粒、刷子等。如果需要灸治，可用燃着的香烟、线香。总之，工具随处可取，只要不用利器，不造成皮肤损伤就行。

按摩棒可以自制，用直径为1.0~1.5厘米，长为10~12厘米的金属或质地致密的硬木棒，一头旋圆磨光，代替手指按摩，对足部各个刺激点（穴）及经络产生良好的刺激，从而疏通经络，使气血流通活跃，以达到防治疾病的目的。

## 足底按摩以多长时间为宜

每次按摩的时间应掌握在30～40分钟内。每只脚的基本足穴，即肾脏、输尿管、膀胱及肾上腺等按摩约5分钟；主要足穴按摩应在5～10分钟之内；相关足穴治疗需3～5分钟。对重病患者，可减为10～20分钟，重症急症患者，每天按摩1次，慢性病或康复期可隔日按摩1次或每周2次，7～10次为1个疗程。

## 足底按摩应注意哪些问题

（1）房间要保温、通风、保持空气新鲜。夏季治病时，不可用风扇吹患者双脚。

（2）假如患者精神紧张，身体疲劳或正处于情绪激动之中，要让患者稍事休息，待患者平静下来后再进行治疗。

（3）在接受治疗后的半小时内，患者要饮用温开水300～500毫升。严重的肾病、水肿、心衰患者除外。

（4）足部有外伤、疖疮、脓肿时，治疗应注意避开患处，可在另一只脚的相同部位或同侧手的对应部位进行按摩。如因治疗不慎，造成皮肤红肿、瘀血者，可在患部涂上红花油，并暂停治疗。

（5）某些患者在接受治疗后可能出现低热、发冷、疲倦、腹泻等症状，有时还可使原有症状加重，这都是正常现象，可继续坚持治疗，几天后，症状可自行消失，还有的病人在治疗几天后，尿的颜色突然加深，并且气味加重，这是"毒素"外排之征，仍可继续坚持治疗。

（6）长期接受足部按摩，足部痛的感觉就会迟钝，这时可用盐水浸泡双脚半小时，脚的敏感性就会增强，治疗效果也会大大提高。

（7）治疗时应避开骨骼突起处，以免挤伤骨膜。

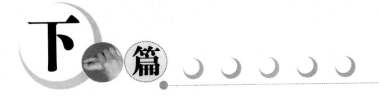

# 各种疾病的足部健康疗法

　　人体的各个器官几乎在足部都有与之相对应的穴位，祖国医学认为，通过正确按摩这些穴位，能够有效地缓解病痛，最终起到治疗疾病的效果。

　　不同的器官对应不同的穴位，不同的疾病也有不一样的按摩疗法，只有"对症"与"得法"才能真正发挥足部按摩的价值，否则只会事倍功半。

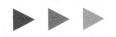

# 第一章　有效的足部反射区

## 足部按摩的常用穴位有哪些

### 足底部的常用穴

#### 1.肾上腺

〔取穴〕双脚脚掌第一跖骨与趾骨关节所形成的"人"字形交叉点稍外侧（图1-1）。

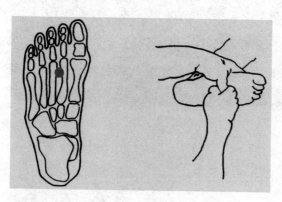

图1-1　肾上腺

〔主治〕心律不齐、昏厥、炎症、过敏、哮喘、风湿症、关节炎、肾上腺皮质功能不全症等。

〔手法〕以

一手持脚，另一手半握拳，食指弯曲，以食指第一指间关节顶点施力，定点向深部按压3～4次。

2.肾脏

〔取穴〕双脚脚掌第一跖骨与趾骨关节所形成的"人"字形交叉后方中央凹陷处（图1-2）。

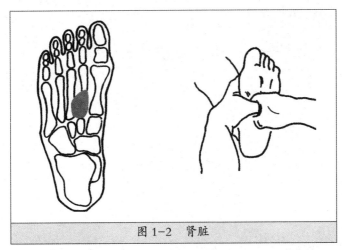

图1-2 肾脏

〔主治〕各种肾脏疾患，如：急慢性肾炎、肾功能不良、肾结石、游走肾、肾脏不全及尿毒症、水肿、风湿症、关节炎、泌尿系统感染及其他疾患、高血压等。

〔手法〕以一手持脚，另一手半握拳，食指弯曲，以食指第一指间关节顶点施力，由脚趾向脚跟方向按摩4～6次。

3.输尿管

〔取穴〕双脚脚掌自肾脏反射区至膀胱反射区之间，呈弧线状的一个区域（图1-3）。

〔主治〕输尿管结石、发炎，输尿管狭窄，排尿困难，泌尿系统感染等。

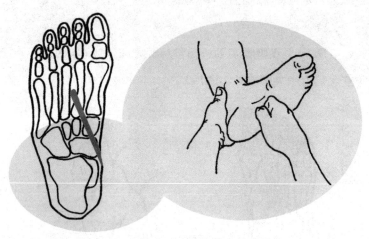

图 1-3　输尿管

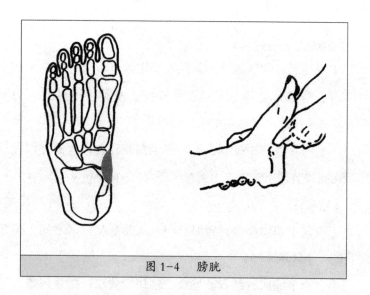

图 1-4　膀胱

〔手法〕以一手持脚，另一手半握拳，食指弯曲，以食指第一指间关节顶点施力，由肾脏反射区向膀胱反射区按摩4～6次。

4.膀胱

〔取穴〕内踝前下方双脚脚掌内侧舟骨下方，拇展肌侧旁（图1-4）。

〔主治〕肾、输尿管及膀胱结石，膀胱炎及其他泌尿系统与膀胱疾患。

〔手法〕以一手持脚，另一手半握拳，食指弯曲，以食指第一指间关节顶点施力，定点按压4～6次。

5.额窦

〔取穴〕10个脚趾的趾端。右边额窦在左脚，左边额窦在右脚（图1-5）。

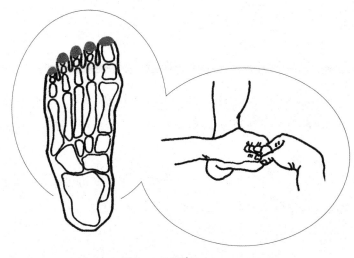

图1-5　额窦

〔主治〕脑血管意外（中风）、脑震荡、鼻窦炎、头痛、头晕、失眠、发烧及眼、耳、鼻、口腔等疾患。

〔手法〕以一手持脚，另一手半握拳，食指弯曲，以食指第一指间关节顶点施力。足拇趾：自外向内侧按摩3～4次。其他趾头：从趾端向趾跟方向按摩各3～4次。

6.垂体

〔取穴〕双脚拇趾肉球中央部位（图1-6）。

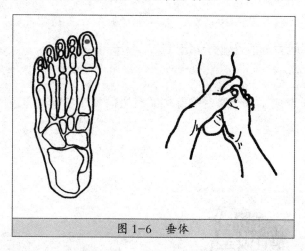

图1-6　垂体

〔主治〕内分泌失调（甲状腺、甲状旁腺、肾上腺、生殖腺、脾、胰等功能失调）、小儿发育不良、遗尿、更年期综合征等。

〔手法〕以一手持脚，另一手半握拳，食指弯曲，以食指第一指间关节顶点施力，定点深入按压3～4次。

7.小脑及脑干

〔取穴〕双脚拇趾肉球根部靠近第二节趾骨处。右半部小脑及脑干的反射区在左脚；左半部小脑及脑干的反射区在右脚

（图1-7）。

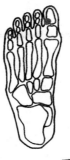

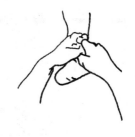

〔主治〕脑震荡、脑肿瘤、高血压、失眠、头晕、头痛、肌肉紧张、肌腱关节疾患等。

图 1-7　小脑及脑干

〔手法〕以一手握脚，另一手的拇指指端施力，向趾根方向按摩3～4次。

8.三叉神经

〔取穴〕双脚拇趾近第二趾的一侧。右侧三叉神经的反射区在左脚，左侧三叉神经的反射区在右脚（图1-8）。

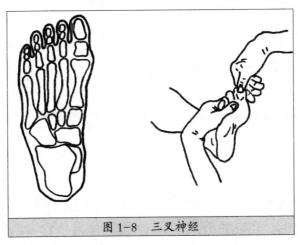

图 1-8　三叉神经

〔主治〕偏头痛、颜面神经麻痹及神经痛、肋软骨炎、失眠，头面部及眼、耳、鼻的疾患。

〔手法〕以一手握脚，另一手拇指指端施力，由趾端向趾根按摩3～4次。

9.鼻

〔取穴〕双脚拇趾肉球内侧延伸到拇趾趾甲的根部，第一趾间关节前。右鼻的反射区在左脚上，左鼻的反射区在右脚上（图1-9）。

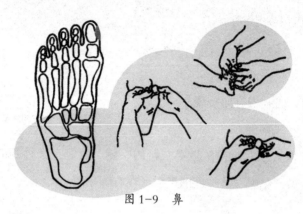

图1-9　鼻

〔主治〕急慢性鼻炎、鼻出血、各种鼻病（如过敏性鼻炎、鼻蓄脓、鼻窦炎、鼻塞、流鼻水等）。

〔手法〕以一手握脚，另一拇指指端施力，按摩3～4次。

10.头部（大脑）

〔取穴〕双脚拇趾第一关节底部肉球全部。右半部大脑的反射区在左脚上；左半部大脑的反射区在右脚上（图1-10）。

〔手法〕以一手持脚，另一手半握拳，食指弯曲，以食指第一指间关节顶点施力，由拇趾趾端向根部按摩3～4次。

〔主治〕高血压、脑中风、脑震荡、头晕、头痛、头重、失眠、脑性麻痹、脑血栓、视觉受损。

11.颈项

〔取穴〕双脚拇趾第二关节底部与脚趾内侧成45°，靠第

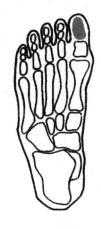
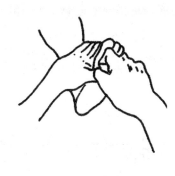

图 1-10 头部（大脑）

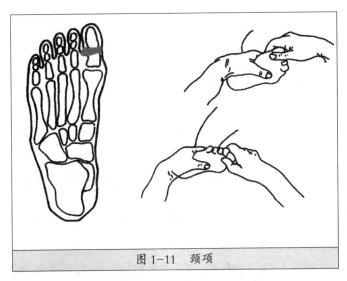

图 1-11 颈项

一关节下方，即小脑反射区下方处。右侧反射区在右脚之上，左侧反射区在左脚上（图1-11）。

〔主治〕颈部酸痛、颈部僵硬、扭伤、拉伤、高血压、落枕、颈部循环障碍。

〔手法〕以一手握脚，另一手拇指指端施力，沿着足拇趾根部，自足背至拇趾与第二趾间缝再至足底按摩3~4次（敏感点在足背拇趾根部靠近第二趾一侧）。

12.甲状旁腺

〔取穴〕双手握脚内缘第一趾骨与第一趾骨关节处约呈45°（图1-12）。

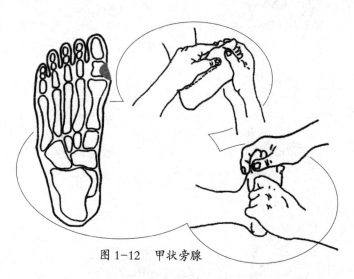

图 1-12　甲状旁腺

〔主治〕过敏、筋骨酸痛、痉挛（抽筋）、失眠、呕吐、恶心、副甲状腺功能低下症引起白内障疾病，低钙症引起的手麻痹挛、指甲脆弱等。

〔手法〕以一手握脚，另一手食指、中指弯曲成钳状夹住被施术的脚拇趾，以食指第二关节指骨内侧固定于反射区位置，以拇指在其上加压，定点按压3~4次。

13.甲状腺

〔取穴〕双脚脚底第一趾骨与第二趾骨之间，成带状（图1-13）。

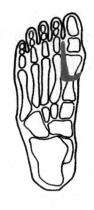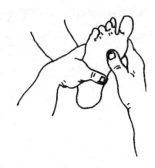

图 1-13　甲状腺

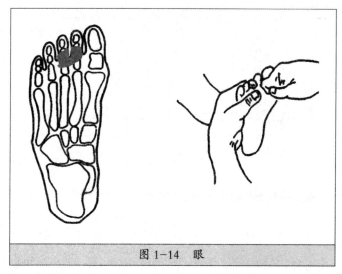

图 1-14　眼

〔主治〕甲状腺功能亢进或不足，心悸、失眠、情绪不安、肥胖、慢性甲状腺炎、亚急性甲状腺炎、凸眼性甲状腺肿。

〔手法〕以拇指固定，食指弯曲呈镰刀状，以食指内侧缘施力，按摩3~4次。

14.眼

〔取穴〕双脚第二趾与第三趾中间跟部位置，右眼反射区在左脚上，左眼反身区在右脚上（图1-14）。

〔主治〕眼神经疾病、各种眼疾（结膜炎、角膜炎、近视、老视、远视、怕光、流泪、青光眼、白内障）、眼底出血。

〔手法〕以一手持脚，另一手半握拳，食指弯曲，以食指第一指间关节顶点施力，在该反射区定点按压5~6次。

15.耳

〔取穴〕双脚第四趾与第五趾骨中间根部位置，右耳反射区在左脚上，左耳反射区在右脚上（图1-15）。

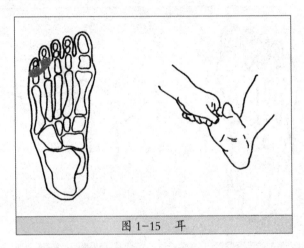

图1-15　耳

〔主治〕各种耳病（耳疡、耳发炎、耳鸣、耳下腺炎、重听）。

〔手法〕以一手持脚，另一手半握拳，食指弯曲，以食指第一指间关节顶点施力，在该反射区定点按压5~6次。

16.斜方肌（僧帽肌）

〔取穴〕双脚脚底在眼、耳反射区下方，自第一趾骨起至外侧反射区外成带状，宽程约一指幅，右侧斜方肌在右脚反射区上，左侧斜方肌在左脚反射区上（图1-16）。

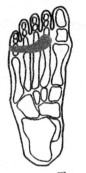
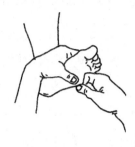

图 1-16　斜方肌（僧帽肌）

〔主治〕颈肩酸痛、手无力、手酸麻、睡眠不足引起之酸痛。

〔手法〕以一手持脚，另一手半握拳，以食指第一指间关节顶点施力，在该反射区由外侧（足小趾一侧）向内侧（足拇趾一侧）按摩4~5次。

17.肺及支气管

〔取穴〕双脚斜方肌反射区下方，自甲状腺反射区向外成带状到脚底外侧肩下方，约一指幅宽。右肺之反射区在右脚

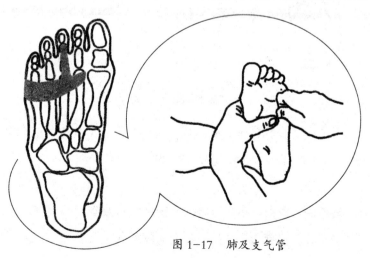

图 1-17　肺及支气管

上，左肺之反射区在左脚上（图1-17）。

〔主治〕肺病、肺炎、支气管炎、肺结核、肺气肿、胸闷。

〔手法〕以一手持脚，另一手半握拳，食指弯曲，以食指第一指间关节顶点施力，自内侧（拇趾一侧）向外侧（小趾一侧）按摩4～5次。对支气管敏感带改用拇指指端施力按摩。

18.心脏

〔取穴〕左脚脚掌第四跖骨与第五跖骨间，在肺反射区下方处（图1-18）。

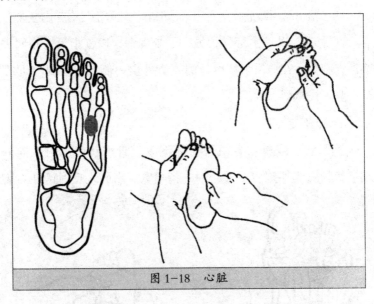

图 1-18　心脏

〔主治〕心脏痉挛、心绞痛、心力衰竭、心律不齐、心脏缺损，先天性或后天性心脏病，循环疾病、狭心病。

〔手法〕

轻手法：以拇指指腹自脚跟向脚趾方向推按。

中手法：以食指第二指节背面向脚趾方向推按。

重手法：以一手持脚，另一手半握拳，食指弯曲，以食指第一指间关节顶点施力，由脚跟向脚趾方向按摩3～4次。

施术时先用轻手法，如患者能承受，再用中手法，如患者无异状，再用重手法。

19.脾脏

〔取穴〕左脚脚掌心脏反射区下方约一指幅宽之区域（图1-19）。

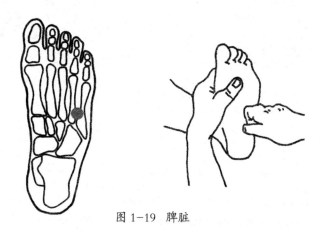

图1-19 脾脏

〔主治〕血红素不够引起贫血、食欲不良、感冒、发炎、癌症等。

〔手法〕以一手持脚，另一手半握拳，食指弯曲，以食指第一指间关节顶点施力，定点按摩3～4次。

20.胃

〔取穴〕双脚掌第一趾骨与跖骨关节下方约一拇指幅宽（图1-20）。

〔主治〕胃痛、胃胀、胃闷、胃酸、消化不良、急慢性胃

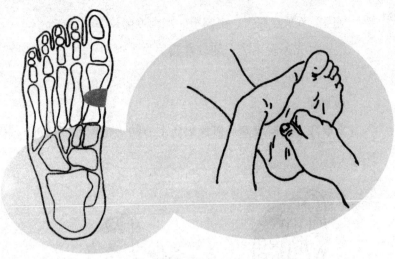

图 1-20　胃

炎、胃下垂。

〔手法〕以一手持脚，另一手半握拳，食指弯曲，以食指第一指间关节顶点施力，由脚趾向脚跟方向按摩3~4次。

**足内侧的常用穴**

1.颈椎

〔取穴〕双脚拇趾内侧与第二节趾骨约呈45°区域（图1-33）。

〔主治〕因生活或工作压力造成的颈项负荷过重、循环障碍紧张、颈项僵硬、颈项酸痛。

〔手法〕以一手握脚，另一手食指、中指弯曲成钳状夹住被施术的拇趾，以食指第二节指骨内侧固定于反射区位置，以

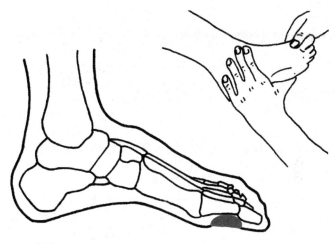

图 1-33　颈椎

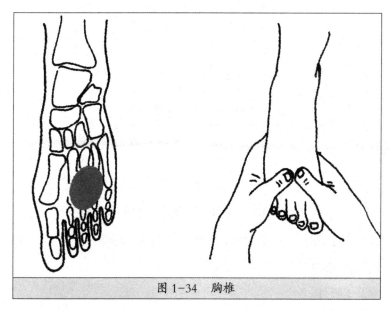

图 1-34　胸椎

拇指在其上加压，定点按压3～4次。

2.胸椎

〔取穴〕双脚足弓内侧缘跖骨下方从跖趾关节直到楔骨关

节止（图1-34）。

〔主治〕肩背酸痛、胸椎骨刺、椎间盘突出及其他胸椎疾患。

〔手法〕以一手握脚，另一手的拇指指腹施力，沿着足弓内侧缘从脚趾向脚跟随方向按摩3～4次。

3.腰椎

〔取穴〕双脚足弓内侧缘楔骨至舟骨下方。前接胸椎反射区，下连骶骨反射区（图1-35）。

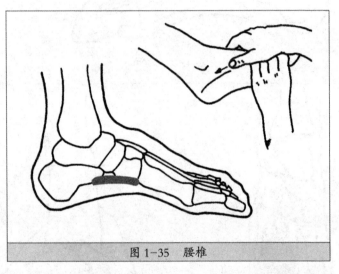

图1-35　腰椎

〔主治〕腰背酸痛、腰椎间盘突出、骨刺及腰椎其他疾患。

〔手法〕以一手握脚，另一手的拇指指腹施力，沿足弓内侧缘从脚趾向脚跟方向按摩3～4次。

4.骶骨

〔取穴〕双脚足弓内侧缘距骨下方到跟骨止，前接腰椎反射区，后连尾骨反射区（图1-36）。

〔主治〕骶骨骨刺、骶椎受伤、坐骨神经痛等。

〔手法〕
以一手握脚，另一手拇指指腹施力，沿足弓内侧缘向脚跟方向按摩3～4次。

5.尾骨内侧

〔取穴〕双

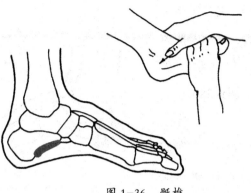

图 1-36　骶椎

脚脚掌内侧，沿跟骨结节后方内侧成一带状区域（图1-37）。

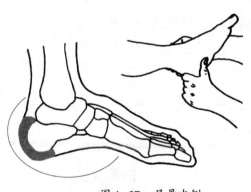

图 1-37　尾骨内侧

〔主治〕坐骨神经痛、尾骨受伤后遗症。

〔手法〕一手握脚，另一手拇指固定在脚掌跟部，食指弯曲呈镰刀状，以食指内侧缘施力，沿脚后跟自上而下刮压至足跟内侧，在该处改以食指第一指间关节顶点施力，进行定点按压轻轻抬起，再沿着足跟内侧缘向脚趾方向按摩，共做3次。

6.前列腺或子宫

〔取穴〕脚跟骨内侧，踝骨后下方的三角形区域。前列腺或子宫的敏感点在三角形直角顶点附近，子宫颈的敏感点在三角形斜边的上段，尿道及阴道反射区尽头处（图1-38）。

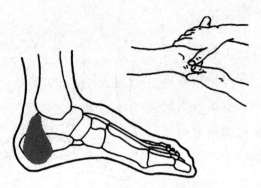

图 1-38　前列腺或子宫

〔主治〕男性：前列腺炎、前列腺肥大、尿频、排尿困难、尿血、尿道疼痛。女性：子宫肌瘤、痛经、月经不调、子宫下垂及其他子宫疾患。

〔手法〕以拇指固定，食指弯曲呈镰刀状，以食指内侧缘施力刮压3～4次；或以拇指指腹施力按摩3～4次。

7.尿道及阴道

〔取穴〕双脚脚跟内侧，自膀胱反射区斜向上延伸到距骨与舟骨的间缝（图1-39）。

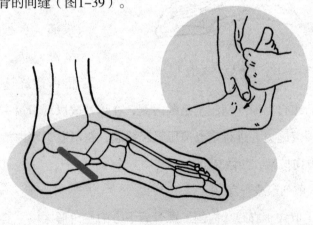

图 1-39　尿道及阴道

〔主治〕尿道发炎、阴道炎、尿路感染、排尿困难、尿频、尿失禁、遗尿等。

〔手法〕以一手握脚，另一手食指弯曲呈镰刀状，以食指内侧缘施力，自膀胱反射区斜向上刮压3～4次。

8.髋关节

〔取穴〕双脚内踝下缘及双脚外踝下缘，共4个位置（图1-40）。

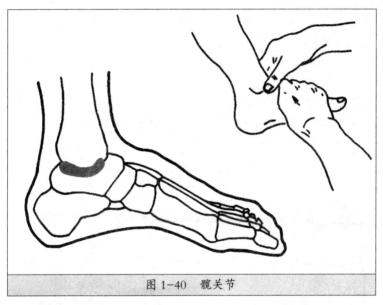

图 1-40　髋关节

〔主治〕髋关节痛、坐骨神经痛、腰背痛等。

〔手法〕以一手握脚，另一手拇指指腹施力，分别着力于踝内、外踝下缘，由前向后推按3～5次。

9.直肠及肛门

〔取穴〕胫骨内侧后方，趾长屈肌腱间，从踝骨后方向上延伸四横指成一带状区域（图1-41）。

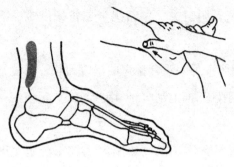

图 1-41 直肠及肛门

〔主治〕痔疮、便秘、直肠炎症等。

〔手法〕以一手握脚，另一手拇指指腹施力，自踝骨后方向上推按 3～5次。

10.腹股沟

〔取穴〕内踝尖上方两横指胫骨内侧凹陷处（图1-42）。

〔主治〕生殖系统疾患、疝。

〔手法〕以一手握脚，另一手拇指指腹施力，定点按摩 3～4次。

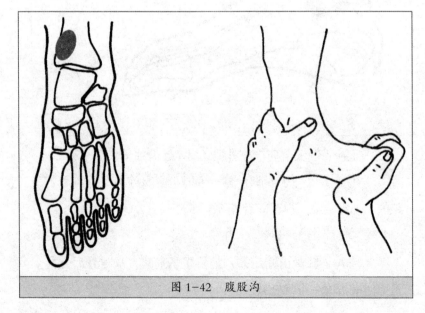

图 1-42　腹股沟

11.下身淋巴结

〔取穴〕

双脚内侧脚踝骨前，由距骨、舟骨间构成的凹陷部分（图1-43）。

〔主治〕

各种炎症、发烧、水肿、囊肿、肌瘤、蜂窝组织炎、增强免疫抗癌能力。

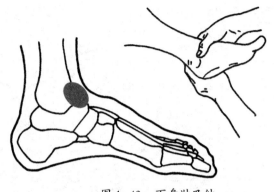

图1-43　下身淋巴结

〔手法〕以一手持脚，另一手半握拳，食指弯曲，以食指第一指间关节顶点施力，定点按摩3～4次。

**足外侧的常用穴**

1.尾骨外侧

〔取穴〕双脚脚掌外侧，沿跟骨结节后方外侧成一带状区域。

〔主治〕坐骨神经痛、尾骨受伤后遗症。

〔手法〕以一手持脚，另一手拇指固定在脚掌根部，食指弯曲呈镰刀状，以食指内侧缘施力，沿脚后跟自上而下刮压至足跟部外侧，在该处改以食指第一指间关节顶点施力，进行定点按压后轻轻抬起，再沿着足跟外侧缘向脚趾方向按压止于膝反射区，共做3次。

2.下腹部

〔取穴〕双脚腓骨外侧后方，自脚踝骨后方向上延伸四横指成一带状区域（图1-45）。

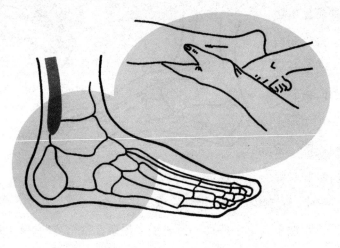

图1-45 下腹部

〔主治〕妇科疾患，如月经不规则、经期腹痛等。

〔手法〕以一手握脚，另一手拇指指腹施力，自踝骨后方向上推按3～5次。

3.膝

〔取穴〕双脚外侧第五跖骨与跟骨前缘所形成的凹陷处（图1-46）。

〔主治〕膝关节炎、膝关节痛等。

〔手法〕以一手握脚，另一手半握拳，食指弯曲，以食指第一指间关节顶点施力，环绕反射区的半月形周边按摩3～4次。

4.肘关节

〔取穴〕双脚外侧第五跖骨粗隆与骰骨间的关节凸起的两

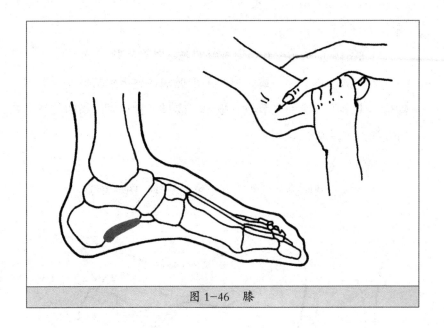

图 1-46　膝

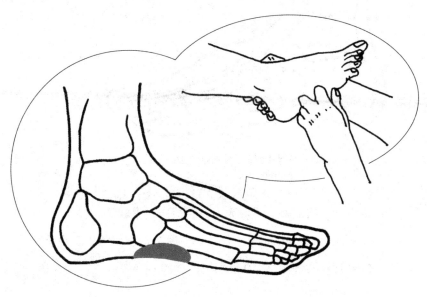

图 1-47　肘关节

侧（图1–47）。

〔主治〕肘关节受伤、肘关节酸痛、肘关节炎。

〔手法〕以一手持脚，另一手半握拳，食指中指弯曲，以食指和中指第一指间关节顶点施力，或只以食指第一指间关节顶点施力，按摩3～4次。

5.肩关节

〔取穴〕双脚脚掌外侧第五跖趾关节外（图1–48）。

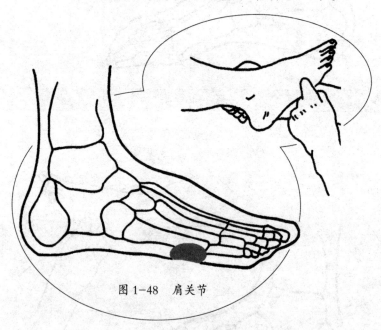

图1–48　肩关节

〔主治〕肩周炎、手臂无力、肩酸痛、手麻等。

〔手法〕以一手持脚，另一手半握拳，食指弯曲，以食指第一指间关节顶点施力，在该反射区按摩3～4次。

6.内耳迷路

〔取穴〕双脚脚背第四跖骨和第五跖骨骨缝前端，止于第

四、五距趾关节。

〔主治〕头晕、眼花、晕车、晕船、高血压、低血压、耳鸣、平衡障碍、昏迷等。

〔手法〕以拇指固定，以食指内侧缘施力，沿骨缝向脚中间方向按摩3～4次。

7.胸部和乳房

〔取穴〕
双脚脚背第二、三、四趾骨所形成的区域（图1-50）。

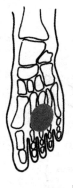
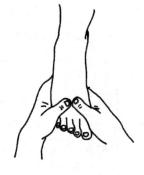

图1-50　胸部和乳房

〔主治〕乳腺炎、乳腺增生、乳腺癌、食管疾患等。

〔手法〕以拇指指腹施力，由脚趾向脚背方向推按3～4次。

8.膈（横膈膜）

〔取穴〕
双脚脚背跖骨、楔骨、骰骨关节处，横跨脚背形成一带状区域（图1-51）。

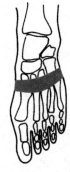
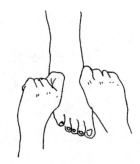

图1-51　膈（横膈膜）

〔主治〕打嗝、腹胀、腹痛、恶心、呕吐、膈肌痉挛、横膈膜疝气等。

〔手法〕双手食指弯曲呈镰刀状，以两手食指内侧缘同时施力，自脚背中央向两侧刮按3~4次。

9.肋骨

〔取穴〕内侧肋骨反射区位于双脚脚背第一楔骨与舟骨间。外侧肋骨反射区在骰骨、舟骨和距骨间（图1-52、1-53）。

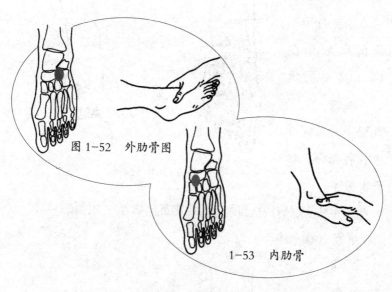

图1-52　外肋骨图

1-53　内肋骨

〔主治〕肋骨的各种病变、胸闷、肋膜炎等。

〔手法〕以一手握脚，另一手的拇指指腹施力，定点按压3次。

10.上身淋巴结

〔取穴〕双脚外侧脚踝骨前，由距骨、舟骨构成的凹陷部位（图1-54）。

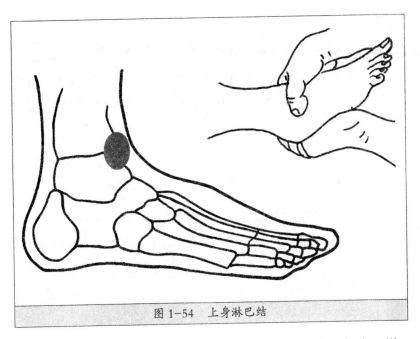

图 1-54　上身淋巴结

〔主治〕各种炎症、发烧、囊肿、肌瘤、蜂窝组织炎，增强免疫抗癌能力。

〔手法〕以一手持脚，另一手半握拳，食指弯曲，以食指第一指间关节顶点施力，定点按摩3~4次。

## 足部反射区的分布规律

反射是神经系统功能活动的基本形式，它是机体在中枢神经系统调节下对内外环境刺激所实现的回答性反应。足部体表分布着众多的感受器，按摩足部时刺激作用于感受器，使感受器产生兴奋，兴奋沿感觉神经传入中枢神经系统，引起神经中枢兴奋，发出冲动，再沿运动神经传到效应器，机体就产生各种运动行为或内脏功能活动的变化。

反射区是指在一定范围内的区域。足部有近百个反射区，有的反射区相互覆盖，反射区的边界不是绝对的，而是相对而言的、模糊的、可变的，没有人能准确地界定它，因而不应把反射区的边界看成是地图上的一个地区或国家的边界。在反射区内应有一个中心点和数个敏感点。一般中心点决定反射区的基本位置，而敏感点的刺激量大小常与反射区按摩治疗的效果关系很大。足部反射区几乎都是立体的，其敏感点也是立体空间的一个或几个点。足部按摩时必须运用各种手法作用于反射区及其敏感点，获得能引起有效的神经反射的刺激量才能奏效，反射区按摩时即使过界也不会影响效果。

### 足部反射区分布

足部反射区的分布具有一定的规律，可以帮助我们掌握和理解各个反射区的相对位置。把双足并拢一起，可以把它看成是一个坐着的人（图1-69）。足的拇趾相当于人的头部；足底的前半部相当于人体的胸部，其中包括肺与心脏；足底的中部相当于人体的腹部，有胃、肠、胰、肾等器官，右足有肝、胆，左足有心、脾；足跟部相当于盆腔，有生殖器如子宫（前列腺）、卵巢（睾丸），以及膀胱、尿道和肛门等。从足的侧面看，相当于一个人的侧面像（图1-70）。足拇趾相当于头部，足拇趾背侧为面部，足拇趾跖侧为头后部，足拇趾根部相当于颈，向下依次为颈、腰、骶、臀等部位，踝关节相当于髋关节。足内侧构成足弓的一线，相当于人体的脊柱，依次为颈

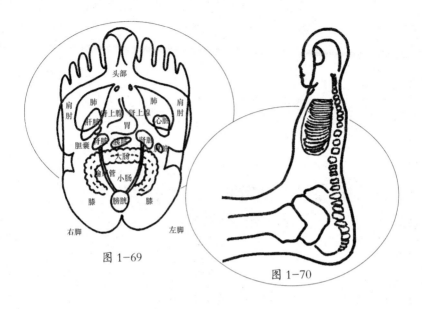

图 1-69

图 1-70

椎、胸椎、腰椎、骶椎和尾椎。

## 上、下肢的对应关系

上、下肢各部位之间的对应关系，在足部保健按摩中具有重要的意义，因为某一局部发生急性外伤或有创口、较大瘢痕及病人体位受限不能做按摩时，可以按摩相对应的部位。常用的相对应部位是：手与足相对应，即各手指与各足趾、手掌与足底、手背与足背相对应，腕与踝部、前臂与小腿、上臂与大腿、肩与髋相对应等。

# 第二章 足部疗法的常用技法

## 足部反射区压迫法

所谓足穴压迫法，就是用手指、绿豆、人丹、油菜籽、高粱米、小麦粒、王不留行籽等物，对足穴进行持续压迫刺激，以此来治疗疾病的方法。因其简单易学，操作简便，所需用具随处可觅，因此特别适用于家庭应用。

### 足穴压迫法的操作方法

1.指压法

当您在旅途中、野外或缺乏治疗设备时，对于一些急性病症，可应用指压法进行应急处理，特别适用于胃痛、腿痛、肋间神经痛、关节扭伤、骨折止痛及打嗝不止等症。其操作方法是在足部找到特定的穴位后，用指甲按压穴位，直至疼痛缓解或消失。

## 2.物压法

物压法即用绿豆、王不留行籽、人丹、油菜籽等物压迫足穴治疗疾病的方法。其可广泛应用于内科、外科、妇科、儿科等各科疾病，其操作方法是：

（1）根据病变部位找准穴位。

（2）将绿豆等物置于1厘米×1厘米见方的胶布上，将绿豆对准选定的穴位固定，嘱病人无论站立或行走均将其固定于足底，利用身体的重量，使足穴受到刺激而治疗疾病。


### 足穴压迫法的操作方法

1.头部（大脑）反射区

主治：高血压，低血压，中风，癫痫，头痛，眩晕，神经衰弱，痛病等。

方法：压贴1~2周，每周换1次。

2.额窦反射区

主治：中风，脑震荡，鼻窦炎，头痛，头晕，失眠，发烧，以及眼、耳、鼻、口等五官疾患。

方法：压贴1~2周，每3天换1次。

3.小脑和脑干反射区

主治：高血压，低血压，失眠，头痛，头晕，平衡障碍等。

方法：压贴3~4周，每2天换1次。

4.脑垂体反射区

主治：甲状腺，甲状旁腺，肾上腺，生殖腺，胰腺等处的疾患。

方法：压迫3~4周，每3天换1次。

5.三叉神经反射区

主治：偏头痛，面神经麻痹，腮腺炎，三叉神经痛，失眠，头重等。

方法：压迫3~4周，每3天换1次。

6.鼻反射区

主治：急、慢性鼻炎，鼻出血，过敏性鼻炎，鼻息肉，鼻窦炎。

方法：压迫3~4周，每3天换1次。

7.颈项反射区

主治：颈部酸痛，颈椎病，落枕，颈部扭伤，高血压。

方法：压迫3~4周，每3天换1次。

8.眼反射区

主治：近视，怕光，流泪，结膜炎，角膜炎以及其他眼疾。

方法：压迫3~4周，每3天换1次。

9.耳反射区

主治：中耳炎，耳鸣，耳聋，腮腺炎。

方法：压迫3~4周，每3天1换。

10.肩反射区

主治：肩周炎，肩酸痛，手臂无力，手麻，颈肩综合征等。

方法：压迫3~4周，3天换1次。

11.斜方肌反射区

主治：颈、肩、背酸痛，手酸麻，肩活动障碍。

方法：压迫3~4周，每3天换1次。

12.甲状腺反射区

主治：甲状腺功能亢进或低下，肥胖症，心悸，失眠，智力迟钝。

方法：压迫3～4周，每3天换1次。

13.甲状旁腺反射区

主治：佝偻病，手足麻痹，筋骨酸痛，尿道结石，白内障等。

方法：压迫3～4周，每3天换1次。

14.肺和支气管反射区

主治：肺炎，支气管炎，肺气肿，肺结核，哮喘，咯血。

方法：压迫3～4周，每3天换1次。

15.胃反射区

主治：胃炎，胃溃疡，消化不良，胃下垂，呃逆。

方法：压迫3～4周，每3天换1次。

16.十二指肠反射区

主治：腹部饱胀，消化不良，十二指肠球部溃疡。

方法：压迫3～4周，每3天换1次。

17.胰腺反射区

主治：糖尿病，胰腺囊肿，胰腺炎。

方法：压迫3～4周，每3天换1次。

18.肝脏反射区

主治：肝炎，肝硬化，肝功能不良等。

方法：压迫3～4周，每3天换1次。

19.胆囊反射区

主治：胆囊炎，胆石症，消化不良。

方法：压迫3～4周，每3天换1次。

20.腹腔神经丛反射区

主治：胃肠神经官能症，肠功能紊乱等。

方法：压迫3～4周，每3天换1次。

21.肾上腺反射区

主治：心律失常，昏厥，哮喘，关节炎。

方法：压迫3～4周，每3天换1次。

22.肾脏反射区

主治：急、慢性肾炎，肾结石，高血压，关节炎，风湿病，静脉曲张。

方法：压迫3～4周，每3天换1次。

23.输尿管反射区

主治：膀胱炎，膀胱结石，高血压，动脉硬化。

方法：压迫3～4周，每3天换1次。

24.小肠反射区

主治：小肠胀气，腹泻，腹部闷痛。

方法：压迫3～4周，每3天换1次。

25.盲肠和阑尾反射区

主治：阑尾炎，下腹胀气。

方法：压迫3～4周，每3天换1次。

26.回盲瓣反射区

主治：下腹胀气，回盲瓣功能失常。

方法：压迫3～4周，每3天换1次。

27.升结肠反射区

主治：结肠炎，便秘，腹泻，便血。

方法：压迫3~4周，每3天换1次。

28.横结肠反射区

主治：腹泻，便秘，腹痛，结肠炎。

方法：压迫3~4周，每3天换1次。

29.直肠和乙状结肠反射区

主治：便秘，直肠炎，乙状结肠炎，结肠炎。

方法：压迫3~4周，每3天换1次。

30.肛门反射区

主治：痔疮，静脉曲张，肛裂，便血，便秘，肛门下垂。

方法：压迫3~4周，每3天换1次。

31.心脏反射区

主治：心律不齐，心绞痛，心力衰竭，先天性心脏病，休克等。

方法：压迫3~4周，每3天换1次。

32.脾脏反射区

主治：贫血，食欲不振，消化不良，便秘，腹泻等。

方法：压迫3~4周，每3天换1次。

33.膝反射区

主治：膝关节炎，膝关节疼痛等。

方法：压迫3~4周，每3天换1次。

34.生殖腺（卵巢或睾丸）反射区

主治：性功能低下，男子不育，女子不孕，月经失调，痛经，闭经等。

方法：压迫3~4周，每3天换1次。

35.下腹部反射区

主治：下腹疼痛，月经不调，性冷淡以及其他生殖系统疾病。

方法：压迫3~4周，每3天换1次。

36.髋关节反射区

主治：髋关节疼痛，坐骨神经痛。

方法：压迫3~4周，每3天换1次。

37.上半身淋巴结反射区

主治：各种炎症，发烧，肿瘤，免疫力低下等。

方法：压迫3~4周，每3天换1次。

38.下半身淋巴结反射区

主治：各种炎症，发烧，下肢浮肿，免疫力低下等。

方法：压迫3~4周，每3天换1次。

39.胸部淋巴结反射区

主治：各种炎症，发烧，乳腺炎，乳房或胸部肿块，胸痛及免疫力低下等。

方法：压迫3~4周，每3天换1次。

40.内耳迷路反射区

主治：头晕，眼花，晕车，高血压，耳鸣，目眩，内耳眩晕症等。

方法：压迫3~4周，每3天换1次。

41.胸部及乳房反射区

主治：心脏病，乳腺炎，胸闷，胸痛，乳汁分泌不足，胸部受伤等。

方法：压迫3～4周，每3天换1次。

42.膈（横膈膜）反射区

主治：呃逆，腹痛，恶心，呕吐等。

方法：压迫3～4周，每3天换1次。

43.扁桃腺反射区

主治：感冒，急慢性扁桃腺炎。

方法：压迫3～4周，每3天换1次。

44.下颌反射区

主治：龋齿，牙周炎，牙痛，下颌发炎。

方法：压迫3～4周，每3天换1次。

45.上颌反射区

主治：龋齿，牙周炎，牙痛，上颌发炎。

方法：压迫3～4周，每3天换1次。

46.喉及气管反射区

主治：气管炎，喉痛，咳嗽，气喘，感冒，声音微弱，嘶哑。

方法：压迫3～4周，每3天换1次。

47.腹股沟反射区

主治：性功能低下，疝气，髋关节痛，股关节痛。

方法：压迫3～4周，每3天换1次。

48.前列腺（子宫）反射区

主治：前列腺肥大，尿频，排尿困难；子宫肌瘤，子宫脱垂，宫颈炎，痛经。

方法：压迫3～4周，每3天换1次。

49.尿道、阴道、阴茎反射区

主治：尿道感染，阴道炎。

方法：压迫3～4周，每3天换1次。

50.直肠、肛门反射区

主治：痔疮，直肠癌，便秘，肛裂，直肠炎，静脉曲张等。

方法：压迫3～4周，3天换1次。

51.颈椎反射区

主治：颈椎病，颈项强痛，上肢麻木。

方法：压迫3～4周，每3天换1次。

52.胸椎反射区

主治：胸椎酸痛，胸椎间盘突出，胸椎骨质增生。

方法：压迫3～4周，每3天换1次。

53.腰椎反射区

主治：腰椎间盘突出症，坐骨神经以及腰椎的各种病症。

方法：压迫3～4周，每3天换1次。

54.骶骨、尾骨反射区

主治：坐骨神经痛，骶骨、尾骨受伤。

方法：压迫3～4周，每3天换1次。

55.尾骨内侧反射区

主治：坐骨神经痛，尾骨外侧受伤后遗症。

方法：压迫3～4周，每3天换1次。

56.肩胛骨反射区

主治：肩周炎，肩背酸痛，肩关节活动障碍等。

方法：压迫3～4周，每3天换1次。

57.肘关节反射区

主治：肘关节受伤，肘关节酸痛。

方法：压迫3～4周，每3天换1次。

## 58.肋骨反射区

主治：肋软骨炎，肋膜炎，肋骨的各种病变。

方法：压迫3～4周，每3天换1次。

## 59.坐骨神经反射区

主治：坐骨神经痛。

方法：压迫3～4周，每3天换1次。

## 60.臀部反射区

主治：坐骨神经痛，风湿病，臀部外伤。

方法：压迫3～4周，每3天换1次。

## 61.股部反射区

主治：坐骨神经痛，股部外伤，风湿痛。

方法：压迫3～4周，每3天换1次。

## 62.腰反射区

主治：腰痛，急性腰扭伤。

方法：压迫3～4周，每3天换1次。

## 63.血压点反射区

主治：高血压，低血压，颈椎病。

方法：压迫3～4周，每3天换1次。

## 64.食管、气管反射区

主治：食管肿瘤，食管疾病，气管疾病。

方法：压迫3～4周，每3天换1次。

## 65.腋窝反射区

主治：颈椎病，肩周炎，上肢疼痛。

方法：压迫3～4周，每3天换1次。

66.头、颈淋巴结反射区

主治：头晕，头痛，牙痛，颈椎病，甲状腺肿，免疫力低下等。

方法：压迫3～4周，每3天换1次。

67.舌和口腔反射区

主治：口腔溃疡，扁桃体炎，唾液缺少症，唇裂，唇燥等。

方法：压迫3～4周，每3天换1次。

68.牙齿反射区

主治：牙槽脓肿，牙痛，牙周痛，龋齿等牙齿疾病。

方法：压迫3～4周，每3天换1次。

69.声带反射区

主治：气管炎，声带息肉，发音嘶哑，失音。

方法：压迫3～4周，每3天换1次。

70.子宫颈反射区

主治：子宫颈息肉，宫颈糜烂，子宫脱垂，白带增多等。

方法：压迫3～4周，每3天换1次。

71.骨盆反射区

主治：盆腔炎，附件肿物，子宫肿瘤，失眠，精神疾病。

方法：压迫3～4周，每3天换1次。

# 足部外敷疗法

足部外敷疗法是结合经络穴位和药物两方面的作用而逐渐创立和发展起来的一种独特的中医外治法。

其作用机理可解释为：①应用中草药敷贴在病人足底的某个或几个穴位时，能使不同性味的中草药对相应的穴位进行刺激，并由这些穴位的神经反射来调整人体的调节机制，激发与调动人体自身的内因变化，从而使体内各种器官相互关系得以协调，人体内部生理功能趋于正常，从而达到治愈疾病的目的。②当不同性味的中草药对相应的穴位进行敷贴后，不同性味的药物之气即可通过渗透作用，直接进入经络，深入腠理，并发挥药物"归经"的效力，直达病所，起到"以气调气"的治疗目的。所以，足穴敷贴疗法不失为一种简便而行之有效的方法，尤其适合家庭成员学习、掌握和应用。

1.眩晕

独头蒜20克，土豆去皮20克，共捣为泥状，贴于涌泉穴，每日1次。

2.小儿慢惊风

牙皂20克，朱砂10克，研末，以上药末蘸姜汁擦丘墟穴。

3.大便难

芒硝10克，大黄1片，晒干，研末，擦丘墟穴。

4.腹胀，食不下

莱菔子30克浸黄酒中，以黄酒涂擦隐白穴。

**5.阴痒**

蛇床子30克泡酒中，过3天后取出外擦于然谷穴。

**6.癫痫夜间发作**

生姜30克，麝香虎骨膏1张，将生姜捣烂敷于照海穴，然后以麝香虎骨膏贴之，每日1次。

**7.失眠**

夜交藤30克捣烂外敷于照海穴。

**8.呕吐、腹痛**

（1）姜汁、蜂蜜各等量，丁香10克，放于一处捣成糊状，涂抹太白穴，可治呕吐、腹痛。

（2）吴茱萸研末，用醋调成糊，敷两足心，过一昼夜换1次。敷数日而止。

**9.脚气**

半夏12克，研细末，调拌白水，外敷仆参穴上，每3日换1次。

**10.月经不调**

蓖麻叶捣烂外敷涌泉穴，或用巴豆2粒去壳，加麝香0.3克，制成1个药饼贴涌泉穴。

**11.遗精**

玉兰叶与食盐少许，捣烂，擦敷中封穴上。

**12.中风偏瘫**

制川乌15克，食盐少许，混合，融成膏摊于丘墟穴。

**13.外踝扭伤**

生附子30克研细末，调拌白酒，外敷金门穴。

**14.鼻出血**

大蒜1瓣，捣烂和醋调敷于京骨穴即可。

**15.头痛**

胡椒3克，研末，酒调涂于京骨穴。

**16.癫狂**

胆南星1枚，石菖蒲20克，捣烂，以酒调敷于筑宾穴。

**17.肾炎**

附子10克，生姜9克捣烂，外敷于筑宾穴。

**18.睾丸炎**

土茯苓30克，龙胆草10克，共捣烂，外敷于筑宾穴。

**19.鼻炎**

生半夏、生香附各等分，研末加蛋清和面粉，调如镍币大，敷双侧涌泉穴；或用黄柏9克，生地12克，黄酒适量，同捣烂，涂患者两脚底涌泉穴。

**20.口疮**

附子9克，为末，姜汁和摊足心；或用吴茱萸9克，为末，醋调涂足心，亦治咽喉肿痛。

**21.胎衣不下**

灶心土20克，醋调，纳足心；或用蓖麻仁9克，研膏，涂脚心即下；或用大麻仁50粒，吴茱萸9克，雄黄3克，和醋涂双足心，下即去药。

**22.胎动不安**

蓖麻仁2粒，捣烂，贴在孕妇足心，安定后去药；或用灶心土16克，研末，酒调敷脚心，胎安即洗去。

### 23.流行性脑膜炎

生南星、生大黄各等份，为末，用醋调敷两足心即愈；或用胡黄连3克，为末，人乳调敷足心，男左女右，神效。

### 24.小儿惊风

南星30克，为末，醋调，于晚间敷两足心涌泉穴，外用纱布包扎，每次敷12小时；或用焦栀子10克，研为细末，加糯米粉适量，用开水调成膏，贴足心。

### 25.关节炎

蓖麻子粒（去壳），研烂，同苏合香调匀贴足心，痛即止；或用白矾30克，研末，醋调包脚心，每日1次；或用生田螺，捣烂，敷在两脚心，觉得有凉气从足底部传出即安。

### 26.高血压

吴茱萸，研为细末，用醋或凡士林调成软膏，于晚上敷双足涌泉穴，次日除去，连贴10～15次；或用吴茱萸46克，硫黄、鲜生地各3克，用陈酒浸透，同打烂，包敷足心，如干时，可交换包敷，至愈为度。

### 27.心悸

吴茱萸30克，生姜3克，研末，酒炒热包患者两脚心。

### 28.小便不通

甘遂末6克，水调敷贴脚心涌泉穴，或用滑石粉30克，水调敷脚心涌泉穴。亦有用大蒜5头，大麻子50粒，共捣烂，每晚将药膏敷在脚心，第二天早晨去掉，晚上再敷，以小便利为度。

### 29.肾炎水肿

用水仙头1个，蓖麻子30粒（去壳），共捣烂，敷贴脚掌心，一夜换贴2～3次。也有用生姜30克，豆豉9克，食盐6克，连须大葱（带泥）30～80克共捣作饼，烘热贴在脚心。或用田螺1枚，盐半匙，生捣敷足心。

30.小儿遗尿

黑牵牛3克，碾为末，水调，敷足心即止。

# 足浴疗法

足浴疗法，自古以来，一直为人们所使用。随着科学的发展，它已从一种生活习俗成为治病的特殊疗法，其作用机理也越来越被人们所认识。沐浴疗法中的冷水浴能兴奋神经，刺激心血管功能，强壮体质，提高对外界环境的适应能力；热水浴能扩张血管，促进血液循环，增强新陈代谢，具有消炎、镇痛、止痒等作用。

1.脉管炎

取水蛭、地龙各30克，土鳖虫、桃仁、苏木、红花、血竭、乳香、没药各10克，牛膝、附子、桂枝、甘草各15克，水煎取液，倒入木桶内浸洗，自小腿以下，都浸浴在温热的药液中。治脉管炎，尤其皮表有破溃者，效果绝佳。

2.脚气病和足部冻伤

（1）取乌梅100克水煎，待冷洗脚，然后用干净毛巾擦干，每日1～3次。治疗期或治疗愈后禁止穿胶鞋和塑料鞋。

（2）取热水洗脚法：每晚睡前1次。也可用桂枝、干姜各15克，附子10克，水煎后趁热洗脚，每日2～3次，每次8～10分钟。本法主要用于足部冻伤。

3.关节炎

（1）取透骨草、寻骨风、老颧草各30克，黄蒿20克，乳香、没药、桃仁、独活各10克，水煎趁热洗足，每日2次，用于下肢关节炎。

（2）取鸡毛熬水，趁热洗足，使药液淹没下肢关节，治下肢关节炎。

4.足部损伤

取苏木30克，桃仁、红花、土元、血竭、乳香各10克，自然铜20克，趁热浸浴患足。适用于足部损伤。

5.手足痉挛病症

（1）热水洗足法：取清洁的井水、自来水或江河、湖海水或矿泉水加热至50～60℃，倒入木桶或瓷盆内，赤足在热水中洗浸。每次10分钟，每晚睡前1次。

（2）药液洗足法：取所选的药物加水煎煮成药液，或用上述热水溶解成药液，将双脚或患足放入药液中浸洗。每次10～15分钟，每天3次。

6.高血压

（1）取夏枯草30克，钩藤、菊花各20克，桑叶15克，煎水浴足，每日1～2次，每次10～15分钟。

（2）取钩藤20克碾碎，布包冰片少许，于每日晨起和晚睡前放入木盆中，加热水浴脚。每次30～45分钟，10日为1个疗程。

7.感冒

取速效感冒胶囊10粒，溶于热水中，或用生姜50克，蒲公英100克煎汤泡脚，每次20～30分钟，至涌泉穴发热。

# 步行健身法

步行是一种行之有效的医疗体育方法，这在古代就被用来治疗食滞等多种病症。

医疗步行的方法很多，可根据患者的爱好和条件选择。

1.普通步行

用慢速（60～70步/分）和中速（80～90步/分）散步，每次30～60分钟，用于一般保健。

2.快速步行

用每小时5～7千米的速度步行，每次30～60分钟。适于普通中年人，可增强心功能，减轻体重。

3.摆臂步行

步行时两臂用力前后摆动，以增进肩胛、胸廓的活动，适用于肺结核、慢性支气管炎、肺气肿等呼吸系统慢性病患者。

4.摩腹步行

一边步行，一边按摩腹部，这是一种传统的保健法，因为轻松的散步及柔和的腹部按摩，能促进胃液的分泌，加强胃肠道的蠕动，有助于防治消化不良等胃肠道慢性疾患。

5.定量步行

定量步行又名坡地步行疗法，用于锻炼心脏，这种步行包括在平地上步行，上坡和下坡步行，一般每天或隔1天进行1次。

步行简便易行，要做到行之有效，还必须按一定卫生规则进行。

（1）安排步行的时间、地点。时间最好是在清晨，选择空气新鲜之地进行。也可选择在餐后、临睡前，但以不进行快速步行为宜。

（2）锻炼过程中应全身放松，步态稳定，步幅均匀，呼吸自然。

（3）运动量、运动强度应依各人不同的体质、体力和体能等方面因素加以妥善安排，不要操之过急，而应循序渐进。

## 足部刺激疗法

1.足底揉压

医者以两手掌紧贴于患者足底，轻柔按压。这样，使医者手掌的温暖传给患者，使患者的紧张情绪变得沉着稳静起来，呼吸也变得暖和轻松起来，患者不安的精神状态就逐渐消失了。

2.鞋底健足

健身拖鞋和足踏健身板，对于消化不良、精力减退、神经痛、高血压、低血压、肩痛、便秘、胃下垂、夜尿症、妇科病等慢性疾病可有较好的辅助疗效。

3.赤脚健身

（1）赤脚踏河流石按摩：选河流石100颗左右，细沙一小盆，将河流石与细沙装一布袋中，缝好口，平放于地上，赤脚踩上，寻找病理反射区进行踩按。

（2）蹬椅腿横栏按摩：取坐位，面前放一木椅，用双脚蹬木椅横栏刺激脚部穴位，此法适于治疗胃肠道疾病、泌尿系疾病，每次至少蹬按30分钟。

（3）踩竹竿按摩：取1米长，直径3厘米以上粗竹竿一根，平放地上，赤脚踩竹竿刺激脚部的病理反射区半小时。此法适用于治疗肠道疾病和呼吸道疾病。

（4）踩玻璃球按摩：取儿童玩耍用的玻璃球5枚，踩压到脚部有关病理反射区，身体站立走动不断踩压，约半小时，此法适用于按压穴位进行有关疾病按摩。

## 顿足疗法

顿足疗法即用患足顿地以治疗足后跟痛的方法，一般患足顿地50～60次，力量由小到大，每日早晚各1次即可。此法一般需1个月后方能见效，故需有耐心，有恒心，坚持治疗。

在应用顿足疗法的同时，还可用透骨草为末，用纱布包，垫患脚跟，以尽快取得疗效。

### 足部穴位治疗歌 《医宗金鉴》

隐白主治心脾痛；筑宾能医气疝疼；

照海穴治夜发痉，兼疗消渴便不通；

大都主治温热病，伤寒厥逆呕闷烦，

胎产百日内禁灸；千金主灸大便难；

太白主治痔漏疾，一切腹痛大便难；

痞疸寒疾商丘主，兼治呕吐泻痢痊；

公孙主治痰壅膈，肠风下血积块疴，

兼治妇人气蛊病，先补后泻自然瘥；

三阴交治痞满坚，痼冷疝气脚气缠，

兼治不孕及难产，遗精带下淋漓痊；

血海主治诸血疾，兼治诸疮病自轻；

阳陵泉治胁腹满，刺中下部尽皆松；

涌泉主刺足心热，兼刺奔豚疝气疼；

血淋其痛疼难忍，金针泻动自安宁；

然谷主治喉痹风，咯血足心热遗精，

疝气温疟多渴热，兼治初生儿脐风；

太溪主治消渴病，兼治房劳不称情；

妇人水蛊胸胁满，金针刺后自安宁；

阴谷舌纵口流涎，腹胀烦满小便难，

疝痛阴痿及痹病，妇人漏下亦能痊；

复溜血淋宜乎灸，气滞腰疼贵在针，

伤寒无汗急泻此，六脉沉浮即可伸；

大敦治疝阴囊肿，兼治脑衄破伤风，

小儿急慢惊风病，炷如小麦灸之灵；

行间穴治儿惊风，更刺妇人血蛊症，

浑身肿胀单腹胀，先补后泻自然平；

太冲主治肿胀满，行动艰辛步履难，

兼治霍乱吐泻症，手足转筋灸可痊；

中封主治遗精病，阴缩五淋溲便难，

鼓胀瘿气随年灸，三里合灸步履艰；

曲泉溃疝阴股痛，足膝胫冷久失精，
兼治女子阴挺痒，少腹冷痛血瘕癥；
伏兔主刺腿膝冷，兼刺脚气痛痹风，
若逢穴处生疮疖，说与医人莫用功；
阴市主刺痿不仁，腰膝寒如注水侵，
兼刺两足拘挛痹，寒疝少腹痛难禁；
足三里治风湿中，诸虚耳聋上牙痛，
噎膈肿胀水肿喘，寒湿脚气及痹风；
解溪主治风水气，面腹足肿喘嗽频，
气逆发噎头风眩，悲泣癫狂悸与惊；
陷谷主治水气肿，善噫痛疝腹肠鸣，
无汗振寒痰疟病，胃脉得弦泻此平；
内庭主治痞满坚，左右缪灸腹响宽，
兼治妇人食鼓胀，行经头晕腹疼安；
厉兑主治尸厥证，惊狂面肿喉痹风，
兼治足寒膝膑肿，相偕隐白梦魇灵；
飞阳主治步艰难，金门能疗病癫痫；
足腿红肿昆仑主，兼治齿痛亦能安；
昼发痉证治若何，金针申脉起沉疴，
上牙疼今下足肿，亦针此穴自平和；
环跳主治中风湿，股膝筋挛腰痛疼；
委中刺穴医前证，开通经络最相应；
阳陵泉治痹偏风，兼治霍乱转筋疼；
承山主针诸痔漏，亦治寒冷转筋灵；

阳辅主治膝酸痛，腰间溶溶似水浸，
肤肿筋挛诸痿痹，偏风不遂灸功深；
风市主治腿中风，两膝无力脚气冲，
兼治浑身麻瘙痒，足指疼痛针可停；
丘墟主治胸肋痛，牵引腰腿髀枢中，
小腹外肾脚腕痛，转筋足胚不能行；
颈漏腹下马刀疮，连及胸肋乳痈疡，
妇人月经不利病，下临泣穴主治良；
侠溪主治胸胁满，伤寒热病汗难出，
兼治目赤耳聋痛，颔肿口噤疾堪除；
窍阴主治胁间痛，咳不得息热燥烦，
痈疽头痛耳聋病，喉痹舌强不能言。

# 第三章 常见病的足部健康疗法

## 呼吸系统疾病

### 感 冒

感冒是一种较为常见的内科疾病。凡衣着过少、大汗湿身、疲劳过度、酒后当风等导致机体抵抗力低下时，易致感冒。

感冒为多种病毒或细菌所引起鼻、鼻咽或咽喉部的急性感染，通称为上呼吸道感染。起病较急，常出现喷嚏、鼻塞流涕、咽痛声嘶、咳嗽、恶寒发热、关节酸痛和周身不适等症状。感冒一般要经过5~7天才能痊愈。目前，西药对抗病毒尚未有特殊疗效，中草药对病毒有一定的抑制作用。发病期间，在使用药物治疗的基础上，配合足部按摩，可在很大程度上减轻鼻塞、头痛等症状。

◆ 治疗

1.足部的穴位疗法

刺激昆仑、足通谷、然谷等穴位，可以缓解症状，促进康复（图3-1）。

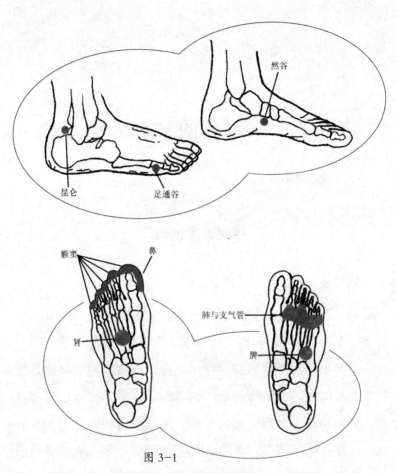

图 3-1

### 2.足部反射区疗法

按摩足部额窦、鼻、气管、喉、扁桃体、脾脏、肺与支气管、肾脏、胸部淋巴结等反射区，并推擦足底心，有利于身体的康复（图3-1，3-2）。

另外，患病期间，忌食油腻食品，饮食宜清淡，多喝开水，这样有助于身体的康复。

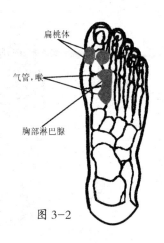

图 3-2

### 慢性支气管炎

慢性支气管炎是指气管、支气管黏膜及其周围组织的慢性非特异性炎症。临床上以咳嗽、咳痰或伴有喘息及反复发作的慢性过程为特征。病情如缓慢进展，常可并发阻塞性肺气肿、肺源性心脏病。

此病尤以老年人多见。其发病原因尚未完全清楚，一般认为与以下几个因素有关：吸烟、感染、理化因素、寒冷气候、过敏因素、呼吸道局部防御及免疫功能减低、自律神经功能失调。

◆ 治疗

1.足部穴位疗法

刺激足窍阴、足通谷、涌泉、太溪等穴位，发热者加厉兑。

2.足部反射区疗法

对于这种慢性疾病，首先应提高机体免疫力，促进康复，并可起到预防的作用。另外，还应调节自律神经功能。因为呼吸道副交感神经反应性增高时，对正常人不起作用的微弱刺激，也可以引起支气管痉挛、分泌增多，而产生咳嗽、咳痰、气喘等症状。

因此，应重点按摩腹腔神经丛（调节交感神经功能）、淋巴结（提高机体免疫功能）、肾（提高机体应激阈值）、肺与

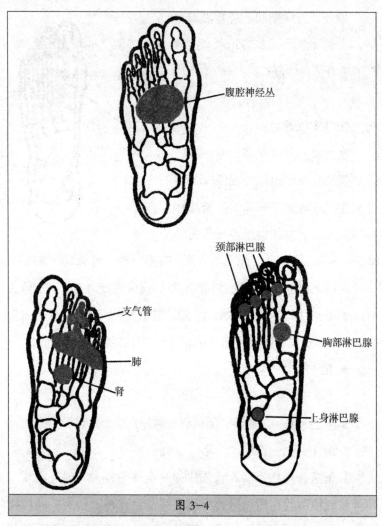

图 3-4

气管（缓解气管痉挛，减少分泌物产生）反射区（图3-4）。

### 哮 喘

哮喘是一种以嗜酸性粒细胞、肥大细胞反应为主的气道变态性炎症和气道高反应性为特征的疾病，表现为反复发作性伴有哮鸣音的呼气性呼吸困难、胸闷或咳嗽，可自行或治疗后缓解。

哮喘发作的季节性和环境性较强，多在春秋冬季发病。发作前，往往有如鼻塞、流涕、打喷嚏，或咳嗽、胸闷等先兆，若不及时治疗，可出现气急、喉中哮鸣，且每有咳嗽多痰、呼吸困难、不能平卧，严重者可出现口唇青紫、指甲发绀。

哮喘是一种过敏反应，所以，致病原因以来自先天的体质因素居多。其诱因则多半来自外在环境。例如空气中的扁虱、尘埃、花粉等，还有食物里的青花鱼、海鲜类、各种蛋类（包括鱼卵）等，都有可能引发气喘。

哮喘治疗起来相当困难，所需的时间也较长，并且目前尚无特效疗法。穴道疗法可以改善体质，对哮喘有一定的治疗和预防作用。

◆ 治疗

1.足部反射区疗法

按摩足部肺、支气管、上身淋巴结、肾脏、脾脏、肾上腺反射区，能增强免疫力，有利于缓解症状，促进康复（图3-5）。

2.足部穴位疗法

刺激足临泣、昆仑、足通谷、隐白、然谷、涌泉、太溪等穴位，可缓解症状。

对于过敏性反应，以刺激能影响肾脏功能的肾经最为有效，所以"涌泉""太溪"是治疗该病的重要穴位，发作时应对上述诸穴进行刺激，也可使用香烟灸。

为了改善过敏性体质，平常应对这些穴位加以适当刺激，可用手指仔细地轮流压揉，能减少发作次数、降低发作时的痛

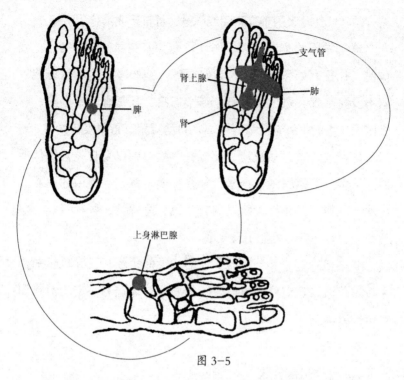

图 3-5

苦。除此之外，脚部的保暖也非常重要（图3-6）。

### 肺气肿

肺气肿是指终末细支气管远端部分，包括呼吸细支气管、肺泡管、肺泡囊和肺泡弹性减退，过度膨胀、充气和肺容积增大，或同时伴有气道壁破坏的病理状态。

本病的发病机理尚未完全清楚，大多分为以下几个原因：

（1）支气管的慢性炎症，使管腔狭窄，形成不完全阻塞。

（2）慢性炎症破坏小支气管壁软骨，失去支气管正常的支架作用。

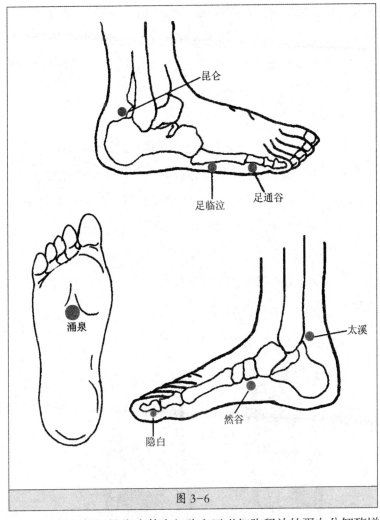

昆仑

足临泣　　足通谷

涌泉

太溪

然谷

隐白

图 3-6

（3）肺部慢性炎症使白细胞和巨噬细胞释放的蛋白分解酶增加，损害肺组织和肺泡壁，致使多个肺泡融合成肺大泡或气肿。

（4）肺泡壁的毛细血管受压，血液供应减少，肺组织营养障碍，也引起肺泡壁的弹性减退，易促成肺气肿的发生。

肺气肿患者有反复咳嗽、咳痰或喘息的病史。疾病早期无明显不适，随病情发展可出现气短、气促、胸闷、疲乏无力、纳差，寒冷季节或呼吸道感染时，咳嗽、咳痰和气急就会加剧，并会出现发绀及肺动脉高压症，最后可导致呼吸衰竭和右心衰竭。

◆ 治疗

足部按摩可缓解气喘、气憋等症状，但只适用于缓解期，发作期病人应送往医院，经治疗缓解后，可辅以足疗按摩。

施行足部按摩，应以上身淋巴结、气管、肺、肾上腺、肾、输尿管、膀胱、脾、胸部淋巴结、胸及膈等反射区为重点。对反射区的刺激，以酸痛而能忍受为度（图3-7）。

另应加强锻炼身体，增强机体免疫力；注意气候变化，防止感冒；忌食生冷辛辣之品。

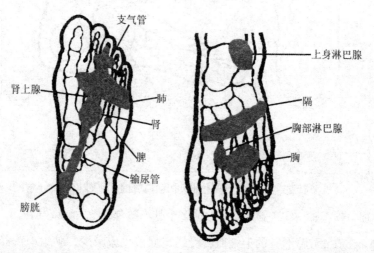

图 3-7

# 消化系统疾病

## 食欲不振

由于现代经济的快速发展，人们生活富裕，食用美味的风气越来越盛行，而社会应酬也越来越多，面对佳肴，往往会一不小心吃坏了肠胃。

中医学说："思则伤脾。"意思是说，因某事而长期的思虑，而影响脾的功能。中医认为，脾主管消化水谷，使之变化成精微并输送到身体的各部位。如果脾的功能下降，食物则会停留在胃中，就失去了进食的欲望。

大体说来，食欲不振的原因约有两种：其一是因为身体疲劳，加上暴饮暴食而降低了消化功能；其二是压力、悲伤、愤怒等精神上的原因，造成了消化系统的障碍。随着社会的发展，现代人所承受的各种压力也越来越大，精神性食欲不振的情况也就越来越多了。

### ◆ 治疗

1.足部穴位疗法

治疗食欲不振，应依其心理或生理上致病原因，选择不同的穴位加以刺激才有效果。生理性的食欲不振，应选取胃经穴位，以"厉兑"与"足三里"效果最佳。若是精神方面因素引起的食欲不振，则以脚底中央部位的"心包区"最具疗效。不过，年过三十以后的人才适合灸治"足三里"；青年人针刺尚可，不宜灸。至于小孩儿，最好不要刺激此穴，以免妨碍其成长。

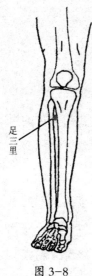

足三里

图 3-8

若想快速消除腹胀等不适感时，可用发夹刺激，（注意刺激不要太强）以免引起相反的效果。"心包区"则应以推或压揉的方式，使穴位附近感到暖和为止。用吹风机使这个部位温热，也可收到相同效果（图3-8，3-9）。

2.足部反射区疗法

可柔按胃、十二指肠、腹腔神经丛、脾、大脑反射区，以调整消化系统功能，增强食欲。

## 烧心（胃灼烧）

有些患者在饭后立即有烧心的感觉，有的则在饭后二三小时，也有的是空腹时有此症状——胸口、上腹闷胀嘈杂，像被火烧，即"烧心"。

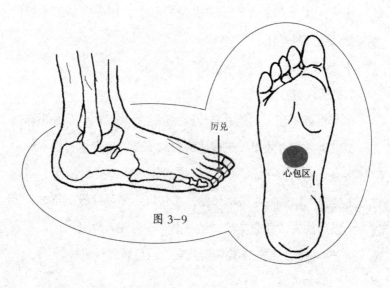

厉兑

心包区

图 3-9

烧心其根本原因是由于胃酸分泌过多引起的，逆流至食管，导致食管周围有疼痛和烧灼感，或因食管下部的黏膜过敏而引起。

患有胃炎和十二指肠溃疡后，易引发烧心症状。胃酸分泌不足，胃蠕动减弱，食物停留胃中，也容易引起烧心。另外精神上的压力太大，或有强烈绝望感时，也会引起烧心。

◆ 治疗

1.足部穴位疗法

引起烧心的原因不同，治疗时选用的穴位也有区别。饭后一两个小时，或空腹时感到烧心，属胃酸过多，治疗的特效穴为"第三厉兑"。反之，胃酸分泌不足所引起的烧心，往往是发生在饱食之后，治疗的特效穴为"足三里"，以手指用力按压，很快就会觉得舒畅（图3-11）。

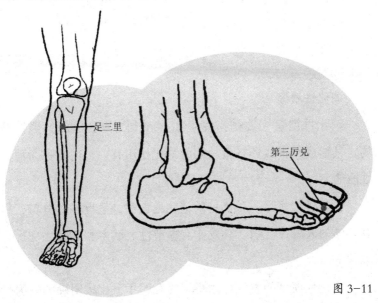

足三里

第三厉兑

图 3-11

2.足部反射区疗法

可经常按摩腹腔神经丛、胃、肾、食道（食道反射区位于足底第一跖趾关节处，呈带状区域）反射区，以增强机体自身的防御功能，调节胃酸的分泌（图3-12）。

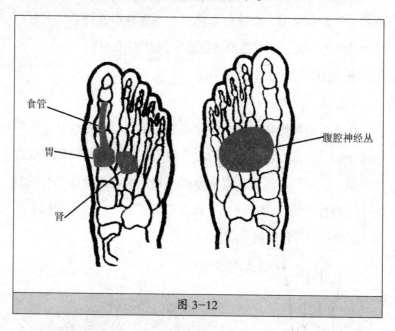

食管

胃

肾

腹腔神经丛

图 3-12

**消化性溃疡**

消化性溃疡主要是指发生在胃和十二指肠球部的慢性溃疡，其形成与胃酸和胃蛋白酶的消化作用有关，因此称为消化性溃疡。

消化性溃疡是一种常见的消化道疾病，呈世界性分布，约有10%的人患过此病。其发作有季节性，秋冬和冬春之交比夏季常见。

消化性溃疡的发病原因尚不完全明了，比较明确的病因是幽门螺杆菌感染、服用非甾体消炎药、胃酸分泌过多。其他致病因素有：遗传素质、应激和心理因素、抽烟等。

抽烟的不良作用并未完全了解，但已明确烟叶中的尼古丁可轻度损伤胃黏膜，长期抽烟会使壁细胞增生和胃酸分泌增多，加重溃疡病的病情。

消化性溃疡以上腹痛为主要症状，可为钝痛、灼痛、胀痛、剧痛，但也可以仅表现为饥饿样不适感。典型者有轻度或中等度剑突下持续性疼痛，可被制酸剂或进食缓解。部分病例无上述典型疼痛，仅表现为无规律性较含糊的上腹隐痛不适，伴胀满、厌食、嗳气、泛酸等症状。

胃溃疡疼痛多在中上腹稍偏高处，或剑突下偏左处，常在餐后1小时内发生，经1~2小时后逐渐缓解，直至下餐进食后再出现上述节律。十二指肠溃疡的疼痛多在中上腹部，或脐上方偏高处，多在两餐之间发生，持续不减直至下餐进食或服制酸药后会得以缓解。

◆ **治疗**

1.足部穴位疗法

厉兑与足三里是治疗消化道溃疡的特效穴。因为两者都和胃部消化功能有着密切关系。另外，胃溃疡有相当多是由于精神压力造成的。所以，胃病也可以称作是一种情绪病，治疗时宜选用"第三厉兑"（图3-13）。

2.足部反射区疗法

可按摩胃、十二指肠、腹腔神经丛、脾脏、上身淋巴结反射区。另外，选配反射区时，大脑反射区也是必要的，因它可

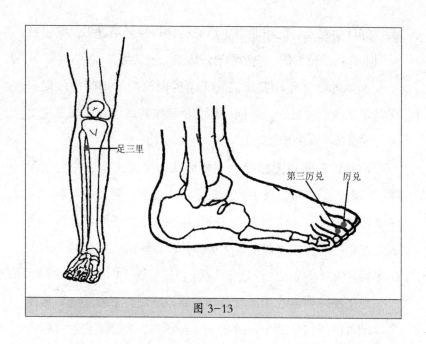

图 3-13

以缓解情绪，更有利于疾病的康复。

不过，对于消化道溃疡最重要的防治法，还是要养成规则、平稳的日常生活饮食习惯（图3-14）。

### 慢性胰腺炎

慢性胰腺炎是指胰腺细胞和胰管慢性进行性炎症、破坏和纤维化的病理过程，常伴有钙化、假性囊肿及胰岛细胞减少或

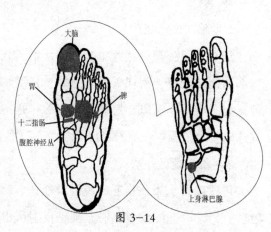

图 3-14

萎缩。

慢性胰腺炎多见于40岁以上者，男性多于女性。病程常超出数年或十余年，表现为无症状期与症状轻重不等的发作期交替出现，其发作频率长短不一，也可有无明显的症状而发展为胰功能不全等表现。

在病变早期，仅见上腹部不适、食欲不振、阵发性腹痛。腹痛多位于上腹正中或上腹偏左，可放射至背、两胁、前胸等处。腹痛多是因饮酒、饱食或高脂肪餐诱发。疼痛与体位变换有关，平卧时加重。前倾坐位或弯腰或侧卧卷腿时可减轻，常伴有发热。

### ◆ 治疗

按摩足部脾、肝、肾、胰、输尿管、膀胱、十二指肠、上下身淋巴结等反射区。刺激反射区以酸痛而能忍受为度。

慢性胰腺炎在治疗的同时，必须绝对戒酒、避免饱食和摄取高脂肪食物。尤其应注意的是，急性胰腺炎必须送往医院治疗，以免危及生命。

### 恶 心

恶心是指有强烈想呕吐的感觉，这是因为呕吐中枢受到刺激而引发的。其原因有食物中毒、脑溢血、消化系统疾病、尿毒症、眼睛疲劳、压力过大等，既繁多又复杂。但通常以饮食过量和食物中毒较为多见。

如果怀疑是由食物中毒所引起的，只需让患者嚼生黄豆，如果立刻吐出来，基本上能够排除食物中毒的可能。因食物中毒的人感觉不出生黄豆的腥味，而不至于当场呕吐。

◆ 治疗

1.足部穴位疗法

消化不良或来自各种压力所致的恶心、胃部不适，可选用"第二厉兑"作为治疗主穴。另外，"第二大敦"、"里内庭"与"足三里"也是消除恶心感的重要穴位。

如果是消化不良引起的恶心，可用发夹刺激"第二厉兑"。若为慢性肠胃病而欲呕吐时，以香烟灸为佳。孕妇特有的恶心呕吐，如果严重干扰正常饮食，则可用香烟灸"第二厉兑"（图3-16）。

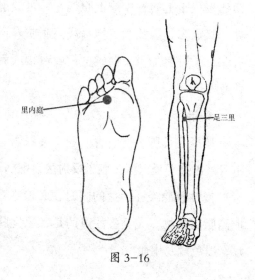

图 3-16

2.足部反射区疗法

经常按摩脾脏、胃、腹腔神经丛、肝脏、十二指肠反射区，可获得良效（图3-18）。

爱心提醒：若是食物中毒，切不可阻止患者呕吐，应尽量设法让患者将胃内食物吐干净，并立即送往医院诊治。

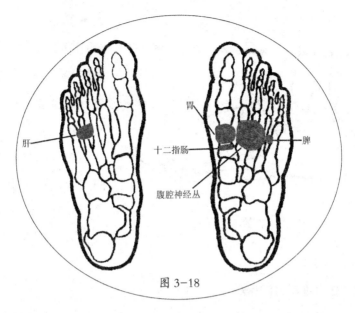

图 3-18

**痔　疮**

　　痔疮是由于肛门附近血液循环不良，静脉曲张而形成的静脉团块。痔疮患者用力排便时，腹压升高，使微血管破裂，从而导致痔疮出血。

　　痔疮可分内、外痔及混合痔三种，其中又以外痔患者占绝大多数。痔疮的形成与个人生活习惯有着很大的关系，如饮酒过量、嗜食辛辣食物、久坐缺乏运动、长期便秘或腹泻者就易引发痔疮。

　　症状轻者，休息后瘀血现象便会消失，即使略显红肿也不会妨碍生活和工作，因此很容易被患者忽略。如果常不予理会，以致症状逐渐加重，则会因每次排便引起流血而导致贫血，并会引发剧烈疼痛，所以，在发现时就应及时根治，以免承受不必要的病痛。

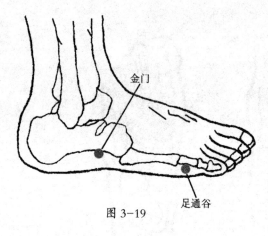

金门

足通谷

图 3-19

◆ 治疗

**1.足部穴位疗法**

治疗痔疮的关键是促进血液循环。因此，"金门"和"足通谷"就是最重要的穴位，皆宜用灸法。治疗时以病侧为重点，另一侧为辅助（图3-19）。

**2.足部反射区疗法**

经常按摩肛门、直肠、骶骨、肾、输尿管、膀胱、上下身淋巴结反射区，能有效促进血液循环，对痔疮有较好的防治效果。

## 便 秘

便秘是指大便秘结不通，排便时间延长，或欲大便而艰涩不畅的一种病症。其可引起腹部胀满，甚则腹痛、食欲不振、头晕头痛、睡眠不安。长期便秘还会引起痔疮、便血、肛裂等并发症。

便秘多是由于缺乏排便动力（如膈肌、腹肌等衰弱），肠道所受刺激不足（主要由于食物对大肠、直肠机械的或化学的刺激不足），肠黏膜应激能力减弱（各种肠黏膜的病变，如痢疾等）造成的。

老年人会因为肠管紧张度低下，蠕动功能下降而产生的迟缓性便秘最多见。这种情况下的粪便粗而硬，排便需用大力气，这样就导致了痔疮出血。

痉挛性便秘在使用或增加缓泻药未必能使便秘得到明显改善，反而会引起腹部膨满、腹痛，肠鸣音亢进。此时因肠管紧张度增强及痉挛性收缩，粪便小而硬呈兔粪状。所以，应在使用缓泻药的同时配合应用抑制肠管运动的抗胆碱药。

如果便秘经治疗效果不明显，而且有逐渐加重的趋势，应去医院检查。在没有器质性病变的情况下，采用足部按摩法可收到较好的疗效。

◆ **治疗**

1.足部穴位疗法

与便秘形成最为密切的当属脾经、胃经和膀胱经。而最重要的治疗穴位便是位于脚趾端这三条经络的终、始点。其中"隐白""厉兑""至阴"是很重要的穴位。此外，内踝直上三横指的"三阴交"为治疗便秘的特效穴（图3-21）。

一般轻症，只要用手指揉、压穴位，症状便可缓解。若是几天不排便的习惯性便秘，则用香烟灸，必定能有所改善。不过，施行穴道刺激宜在早餐前（上午6～8时）。因在这段时间里，大肠的蠕动最为活泼，产生的效果更为显著。

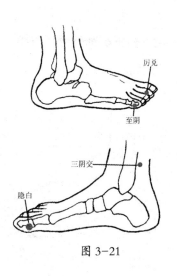

图 3-21

另外，早餐后若有如厕的习惯，可将脚先抬起，再放下，反复几次后，再以手指刺激穴位，这样可收到事半功倍的效果。

2.足部反射区疗法

按摩直肠、肛门、升结肠、横结肠、降结肠反射区，可取得满意的效果。若结合脚踏鹅卵石的踏石保健法，防治便秘的效果会更佳。另外，应多食蔬菜、水果等纤维多的食物，早餐前饮凉水或凉牛奶，保持精神舒畅，养成每天早晨规律性排便的习惯，对防治便秘尤为重要。


## 腹　泻

腹泻是指排便次数增多，泻下粪便稀薄如水，为其主要症状，夏秋两季多见，包括急慢性肠炎、肠结核、胃肠神经功能紊乱、结肠炎等，多由细菌感染和胃肠功能障碍所致。

### ◆ 治疗

1.足部穴位疗法

位于小趾外侧的至阴穴，对于腹泻有较好的效用，应加强对至阴穴的揉按（图3-24）。

2.足部反射区疗法

腹泻者应经常揉搓胃和十二指肠反射区，这样可以调整胃肠功能。另外，脾脏、肝脏、肛门、升结肠、横结肠、降结肠、泌尿系统反射区也很重要，但不要按摩直肠反射区。

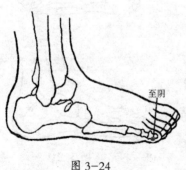
图 3-24

需要注意的是，如果是细菌性或因疾病所致的腹泻，则须尽快就医。找不出原因的生理性、神经性、慢性的腹泻等，使用足部按摩治疗则能产生效果。

## 肝　病

肝脏是人体中最强壮的脏器，它的主要功能除了对营养物质进行处理和蓄积等重要作用外，还有分解体内毒素、体外侵入的毒素和代谢废物等功效。肝脏是捍卫健康的重要防线，一旦受到伤害，就会产生重大病变，并对其他脏器产生极大的影响。

肝病虽然有脂肪肝、肝硬化、肝癌等许多种，但最令现代人感到头痛的就是各类肝炎。肝炎不但死亡率高，而且传染速度和范围都非常惊人，让人防不胜防。

一般来说，肝炎可分为急慢性肝炎两大类。症状除类似感冒的发烧、食欲不振外，都有容易疲劳、倦怠感等症状。

### ◆ 治疗

到目前为止，西医尚未发现治疗肝病的特效药，因此无法完全控制病情。现利用足部按摩疗法，只要有耐心，并注意饮食起居，效果会十分明显。

1.足部穴位疗法

无论肝炎或其他肝病，都以始自足拇趾侧的肝经上的穴位为治疗重点。其中以"太冲"为主。除太冲外，"行间""大敦"，都是对肝脏有重大作用的特效穴。操作时，可用发夹或牙签刺激穴位。肝硬化和酗酒引起的肝炎则用香烟或艾炷灸（3-26）。

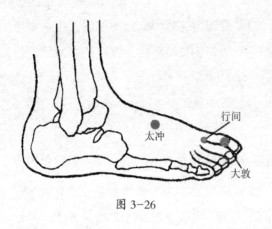

图 3-26

**2.足部反射区疗法**

在进行足部反射区按摩时，除了肝脏、胆囊反射区外，淋巴结、十二指肠反射区也很重要。肝脏不佳者，按压这些部位会有疼痛感觉。另外，施行足部按摩治疗时，不要忘了泌尿系统。经过足部按摩刺激后，尿的颜色和气味会变浓，这是好转前的预兆，不必担心（图3-27）。

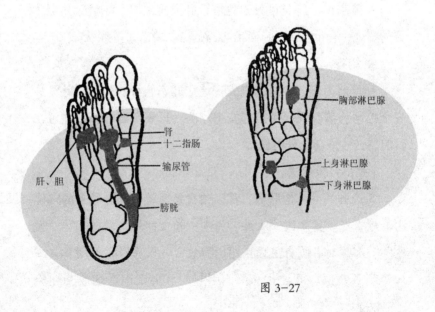

图 3-27

**慢性胆囊炎**

慢性胆囊炎常因胆囊结石的存在而发生，在反复发作的患者中约70%有胆囊结石。由于感染导致炎症反复发作，轻者胆囊壁有炎性细胞浸润，重者胆囊的正常结构被破坏，以致纤维组织增生，瘢痕形成，完全丧失了浓缩和排出胆汁的功能。

慢性胆囊炎的患病率男性高于女性，尤其多见于中年和肥胖者。临床症状常不典型，可持续多年无症状，但大多数病人既往有胆绞痛病史，主要表现为反复发作性上腹部疼痛，常发生于晚上和饱餐后，呈持续性，伴有厌油腻食、腹胀、嗳气等消化道症状，有时出现右侧肋部和腰背隐痛。

◆ 治疗

1.足部穴位疗法

揉按足部行间、太冲、足临泣、足窍阴等穴位（图3-28）。

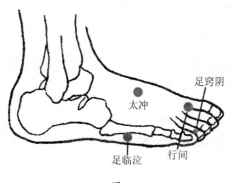

图 3-28

2.足部反射区疗法

按摩肝、胆、腹腔神经丛、肾、输尿管、膀胱、胃、十二指肠、各淋巴结反射区。胆囊反射区和肝脏反射区是按摩的重点，胃肠和肾脏反射区也是相关的反射区带。

另外，患者饮食应清淡，避免油腻厚味的食品以免诱发胆囊炎。

# 心脑血管疾病

### 心脏病

心脏病是包括心肌病、冠状动脉型心脏病、心瓣膜病变及心律失常等病症的总称，致病的原因以动脉硬化居多，而高脂血症、抽烟、精神因素、生活不规律等，都是心脏病发作的诱因。

一般的心脏病最常见的症状，有呼吸不畅、心悸等，发生心肌缺血时，会出现心脏被牵扯般疼痛的感觉，严重者可危及生命。足部按摩疗法，对这类疾患有较好的预防保健作用。

### ◆ 治疗

1.足部穴位疗法

在足部穴位中，和心脏关系最密切的是"泉生足"与"第二泉生足"。除此之外，脚背的"京骨"，也是治疗时不可或缺的穴位。操作时，均以指压刺激法最为适合（图3-30）。

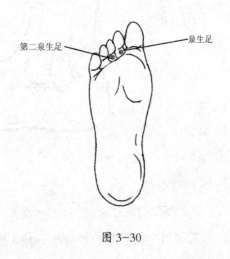

图 3-30

在急性心脏悸动的治疗上，还可指压手掌上的劳宫穴（握拳时，中指指尖对应的部位），以及手腕和手肘间正中央处的郄门穴，效果较为明显。

2.足部反射区疗法

按摩肾、输尿管、膀胱、肾上腺、心脏、脾、肝脏反射区。

治疗期间，应注意休息，劳逸结合；避免辛辣刺激性或油炸食品，限制食盐的过量摄入，忌烟酒。

爱心提醒：心脏疾病的反射区治疗务必接受医生指导，而且症状严重者开始时需慎重实施，以免导致不良后果（图3-32）。

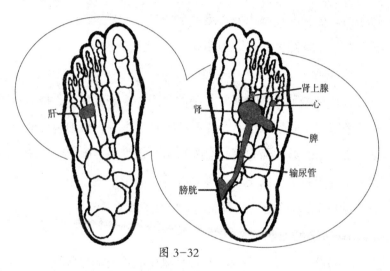

肝

肾上腺
肾
心
脾
输尿管
膀胱

图 3-32

## 高血压

高血压是一种以动脉血压增高为主的临床综合征，凡收缩压≥140毫米汞柱（1毫米汞柱≈0.133千帕），（和）或舒张压≥90毫米汞柱，即可诊断为高血压病。

高血压是最常见的心血管疾病，患病率高，多发生于中年以上人群，早期无明显症状，随着病情的发展，可出现头晕头痛、耳鸣眼花、心悸失眠、记忆力减退，最终可引起严重的心、脑、肾并发症，是脑卒中、冠心病的主要因素。

动脉压随年龄增长而升高，同时心血管病死亡率和危险性也随着血压水平的升高而逐渐增加。发病原因不明确的称为原发性高血压，这类患者占高血压病的90%以上。少数患者的高血压是某些疾病的一种表现，称为继发性高血压。一般来说，肥胖、营养不均衡或摄取盐分过多等是形成高血压的重要诱因。由于高血压的治疗需要长期用药，况且降压药都有一定的副作用，这些因素都让患者感到十分苦恼。对于轻度高血压患者而言，足部按摩疗法安全可靠，效果也较为明显。

◆ 治疗

血压的调节是一个非常复杂的过程，主要取决于心排血量和外周阻力。心排血量本身受各种因素的影响，如细胞外液容量、心率、心肌收缩力等；总外周阻力也受诸多因素的影响，如交感神经系统、副交感神经系统等。为了不让血压升高，就必须使血液循环畅通，这是取得治疗效果的关键所在。

1.足部穴位疗法

足被称为"第二心脏"，是高血压的重要治疗区域。其中效果最显著的就是"涌泉穴"与"第二泉生足"。足拇趾根部外侧、靠近趾缝的"降压点"，更是名副其实的降压特效穴。

治疗时，涌泉穴可用叩拍法；第二泉生足宜用拇指压揉；至于降压点，则可使用香烟灸法，效果均极为显著。此外，反复弯曲、伸直脚趾，也是便捷、有效的降压方法。

2.足部反射区疗法

治疗时刺激肾脏、肾上腺、输尿管、膀胱、大脑、内耳迷

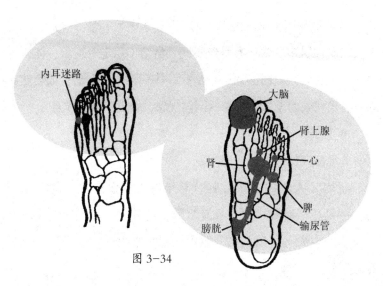

内耳迷路

大脑

肾上腺

心

肾

脾

输尿管

膀胱

图 3-34

路、心脏反射区，其中以肾上腺的影响最大。按摩开始时泌尿系统的反射区需施行稍长时间的按摩（图3-34）。

## 低血压

低血压是指一般成年人收缩压低于90毫米汞柱，舒张压低于60毫米汞柱者。大部分低血压多是由于生理病变、自律神经失调或遗传等因素，导致内分泌系统功能失调（如脑垂体前叶功能低下、肾上腺功能不全等）所致。

有人认为低血压的人比较长寿，事实上，他们的确不必担心许多危及生命的可怕病变。但是放任不管，一样会有不少的症状出现。保持血压正常，才是健康人该有的状态。

和高血压患者比起来，低血压患者，其中有相当一部分人没有症状，不过早上特别爱赖床，所以经常迟到，很少有人会把低血压当作"疾病"去看待。

较严重的低血压会出现头痛、耳鸣、贫血、怕冷等症状，其中又以女性居多，常伴有月经不调、情绪不稳定等现象，体质也以虚弱者居多。此时必须进行治疗，特别是体位变动，如突然起立时，出现眼前发黑、头晕欲倒等现象，则更应引起注意。

## ◆ 治疗

### 1.足部穴位疗法

足底是人体的第二心脏，与维持人体血液循环的关系密切。"足心"对升压效果具有卓效。此外，"心包区"（脚掌中分线的中央），以及第三趾内侧甲根下角的"足47"，也具有升压效果。

每天拍打脚底的"足心"和"心包区"，也可以用香烟灸，有利于调整血压。"足47"可压揉、按摩，或用香烟灸法，均可获得升压效果。治疗时，应以压痛感较重的一边作为重点（图3-35，3-36）。

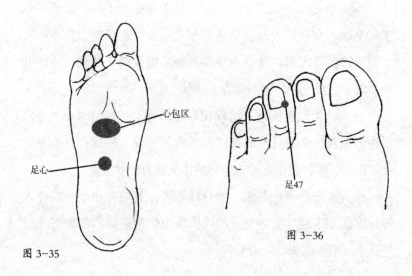

心包区

足心

足47

图 3-36

图 3-35

## 2.足部反射区疗法

按摩刺激肾脏、输尿管、膀胱、内耳迷路、肾上腺、大脑、脾、心脏反射区。其关键在于有耐性地持续进行下去（图3-37）。

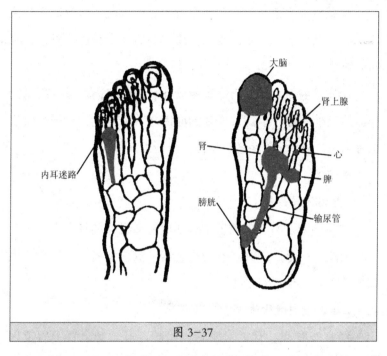

图 3-37

另外，调整生活质量，充分摄取蛋白质、维生素类等；讲究生活规律，每天持续适度适量的运动，改善体质。

## 脑出血

脑出血是由于高血压、动脉硬化等病变引起的脑血管破裂，致使血液浸入脑组织中，破坏脑机能，属于中风病变较为严重的一种。

现代人大多数营养过剩，且缺乏运动，导致血管病变的概率增加，所以脑溢血的发病率相当高，曾高居十大死因之首。好在近来健康常识逐渐普及，对盐分摄取量有所减少，脑溢血发病率也有所降低。

脑溢血只要稍有延误，便会有致命的危险。即使运气好保住了命，也是半身不遂，或语言障碍等后遗症，这需要较长时间的恢复。

诱发脑溢血直接原因是动脉硬化。另外，高血压、高胆固醇血症、抽烟等，也是其重要的原因之一。因此，对于高血压患者来说，应尽量避免各种诱因，降低发病率。

◆ **治疗**

1.足部穴位疗法

"足窍阴"与"大敦"是预防脑溢血发作的特效穴。每天压揉上述穴位至产生温热感为止。若伴有头痛者，可用牙签束刺激"大敦"与"足窍阴"。

2.足部反射区疗法

经常按摩心、肾、输尿管、膀胱、肝、脾、肾上腺反射区，可以降低脑溢血的发病率。

脑溢血一旦发作，任何举措都已经迟了。因此，事先应当采用有效的疗法来防止它的发作。

爱心提醒：如果高血压患者发现足拇趾和第四趾上有一些斑点、条纹等痕迹（也可能在趾甲表面），便应引起重视，因为这是脑溢血发病的危险讯号，应当立即采取相应措施或送往医院进行治疗。

# 神经系统疾病

**头 痛**

头痛是一种常见的自觉症候，多见于各种疾病，如感染性发热性疾病、高血压、颅内病变、血管神经性头痛、一氧化碳中毒、酒精中毒等。除了生理病变外，神经衰弱、疲劳、生活或工作压力过重，都会导致不同程度的头痛。

此外，女性在月经期间或接近更年期时，由于血液循环受阻，也很容易引起头痛。很特别的是，穿的鞋子太小也会引起头痛。年轻女性穿高跟鞋引起头痛并不少见。换鞋子来治疗头痛的例证，在外国已是屡见不鲜了。

由于头痛的病因多样，其临床表现也有所不同，如神经性头痛，部位在头顶或不固定，伴有记忆力减退、失眠等。血管性头痛，常位于一侧，呈搏动性，多发生于女性，可由过敏、月经来潮等诱发，晨间发病为多。总之，头痛的临床表现较为复杂，所以必须找出原因，以便对症治疗。

◆ **治疗**

1.足部穴位疗法

引起头痛的原因不同，治疗时所选用的穴道自然也不同。比如，偏头痛可选择足窍阴加以刺激。感冒发烧所引起的头痛，可选用至阴，它是消除这类症状的特效穴。

此外，五官都在面部，若有病变时，便会引起头痛。例如过敏性鼻炎、中耳炎等。如由耳朵病变引起的，可刺激小趾内

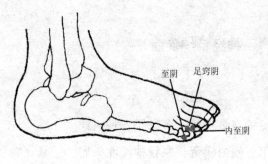

至阴　足窍阴

内至阴

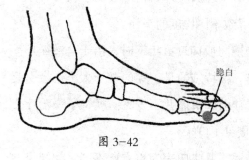

隐白

图 3-42

侧甲根附近的内至阴；鼻病引起的头痛，则可刺激隐白。几乎所有治疗头痛的特效穴位都在脚趾上的甲根附近。

进行穴位刺激时，两边都要兼顾。比如偏头痛，左边痛以左脚穴位为治疗重点，右边为辅。至于刺激的强度，则视头痛程度而定（图3-42）。

2.足部反射区疗法

找出头痛的原因后，刺激相应的反射区即可。不过，大脑与小脑反射区对所有的头痛症皆有效。另外，三叉神经、肾上腺、额窦反射区也很重要。

高血压等引起的血管性头痛，降低血压很重要，特别是需揉搓小脑反射区。因肌肉紧张所引起的头痛（因工作等产生的头疲劳），应仔细揉搓肾上腺、肾脏、输尿管、膀胱四个反射区。因眼睛疲劳所引起的头痛，则揉搓第二、第三趾的脚底较为有效。

## 失　眠

失眠是一种睡眠障碍，主要表现为夜间不易入睡，或睡眠程度不深，或时睡时醒、多梦，醒后难以再入睡，甚至整夜不能成寐。常伴有头晕、头痛、记忆力减退、食欲不振、精神疲乏等症状。

失眠的机制是大脑皮质兴奋和抑制失调，高级神经活动的正常规律遭到破坏。当大脑皮质内抑制强度减弱，或兴奋过程转化为抑制过程的能力不足，即使到了睡眠时间，也不能很好地发挥抑制作用，造成难以入眠的状态、容易觉醒等现象。

造成失眠的原因有很多，大致可以归纳为心理因素、生理因素、环境因素和病理因素四大类。偶尔失眠也可发生于健康人。比如，白天或睡前过度兴奋，或因环境不好，太冷、太热、噪音、床被不适，或睡前饮咖啡、浓茶，等等，都可能会引起失眠，但多是暂时性的。

病理性失眠是因各种疾病引起的。如各种疾病引起的疼痛发热、咳喘、瘙痒、心悸等都能引起失眠。在临床上，以失眠为主要症状，无明显的其他诱因，这多是神经衰弱引起的。近年来由于生活节奏加快，精神压力加大等心理因素造成的失眠人越来越多。采用足部按摩对心理因素和神经衰弱造成的失眠就有较好的治疗效果。

◆ 治疗

1.足部穴位疗法

"失眠"（位于脚掌后方，脚跟和内踝、外踝踝尖连线的交叉点上）和"安眠4"（位于内踝上缘直上六横指处）是治疗失眠的特效穴。此外，"水泉"也是治疗失眠的重要穴位。

经常按摩上述穴位，或是就寝前用吹风机对"水泉"、"安眠4"两穴予以温热刺激，或用香烟或艾炷灸，可以取得很好的安眠作用。

2.足部反射区疗法

刺激大脑、心脏、生殖腺、脾、肾脏反射区。由于生殖器的反射区皮肤较厚，因此应加大刺激力度。另外，两脚趾的回转可放松心情，促使睡眠。再者，因脚冷而难以入睡者，睡觉前先用温水洗脚，促进足部血液循环，有助于入睡。

## 焦　虑

焦虑症，可以是持续性，亦可呈发作性，属一种神经症状，以原因不明、无固定对象的焦虑、紧张不安为主要表现，注意力不集中，容易激怒，严重者似有大祸临头之感，同时伴有心悸、出汗、躯体不适等症状。

现代人生活压力太大，患焦虑症的人也越来越多。早上上班高峰时间容易遇上塞车，满街的噪音、废气，心里又记挂着工作、家人、同事之间的种种问题……还没到办公室，身心已经开始疲惫了。

精神压力过多，长期处于疲劳、紧张的状态中，容易导致肠胃功能衰弱和各种神经官能症。尤其是经常使人变得焦躁、缺乏耐性，人际关系与工作都无法顺利开展，并形成恶性循环。如果不彻底消除的话，便会永久的被困扰着。

置身于这种环境当中，学会放松自己的心情很重要。另外，借助足部按摩治疗，也是一种很有效的做法。

◆ 治疗

1.足部穴位疗法

中医认为"肝主怒"，因此，消除烦躁、焦虑，应当从肝经着手。肝经上的"行间"是消除焦虑的最有效的穴位。另外，"心包区"也不可忽略。施行足部疗法时，用手指刺激这些穴位即可。另外，对

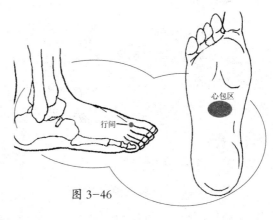

图 3-46

脚底施行冷敷，也能够使情绪稳定下来（图3-46）。

2.足部反射区疗法

按摩肾、输尿管、膀胱、心、肝、脾、大脑、腹腔神经丛反射区，其中心、大脑和腹腔神经丛反射区是重点按摩部位。


**自律神经功能紊乱**

焦躁、疲倦、手脚冰冷、头重、失眠……去医院检查也查不出任何原因来，这种情况多半是自律神经功能失调所致。

既然称为"自律"神经，很显然就不受人们意识的支配。其功能包括调节内分泌及脏腑功能、心血管收缩与扩张等。它由交感神经和副交感神经所构成，这两种神经功能相互影响，

以调节机体的平衡。

自律神经功能失调症，就是这两种神经失去平衡，造成功能混淆。多半因激素失调而引起，后天的精神压力、生活不规律和饮食失调则是它发病的诱因。

◆ **治疗**

1.足部穴位疗法

自律神经功能失调属于神经官能症的一种，因此，与心有密切关联的"心包区"是其特效穴位。对心包区的刺激，以指腹慢慢按摩或用香烟灸较为合适。此外，还需对拇趾、第二趾和第三趾压揉（图3-49）。

2.足部反射区疗法

仔细按摩肾、输尿管、膀胱、垂体、肝、胆、大脑反射区，其中大脑和肾脏反射区是重点。大脑反射区有稳定情绪作用。而有人认为自律神经功能失调症主要是由于肾亏所致，所以，需重点刺激揉压肾脏的反射区，以消除肾亏现象，使自律神经功能恢复正常（图3-50）。

自律神经失调症其发生原因有多种，一部分与过度紧张有很大的关系，另外，食酸性食物（肉食）过多、运动不足等也会影响自律神经失调。因此，改变以肉食为主的生活和进行适量适度的运动是很有必要的。

**面神经炎**

面神经炎俗称"吊线风"，属中医学"面瘫"的范畴，是一种急性发作的单侧面神经周围性麻痹，常出现于清晨洗脸漱

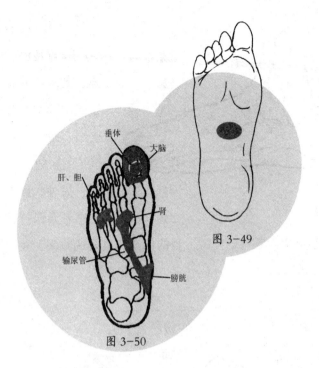

图 3-49

图 3-50

口时发现面部异常。部分人发病前有同侧耳内、乳突区、面部疼痛，但很少引起注意。

面神经炎患者病侧面部表情肌运动丧失，额纹消失，眼裂增大，鼻唇沟消失，口角下垂，口歪向健侧，病侧不能做皱眉、瞪闭眼、露齿、吹哨、鼓腮等动作，上下眼睑不能闭合。患侧耳后、耳内、下颌周围轻度疼痛及压痛。

◆ 治疗

面神经炎大多采用中西医结合治疗，针灸按摩对面部神经的功能恢复具有显著疗效。

1.足部穴位疗法

重点按摩足部厉兑、行间、太冲等穴位（图3-51）。

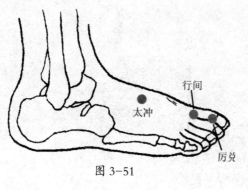

行间

太冲

厉兑

图 3-51

2.足部反射区疗法

重点按摩三叉神经、大脑、膀胱、输尿管、肾脏、颈部淋巴结、眼、小脑反射区（图3-52）。

另外，面部神经炎患者要保持精神愉快，避免精神紧张，坚持适当的休息和良好的睡眠，夜间尽量避免受风寒。

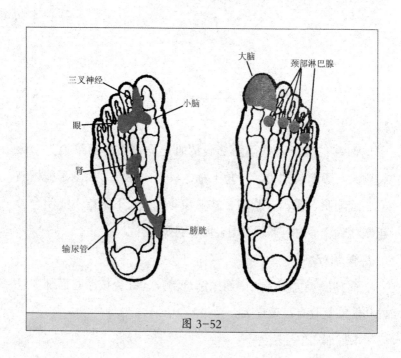

三叉神经

小脑

眼

肾

大脑

颈部淋巴腺

膀胱

输尿管

图 3-52

### 三叉神经痛

三叉神经痛多发生在40岁以上的中年或老年人，其特点是三叉神经分布区域内出现阵发性、短暂性的剧烈疼痛，数秒或数分钟后缓解，连续数小时或数天内反复发作。疼痛常因触及面部的某一点而诱发，病人不敢洗脸、漱口、进食。疼痛呈阵发性闪电式剧痛，痛如刀割、针刺、火灼，可伴有病侧面部肌肉抽搐、流泪、流涕、流涎等现象。

三叉神经痛可分为原发性和继发性二种，女性患者多见。发生原因尚不清楚，一般认为原发性者与受寒、病毒感染以及齿病等有关；继发性者，可能为肿瘤压迫、炎症、血管畸形等病变直接刺激所致。

◆ **治疗**

1.足部穴位疗法

重点按摩或灸厉兑、行间、太溪等穴位。

2.足部反射区疗法

重点按摩三叉神经、大脑、肾脏、输尿管、膀胱、肾上腺、颈部淋巴结反射区。

另外，三叉神经痛病程长，很少有完全根治的，常会反复发作，西医常用药物为止痛剂，严重时行手术治疗。因此，要做好预防，平时应保持精神愉快，胸怀开阔，避免精神紧张；有规律地饮食起居；保持室内空气清新，避免不良环境影响；要保证有充足的睡眠。

**坐骨神经痛**

坐骨神经是全身最大的神经，它上起腰骶部、下至足背。坐骨神经痛是指坐骨神经通路及其分布区的疼痛，是一种症状而非病理性改变。

坐骨神经痛可分为原发性坐骨神经痛和继发性坐骨神经痛两种，原发性坐骨神经痛（坐骨神经炎），多与风湿、感染、受寒有关；继发性坐骨神经痛占绝大多数，是由于坐骨神经干为神经通路的邻近组织病变产生机械性压迫或粘连所引起的，如椎间盘突出、肿瘤、结核性感染等。按其受损的部位，又可分为根性坐骨神经痛和干性坐骨神经痛。

坐骨神经痛常发病于中青年人，多为一侧臀部、大腿后侧、小腿后或外侧及足部发生烧灼样或针刺样疼痛，疼痛呈阵发性或持续性，活动时加重。

原发性坐骨神经痛，呈急性或亚急性发作，沿坐骨神经通路上有放射痛和明显的压痛点，起病数日后最为剧烈，经数周或数月后便慢慢缓解，常因感受寒湿而诱发。

继发性坐骨神经痛，有原发病可查，咳嗽、喷嚏、排便会使疼痛加重，腰椎旁有压痛及叩击痛，腰部活动障碍，活动时下肢有放射痛。

◆ **治疗**

1.足部穴位疗法

可揉按昆仑、仆

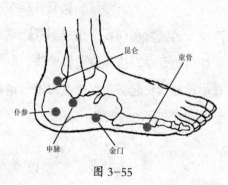

图 3-55

参、申脉、金门、束骨等穴位，也可采用灸法（图3-55）。

2.足部反射区疗法

按摩肾、输尿管、膀胱、肾上腺、脊柱、内外侧坐骨神经、膝关节、尾骨、内外侧髋关节反射区。

推拿按摩对治疗坐骨神经痛有明显的效果，可沿坐骨神经走向自下向上轻柔地按摩，以疏通经络，活血化瘀，防止肌肉萎缩。然后用略重的手法进行按压和摩擦；至皮肤发红为止，不可过于用力，以有舒服感为度。另外，如右腿痛，可将右脚放在左膝上，右手托脚跟，左手扳脚尖，头转向右侧用力扳，可止痛。

### 抽　筋

平时缺乏运动的人，偶尔在白天进行激烈的运动，晚上睡着后，有时会因小腿突然产生收缩般的感觉而痛醒，这种现象就是我们常说的"抽筋"。

体质虚弱的女性，在寒冷的冬夜常会受到抽筋的困扰。抽筋的瞬间相当痛苦，不过等抽痛过去后，便无大碍，不致对生活、健康产生太大影响。若不幸在游泳而又四下无人时发生，就相当危险了。所以，平时应多注意防治。

小腿抽筋是腓肠肌受到突然强烈运动的刺激，或长时间的疲劳所引起的，所以运动前的热身运动，以及运动后的放松活动或按摩都是不可忽略的。

#### 防治措施

中医认为"肝主筋"，所以常抽筋的人大多是肝、胆功能异常（亢奋或不足）所致。治疗时以胆经"足窍阴"最具效果。膝下小腿外侧的"阳陵泉"，也不可忽视，因为针灸学上有"筋会阳陵"的说法。治疗时，可用牙签束刺激两边穴位，但以病侧穴道为主。

另外，脚背的"足临泣"（属于胆经），也可当作治疗的辅助用穴。若运动前将此处揉搓至发热，可预防抽筋（图3-57）。

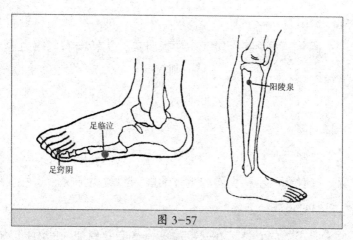

图 3-57

## 泌尿系统疾病

### 肾脏病

肾脏病中最多见的是肾炎，即肾小球的炎症所引起的疾病，其主要症状为血尿、水肿、血压上升、有倦怠感等。

肾脏的生理功能主要是把停留在血液中的废物和有害物质从尿液中排出，以净化血液。当肾脏机能减弱后，废物便会

144

在血液中停留，并随血液到处流动，侵入大脑，便进一步刺激脑细胞，引起头痛；到达皮肤，则成为肿物和皮肤病的病因之一，严重地影响着机体的健康。

当机体出现原因不明的浮肿、疲乏、腰痛等，理应怀疑到肾脏的损害。由于肾脏是非常能忍耐的器官，若非其情况相当恶劣，一般是很难发现其症状的。

### ◆ 治疗

足部反射区疗法

仔细揉按肾脏、输尿管、膀胱、肾上腺、上下身淋巴结反射区。起初会感到疼痛，因此刺激强度要适度，逐渐增长按摩时间。治疗后会出现尿量增加、气味加重、颜色变化等情形，这是好转时暂时性的反应（图3-58）。

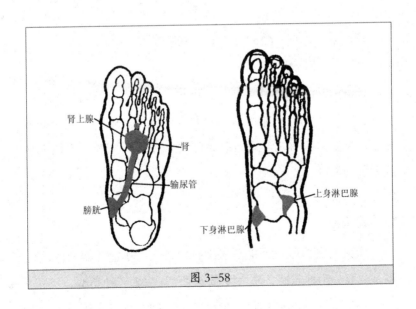

图 3-58

## 遗　尿

遗尿，是指3周岁以上的小儿在睡眠中不知不觉地将小便尿在床上。3周岁以下的婴幼儿，由于智力发育尚不完善，排尿的习惯还未养成，或贪玩少睡、精神过度疲劳，均能引起暂时性遗尿，这都属于正常现象。

遗尿一般分器质性和功能性两类。器质性遗尿多见于神经系统疾病，如隐性脊柱裂、腰椎损伤、癫痫等，以及泌尿系统疾病，如后尿道瓣膜、输尿管开口异常及泌尿系感染等；功能性遗尿，多由于精神过度紧张，体力过度疲劳（白天贪玩，夜间睡眠过熟），缺乏随意排尿功能的训练，以及家族遗传因素等原因所致。

### ◆ 治疗

1.足部穴位疗法

揉按或灸太冲、行间、水泉、太溪等穴位。

2.足部反射区疗法

按摩肾脏、输尿管、膀胱、尿道、前列腺、大脑反射区。另外，按摩小趾，刺激脚底也很有效。因为，脚底有通往脑垂体、延髓、肾上腺之重要经穴，轻轻加以按摩刺激，可促进神经系统的发育。

## 尿失禁

尿失禁是指尿液不能自主地排出，人为不能控制地尿液外溢。主要分为神经性、压力性和充溢性尿失禁三种类型。

神经系统疾病或损伤所致尿失禁，同时伴有肢体麻木、疼痛、感觉障碍、运动失常等。

压力性尿失禁，多见于中年人、肥胖者，当腹压增加时，尿液不随意地流出。

充溢性尿失禁者，主要表现为尿急，排尿困难，小腹胀痛，膀胱区膨隆。

◆ 治疗

1.足部穴位疗法

按摩或灸涌泉、足临泣、太溪、太冲等穴位。

2.足部反射区疗法

按摩肾、膀胱、输尿管、前列腺、尿道、大脑反射区。

# 代谢与内分泌性疾病

## 糖尿病

糖尿病是一组遗传和环境因素相互作用而引起的临床综合征，因胰岛素分泌绝对或相对不足，以及靶组织细胞对胰岛素敏感性降低，引起糖、蛋白、脂肪、水和电解质等一系列物质代谢紊乱。

糖尿病最典型的症状是"三多一少"，即多饮、多食、多尿、体重下降。不典型和轻症或隐性患者，常无明显症状，应提高警惕，以免贻误诊断。

糖尿病大致上分为Ⅰ型和Ⅱ型糖尿病。Ⅰ型糖尿病是胰岛素依赖型，可发生在任何年龄，临床特点为起病急，多食、多尿、多饮、体重减轻等症状较明显，有发生酮症酸中毒的倾向，必须依赖胰岛素治疗维持生命。

Ⅱ型糖尿病是非胰岛素依赖型糖尿病，也可发生在任何年龄，但多见于40岁以后中老年人。大多数病人起病缓慢，很少有酮症酸中毒倾向，但有时亦需要胰岛素控制病情。

糖尿病的病因与遗传、病毒感染、自身免疫因素有关，加上肥胖、饮食油腻以及精神上的压力，遂致发病。糖尿病并发症可遍及全身各重要器官，如动脉粥样硬化性心脑疾患、糖尿病性肾病变，以及糖尿病视网膜病变等。

糖尿病患者若出现肢端感觉异常，分布如袜子或手套状，伴麻木、针刺、灼热、痛觉过敏或脚有踏棉垫感，多并发有周围神经病变，常为对称性出现，下肢较上肢严重。

目前对糖尿病无完全根治的疗法，所以，一旦患了糖尿病，为防止病情恶化，必须多了解这方面的医疗常识，并耐心地接受有效的治疗方法，当然也包括足部按摩疗法。

◆ 治疗

1.足部穴位疗法

涌泉穴对解除糖尿病口渴症状有特效，以湿布冷敷“涌泉”及脚弓部位最具效果。或将捣烂的新鲜芦苇，于睡前贴于涌泉穴周边效果也较为明显。

若想增加降低血糖的疗效，位于小腿内侧“阴陵泉”也很重要。治疗时，阴陵泉应给予较强的刺激，用香烟或艾炷灸也会收到明显效果（图3-62）。

2.足部反射区疗法

重点揉压肾脏、膀胱、输尿管、胰腺、脾、胃、十二指

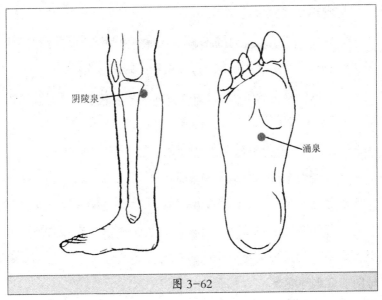

图 3-62

肠、大脑、上下身淋巴结反射区。许多糖尿病患者，足拇趾内
侧从趾根到趾尖处有硬块，所以需按揉，将硬块散开，使之柔
软（图3-63）。

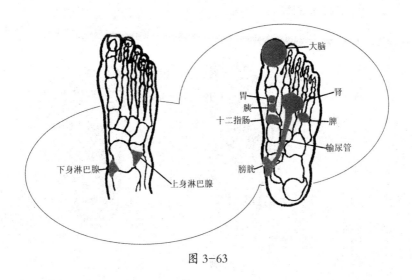

大脑
胃
胰
十二指肠
肾
脾
输尿管
膀胱
下身淋巴腺
上身淋巴腺

图 3-63

### 甲状腺功能亢进症

甲状腺功能亢进症（简称甲亢）是指由多种病因导致甲状腺功能增强，分泌甲状腺激素过多所致的临床综合征。

甲亢病因及发病机制尚未完全清楚。多数认为甲亢是在遗传基础上，由感染、精神创伤等因素诱发。各年龄段均可发病，以20~40岁多见。女性患病率多于男性，其比例约为4∶1。

甲亢多数起病缓慢，患病后常伴有疲乏无力，怕热多汗，皮肤潮湿，体重减轻，低热，双手平举前伸时伴有手指震颤等现象。也伴有神经过敏、多言多动、紧张多虑、焦躁易怒、思想不集中、记忆力减退、心跳过速等。还会伴有甲状腺肿、眼球向前突出等症状。

◆ 治疗

足部反射区疗法

甲亢在服用抗甲状腺药物治疗的同时，辅以足部按摩治疗，对于改善临床症状效果较为显著。应以垂体、甲状腺、脾、心、肾、肾上腺、输尿管、膀胱、肝反射区为重点，刺激以酸痛而能忍受为

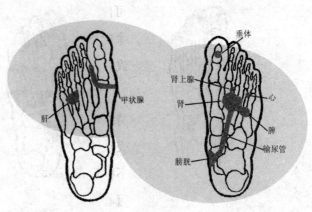

图 3-64

150

度（图3-64）。

治疗期间，应注意休息，饮食要补充足够热量，包括糖、蛋白质和B族维生素等。还应保持心情舒畅，不急不躁，生活有规律，忌食辛辣等刺激性食物。

### 更年期综合征

更年期是指妇女从性成熟期逐渐进入老年期的一个过渡时期，包括绝经前期、绝经期及绝经后期。绝经是指月经完全停止1年以上。目前生理性绝经年龄有延后倾向，我国城市妇女的平均绝经年龄为49.5岁，农村妇女为47.5岁。

更年期的早期变化是卵巢功能衰退，表现为脑垂体功能退化。此时期卵巢逐渐趋停止排卵，雌激素分泌减少，促性腺激素分泌增多。绝经后，卵巢几乎不能分泌雌性激素，但仍分泌雄性激素。这些内分泌失调就会导致机体各种不适。

更年期妇女约1/3能通过神经内分泌的自我调节达到新的平衡而无自觉症状，2/3的妇女则可出现一系列性激素减少所致的症状，就称为更年期综合征。除自然绝经外，两侧卵巢经手术切除或受放射性毁坏时，会导致人工绝经，继之也可发生更年期综合征。

更年期综合征的临床症状持续时间长短不一，一般为2～5年，严重者可达十余年。主要表现为月经紊乱，经量不稳定，潮热、出汗、精神过敏、情绪不稳定、手脚麻木等自律神经功能失调，还可出现骨质疏松、冠心病发病率增高、胆固醇升高等病理现象。

更年期是每位女性必须经历的阶段，这期间会不自觉地变得懒散、容易疲劳、食欲不振、头重等身体上的不适，和失眠、焦躁不安等精神方面的困扰，但不应视为疾病。但是，症状严重者还是应该接受适当的治疗。足部按摩可有效改善其症状。

◆ 治疗

1.足部穴位疗法

涌泉穴是治疗更年期综合征的特效穴，它能调整机体的内分泌；"心包区"则是祛除不安、烦躁的要穴。此外，三阴交也不可少，它能提高生殖功能，调节内分泌，是女性各种疾患的重要穴位。治疗时，可采用香烟灸上述穴位。症状较轻的女性，用吹风机的温风刺激穴位即可（图3-65）。

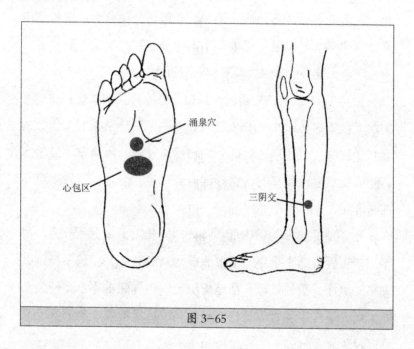

涌泉穴

心包区

三阴交

图 3-65

## 2.足部反射区疗法

仔细揉搓大脑、脑垂体、肾上腺、生殖腺、子宫、心、肝、脾等反射区。因为自律神经失调所导致的各症状，以刺激头部最为有效。所以，脑垂体和大脑的反射区，要反复揉搓，但应避免一次长时间的刺激。

### 肥胖症

肥胖症是指体内脂肪堆积过多，导致体重增加的一种病症。人群中各种体重呈正态分布，而无明确区别正常与异常的分界点，故肥胖症的定义是人为的，目前多以理想体重和体重指数为依据。

理想体重可按下列简易公式算出：

理想体重：身高（厘米）–105或身高（厘米）减100，再乘以0.9（男性）或0.85（女性）。

体重指数（BMI）=体重（千克）/身高的平方（以米为单位）

体重超过理想体重的20%，或BMI>24可定为肥胖。

无明显病因可寻者称单纯性肥胖症，有明确病因者（例如下丘脑垂体炎症、肿瘤、创伤、皮质醇增多症、甲状腺功能减退症、性腺功能减退症等）称为继发性肥胖症。

单纯性肥胖的发病原因尚未完全明了，主要与遗传、中枢神经系统、内分泌系统、代谢等因素有关。另外与饮食也有很大的关系，当进食热量超过消耗量，多余的物质转化为脂肪，而脂肪又不能被充分利用，沉积于人体各组织皮下，使体重明显增加。

肥胖不仅有损于形象，重度肥胖者心脏负荷增加，皮肤散热不良，怕热多汗，严重影响身体健康。而且常可伴发动脉粥样硬化、冠心病、高血压病、胆石症、糖尿病、多发性骨关节病、高尿酸血症等一系列严重疾病，故应引起足够的重视。

轻度肥胖，仅需控制饮食，使总热量低于消耗量，少吃一些含碳水化合物较多的食物，多吃一点瓜果蔬菜，并多参加体力劳动与锻炼，一般不必用药物治疗。若能辅以推拿按摩，改善肠胃功能，多数能收到较好的效果。

◆ 治疗

### 1.足部穴位疗法

消除肥胖，主要在于抑制胃的功能、降低食欲。厉兑穴和丰隆穴属于胃经脉络上的穴位，可抑制胃肠道的消化吸收功能。厉兑穴可用牙签束的尖端刺激，以造成疼痛的力道较为合适；丰隆穴只要以稍微感到疼痛的力道去揉捏即可（图3-67）。

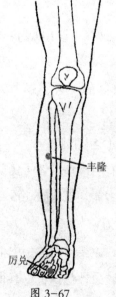

丰隆

厉兑

图 3-67

### 2.足部反射区疗法

足部甲状腺、脑垂体、脾脏反射区与肥胖关系较为密切，是按摩的重点。另还必须揉按压肾脏、输尿管、膀胱、肾上腺、肝反射区（图3-68）。

154

保健养生不求人

# 穴道按摩保健法

武志军 / 主编

江西科学技术出版社

图书在版编目（CIP）数据

保健养生不求人 . 3，穴道按摩保健法 / 武志军主编
. 一南昌：江西科学技术出版社，2020.12
ISBN 978-7-5390-7519-8

Ⅰ.①保… Ⅱ.①武… Ⅲ.①穴位按压疗法 Ⅳ.
① R212

中国版本图书馆 CIP 数据核字（2020）第 175777 号

国际互联网（Internet）地址：http://www.jxkjcbs.com
选题序号：ZK2020271
图书代码：B20292-101

责任编辑　宋　涛
责任印制　夏至寰
封面设计　书心瞬意

保健养生不求人 . 3，穴道按摩保健法　　　　　　　武志军　主编
BAOJIAN YANGSHENG BUQIUREN.3，XUEDAO ANMO BAOJIANFA

出版　江西科学技术出版社
发行

社址　江西省南昌市蓼洲街 2 号附 1 号
　　　邮编：330009　电话：（0791）86623491　86639342（传真）
印刷　北京一鑫印务有限责任公司
经销　全国各地新华书店
开本　880mm×1230mm　1/32
字数　96 千字
印张　5
版次　2020 年 12 月第 1 版　2020 年 12 月第 1 次印刷
书号　ISBN 978-7-5390-7519-8
定价　168.00 元（全 5 册）

# 前／言

当代医学研究取得了巨大成就，大量医学疑难问题相继得到解决，大大提高了人类的健康水平。但是一方面，来自外界环境的污染、自然界生态平衡的人为破坏，导致危害人类健康状况的因素增加；另一方面精神压力的增大、各种社会问题的蓄积，又使得人们的承受能力面临着新的挑战。与此相应的是，人们的自我保健意识大大增强了。正是在这一背景下，古老的中医传统疗法有了新的用武之地，重新焕发出灿烂的光芒。

本书所介绍的穴道按摩保健法正是我国传统医学宝库里的一朵奇葩。根据中国传统医学的经络理论，人体布满各种各样的穴道，它们和人体的各种器官之间有着密切的联系。通过对穴道的多种处治手段，诸如针刺、按摩、挤压等，可以对相关器官起到明显的保健和治疗作用。这一神奇疗法目前已传遍全世界，人们对其显著的疗效啧啧称奇之余，竞相效法。

穴道按摩的优点很多,首先在于它的安全性,它没有药物治疗,特别是西药的诸多不良反应;其次是它集治疗和保健于一身的双重疗效,这使它具有更为广泛的适用性;最后在于它不受场地的限制,又简便易学,因此它可以从医院里走出来,成为人民大众能够普遍采用的一种自我保健方法。

本书内容深入浅出,言简意赅,配以大量清晰的人体图片,明白准确地向人们介绍了穴道疗法的系统知识,使读者看过即可基本掌握,实为广大患者和医务工作者的良师益友。穴道按摩疗法对于各种疾病的辅助治疗和常见疾病的家庭护理,以及人们的自我保健,无疑将产生显著的疗效和养生保健的效果。

因编者水平有限,能力绵薄,书中难免有不尽或不当之处。建议读者在应用本书介绍的方法施治时,须结合自己身体的实际状况对症治疗,必要时须咨询专业医师再行施治。在此,恳请广大读者体谅,批评斧正。

# 目 / 录

# 穴道按摩必读

## 按摩的注意事项

（1）受术者只需露出进行按摩的部位，其余部分应遮盖保暖，以免感冒。

（2）受术者体位要得当，以推拿部位舒适放松为标准。

（3）施术者禁止戴戒指和手链。

（4）施术者要修剪指甲，以免损伤受术者皮肤。在冬天则应先将手搓暖，以免手太凉而引起受术者肌肉紧张，感觉不舒服。

（5）按摩时应嘱咐受术者放松肌肉，取穴要准确，用力应由轻到重，既柔和均匀又有持久力。给小儿按摩，手法应更轻柔缓和，不宜过分用力。要随时观察受术者的神态，以受术者不会感到疼痛难受为度。

# 自我按摩的注意事项

自我按摩，既可以强身防病，又可以达到治疗疾病的目的，且患者自身就可施行，因而受到很多患者，特别是中老年人的青睐。在实行自我按摩时，一定要注意以下几点：

（1）身心放松：按摩时除要集中精力外，还要做到心平气和、全身放松。

（2）取穴准确：按摩是依靠刺激穴位来疏通经络，使血脉流畅，达到健身、治病的目的。只有取穴准确才能收到很好的疗效。

（3）用力恰当：用力的大小，应以有一定的酸、麻、胀感为度。用力过小，不能起到应有的刺激作用；用力过大，既易疲劳，也易擦伤皮肤或引起不良反应。

（4）循序渐进：按摩的穴位和次数，都应由少渐多，由轻渐重。

（5）持之以恒：使用按摩来保健或治疗慢性病，不能急功近利，持之以恒才会收到疗效。

# 正确找寻穴道位置

按摩指导类的书最需要解决的问题是：人体穴位标注得是否准确。因为手绘的图与人体实际有一定的出入，所以，我们编委会注意到这个问题，用人体真图准确地标注了人体的相关

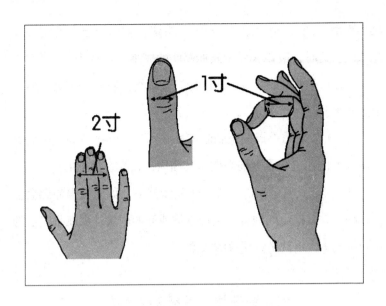

穴位，由于这些穴道在身体上没有做特别的记号，所以，按摩前须先找出正确的穴道位置。

在按摩指导中，常根据人体各部分的长短定出一定的分寸，按寸取穴。但需说明的是：这里的"寸"与度量衡制中的寸不同，并非表示固定的长度，因为其长度因人而异。

正如人的骨骼各异，其骨头的长度和宽度也有所不同，其穴道距离骨头隆起处的远近也有所差别。所以2寸是指食指、中指和无名指加起来的宽幅。

因此，应用感觉舒服的方法，参考各症状的"对症的穴道"和"对症按摩疗法"项，找出正确的穴道位置。

不过，即使以符合自己身体尺寸法的标准，也未必立刻就能找到实际的穴道。想要找寻正确的穴道位置，可用以下方法。

（1）以手指或手掌轻轻触摸穴道附近的皮肤。如果感觉粗涩不光滑，或有小皮肤疹、雀斑、黑痣，就用拇指和食指轻捏此部位。这时，应该有异于其他皮肤的痛感。

（2）假如感觉疼痛，即以拇指或食指指腹轻轻施力，疼痛会更显著。

（3）如果用手指按压刺激该处并不觉得疼痛，即表示此处并非穴道位置，必须再细心按压其四周，找寻有痛感的点。

（4）找到有痛感的地方，再稍微施力，如果觉得痛感会上下移动，而且按压的地方有类似疙瘩或筋的硬块，那就是穴道的正确位置了，也就是有疗效的穴道。

## 常用的手掌、手指按摩手法

### 1.摩擦

用手紧贴于刺激部位施以适当压力摩擦的方法，是最常见的刺激法。此法借助碰触或压迫的刺激，可有效促进血液和淋巴循环。在皮肤方面，由于感受调和、血液循环良好，使汗腺和皮脂腺的功能及皮肤呼吸旺盛，增强抵抗力，所以能保持肌肤活力。同时，此法也是对循环器官障碍有疗效的方法。麻痹、疲劳引起的手脚冰冷、麻木、浮肿和肌肉疲倦等，只要施以局部的摩擦，即可减轻症状。依刺激的部位不同，分别使用下列方法。

（1）手掌摩擦：将手掌紧贴于身上，再用整个手掌施加适当的压力摩擦。适用于刺激背部、腰部、腹部、上手臂和小腿等大面积部位。

（2）拇指摩擦：用拇指腹摩擦的主要目的是刺激手指或脚趾、手背、脚背、骨之间等面积狭小的部位。

（3）拇指和食指摩擦：用拇指和食指夹着摩擦是刺激手指和脚趾的方法。

（4）四指摩擦：用拇指以外的四根手指摩擦的方法，用于刺激脸部、头部、胸部、腹部及其他腱与腱之间的部位。

（5）拳头背面摩擦：手握拳，用四根手指的基部或中间摩擦，是对手掌、脚底等厚硬皮肤部位或筋膜硬的地方最好的刺激。

## 2.揉捏

揉捏与前面的摩擦方法经常交替使用。目的在于刺激肌肉，同时刺激几处穴道。

此法有助于血液流通、促进新陈代谢。可排除老化废物，迅速消除肌肉疲劳，而且对促进养分吸收、促进肌肉收缩及弹性，也有极佳的效果。

除此之外，揉捏也有益于形成内脏的平滑肌。揉捏腹部，有助于消化吸收，改善便秘。

因揉捏有这些效果，所以对肌肉疲劳、麻痹引起的肌肉萎缩，中年以后的肥胖、胃肠虚弱及便秘等都有很好的疗效。

揉捏的方法重点在于运用手肘和手腕的力量，以整个手掌或手指指腹，轻轻画圆揉捏，而不仅是靠指腹施力。揉捏的方法有以下几种：

（1）手掌揉捏：手掌揉捏是用整个手掌握住肌肉，施以适当力量揉捏的方法。用于背部、胸部、腹部、上臂、前臂、大腿和小腿等大面积的部位。

（2）拇指揉捏：用拇指施压做轮状揉捏。用于脸部、头部、背部、腰部、手背或脚背骨头之间的部位。

（3）拇指和食指揉捏：用拇指和食指揉捏肌肉的方法。用于揉捏颈部和肩部的粗肌肉或四肢的肌肉。

（4）四指揉捏：用拇指以外的四根手指揉捏的方法。用于头部、脸部、背或胸、腹部的部位。

### 3.按压

按压的方法是用手掌或手指，由身体表面向内部压迫的方法。施力3~5秒钟，再慢慢放松。按压时，将整个身体的重量置于指腹，而不单靠指腹或手掌的力量。

这种方法不仅对肌肉有效，对神经也有效。所以，神经突出的骨头处，或皮肤下有神经处，轻压时会痛，可使用此方法。

这种压迫刺激法，具有抑制肌肉和神经功能亢进、镇定兴奋感的作用，可用于神经疼痛和肌肉痉挛僵硬的治疗，压迫腹部可改变腹压，起到促进胃肠功能的作用。

### 4.指压

指压是以拇指、食指或中指在穴道上压迫的方法。视情况而定也可使用拇指以外的四根手指，或是两手掌重叠。

这种动作需要一些专门技术。具有祛除关节间向外扩张的病源、使其被血液吸收，剥落已愈合的组织、促进其活动的作用。

对于发烧或肿痛，风湿痛后关节变粗、变硬，活动不方便，脑卒中后遗症关节不灵活等也有疗效。

指压有以下两种方法：

（1）旋涡状指压：将手指垂直按于指压部位，画圆或椭圆，由周围逐渐向中心指压。刚开始轻轻指压，然后再逐渐加重。用于关节或骨头之间的部位。

（2）螺旋状指压：一面以画圆方式运动拇指或中指，一面以画螺旋状施压。除了用于关节部位，还用于手指或脚趾的背面、脸部和腹部的刺激。


### 5.敲打

用双手或单手敲打的方法，依个人用手的方式不同，做各式各样的刺激。主要有下面四种，分别用于不同的症状或部位。

（1）小指敲打：肩部到手肘间放松，手腕放松，手指之间稍微打开，用小指的指腹敲打。要诀是指腹不要用力，轻松有节奏地快敲。也可以两手交替进行。

（2）拳头敲打：露出拇指松握拳。通常是小指侧向下轻敲。有时也有手背向上的情形。无论是哪一种，都需要两手交替有节奏地进行。要诀是不要太用力，而须快速敲打。用以刺激头、脸、胸和腹部以外的部位。不过，对于高血压肩部肌肉僵硬者或老年人，必须以非常轻的力量刺激。

（3）指尖敲打：手做成抓球的姿势，用指尖轻敲。从手腕起至指尖都放松，可以两手交换使用。主要用于刺激头部及背部至腰部间的部位。但是，背部用力要轻，腰部可以稍微加重。

（4）指腹敲打：类似用指尖敲打的方法。不过，敲打时要弯曲手掌，手指并拢，指腹平放。应用于刺激背部等部位。

除此之外，与敲打刺激类似的方法，还有以手掌或指腹轻压穴道，并做有节奏的小振动。也可用电动按摩器替代。

此法在于刺激神经、血管和肌肉。所以，对神经功能迟钝、血液循环不良或是肌肉衰竭引起的麻痹均有效。同时，对解除神经或肌肉紧张也有效果。

# 有效的全身穴道对症疗法

## 头、脸部的病症疗法

### 脸部痉挛

　　脸部皮肤与身体其他部位的皮肤有些差异，其实是与肌肉融为一体的。所以，脸部神经一旦收缩，皮肤也就同时随之做出表情。

　　人之所以能在高兴时表现出愉快喜悦的模样，悲伤时露出愁容满面的神情，都是因为脸部神经的作用。如此重要的脸部神经功能，若处于兴奋状态，就是痉挛。相反，如果虚弱不振，则会引起麻痹。

　　痉挛大多发生于眼睛、脸颊及嘴巴周围。眼睛四周是因眼轮肌的肌肉痉挛；脸颊及嘴巴四周则是由于口轮肌的肌肉痉挛。

　　脸部痉挛是由于三叉神经痛、生殖器官疾病、精神紧张或兴奋所引起的。但是，一些原因不明的脸部痉挛，大多出现于更年期女性的身上。

假如病情恶化，当然需要接受专科医师的治疗并辅以穴道刺激。症状轻微的话，只要进行穴道刺激即可治愈。

1.对症的穴道

内眼角的睛明、瞳孔正下方的四白、颊骨下的颧髎、耳前的下关、耳下的翳风。

2.对症按摩疗法

首先必须确定是脸部哪一处的肌肉痉挛。选择符合病情的最有效的穴道，做穴道刺激按摩。进行刺激之前，要先按摩颈部及整个脸部，以缓和肌肉紧张。颈部可以用四指从耳下摩擦至喉咙部位，而脸部则由内向外进行。

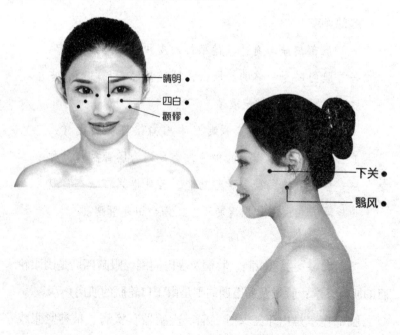

**眼睛四周抽动时**，用力按压位于内眼角和鼻根正中央的睛明穴。以用力按压即松手的做法，相当有效。另外，眼尾和外侧的眉毛附近，也需指压。

**脸颊抽动时**，用力按压位于眼尾下方、颊骨隆起处的颧髎。要诀是按压5~10秒。

**同法按压下关**。在距耳朵前方2寸，用手指由耳朵前面沿颊骨压至鼻部，有个凹陷，嘴巴一张开就消失的地方，即是下关。

**嘴唇附近痉挛时**，指压四白或翳风。

**四白**位于瞳孔正下方1寸，一压即感觉刺痛的地方。按压方式是以反复用力压放来进行的。

**翳风**位于耳下，耳垂向后压，耳垂末端刚好对着的地方。脸部神经正好通过翳风的深部，所以，要仔细地指压。假如外出或上班时突然发生痉挛，可以按压翳风和下关。要诀是用拇指慢慢且用力压5秒之后，稍微指压再按压，反复进行，痉挛会逐渐平息。

### 面部神经痛

面部神经痛是人到中年后（尤其是女性）经常会发作的面部疼痛，即平时所说的三叉神经痛。只要受风寒刺激或疲劳等，就会反复发生这些症状，一旦停止发作，疼痛就会无端消失。疼痛发作一次为数分钟至数十分钟。

通常，只要发生一次，就很容易复发。刚开始可能只是颜面半边觉得胀痛，日后，会变成针刺般剧痛，甚至不能说话，导致失眠。因此，其特征是患者经常因害怕发作而心神不宁，可导致神经过敏、筋疲力尽。

同时也会引起肌肉麻痹，颜面半边疼痛。从这些特征即可与其他疾病引起的头痛、偏头痛，眼、耳、鼻的疾病区分开来。

分布在脸部的三叉神经，左右分别各有三条分支，每一分支引起的疼痛部位都不一样。

第一支分布于额头、眉宇、眼睛和鼻之间。如受侵犯，会导致前额部、前头部、上眼睑及鼻子的疼痛，又称为眼神经痛。

第二支分布于脸颊到上腭间。如受侵犯，从下巴到上唇、上排牙齿间都会疼痛，又称为上腭神经痛。

第三支分布，以下腭到舌、耳朵、太阳穴为中心。如果受侵犯，侧头部、耳前、下唇和下排牙齿间都会疼痛，又称为下腭神经痛。

其中最常见的是第三支所引起的下颚神经痛，是一种以老年患者居多的疾病。

现代医学还未研究出三叉神经痛的原因。但是，三叉神经痛痛起来却真的令人无法忍受。须耐心持续进行穴道刺激，以缓和疼痛。

进行穴道刺激之前，必须知道是哪条神经支线产生的问题，再着手治疗。

倘若出现眼睛四周、脸颊附近疼痛的症状，应轻压以下穴道。假如痛得厉害，则可确认是分支神经痛。

内眼角的睛明穴或眉头的攒竹穴处疼痛，是第一支神经痛。眼睛下面的四白穴处疼痛，是第二支神经痛。耳前下关穴处疼痛，是属于第三支神经痛。

如果痛得无法进行脸部穴道刺激时，宜先用毛巾热敷后颈部，再按摩后颈部或肩部，以消除紧张。直至手指得以触摸脸部后，再进行穴道刺激。

**对症按摩疗法**

（1）内眼角至额头的疼痛（第一支神经痛）：取睛明、攒竹、阳白。

（2）脸颊疼痛（第二支神经痛）：取四白、巨髎、颧髎。

（3）下腭疼痛（第三支神经痛）：取下关、颊车、大迎。

睛明 ●
四白 ●
颧髎 ●

**头　痛**

头痛是每个人都经历过的症状，平日的轻头痛一般没有什么大碍，但如果是因感冒或眼、耳、鼻、牙齿、神经痛或是头颅内的疾病引起的，则应就医将病因消除。

若是疲劳、气候变化以及女性生理期等原因引起的不明原因的头痛，则可采用穴道刺激疗法。

**头痛的症状大致分为三种：**

（1）头像脉搏跳动般疼痛，发作时眼前出现白光，并出现呕吐现象，属于血管性头痛。

（2）聚精会神工作之后，肩部肌肉僵硬以及后颈部到头部之间疼痛，属于筋收缩性头痛。

（3）心情烦闷导致头痛，属于心因性头痛。

这些头痛，都可借助刺激穴道来促进血液循环、松弛肌肉而被消除。

1.对症的穴道

头顶的百会，太阳穴的悬颅，颈后的天柱、风池，手肘的曲池。

2.对症按摩疗法

整个头沉重疼痛，或是头部跳疼时，按压百会穴特别有效。百会位于头顶处，两耳之间通过头上画一条线，和通过鼻子及眉宇之间向上延伸线的交叉点，用手指由头顶按压百会3~5秒钟，以感觉有阵痛为准。

偏头痛时，最适合按压悬颅。位于太阳穴的部位。在眼睛旁边，牙齿用力咬合，肌肉向上隆起处，用四指揉捏或以拇指按压悬颅。

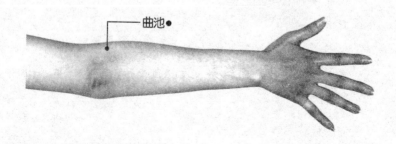

曲池●

颈后疼痛时，可按压天柱，其位于颈后发根，两条粗肌肉外侧凹陷处，另外，按压天柱旁的风池穴也有效。以两手拇指按压天柱和风池，剩余四指置于耳朵附近，向上方用力按压。此时头如果略向后仰，加上头的重力作用，更具效果。

此外，再用拇指压手肘上的曲池（位于手肘弯曲时产生的横条皱纹，桡侧靠近拇指侧）。按压穴道的同时，如果按摩整个头部，效果会更佳。

（1）从头部正面至头顶的百会，再至颈部。

（2）耳朵四周和顶部的天柱，通过风池至耳后。

（3）从太阳穴到后头部。

用两手慢慢按摩以上（1）（2）（3）所描述的部位。按摩流程很重要，所以，必须依序进行。

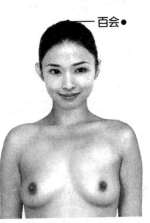

百会●

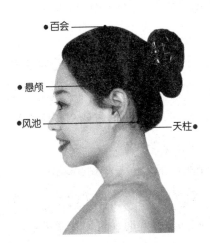

●百会

●悬颅

●风池　　天柱●

（1）眼眶及额头疼痛对症按摩疗法：用拇指或中指指腹，指压位于内眼角的睛明。目的在于抑制神经兴奋，所以应稍加用力。

接着，以同样方式指压眉头处的攒竹。

再以同样的方式指压阳白。阳白位于瞳孔的正上方，眉毛中央向上1寸的地方。

以这三个穴道为重点，用拇指或中指指腹做画圆的方式指压。

然后轻轻摩擦额头，方法是与眉毛平行，用指腹自额头中心向左右轻轻摩擦。之后再改用手压方式按摩。将眉毛和发际之间分成三部分，要彻底进行按摩。

经由以上的穴道刺激，额头、上眼睑和鼻子四周的疼痛，自然得到缓解，逐渐变得舒畅。

（2）脸颊疼痛对症按摩疗法：四白位于瞳孔下方1寸，神经分支刚好在皮肤下的地方。所以，即使是健康时，用手按压也会感觉麻痛。以指腹按在上面微用力做画圆方式指压。

巨髎在四白正下方，由鼻翼向外移一个手指宽的地方。也和四白一样用指腹指压。

颧髎位于脸颊，眼尾的正下方。在脸颊骨隆起处的下方呈凹陷状，即使健康时按压也会有痛感。以稍微用力的指压法按压此处；之后，用指腹做画圆方式由眼头通过四白按摩至耳朵；再由眼头通过巨髎按摩至唇边，效果更佳。

（3）下腭疼痛对症按摩疗法：下关位于脸颊，距离耳朵2寸的地方。用手指沿颊骨向鼻翼按压时，有个凹陷的地方，嘴巴张开其凹陷就不见了。如果此部位疼痛时，可以指腹稍微用力施以指压。

颊车位于脸颊下方，嘴巴张开耳前鼓起处，此处靠向耳朵形成凹陷，疼痛时可以指腹用力按压。

仔细地指压这两个穴道之后，最好再用指腹画圆，通过这两个穴道由下腭按压至耳下。

这些穴道刺激对侧头部、耳前、下唇和下排牙齿间的疼痛有效。

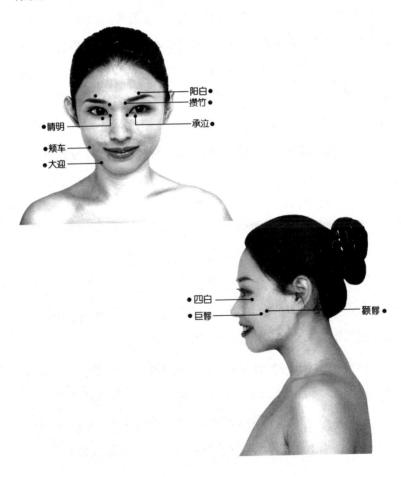

### 眼睛疲劳

视疲劳的发生，通常多伴随全身性疲劳发作，很少纯粹只是眼睛疲劳。眼涩、眼花、眼睛看东西复视时，往往都有头痛或目眩、肩酸、呕吐、消化不良之类的现象发生。

其原因一般大都是肉体疲劳或精神疲劳、睡眠不足等。如果总感到眼睛疲劳，则极可能是白内障或脑肿瘤，若是置之不理，就可能会引起失明。应该尽早看眼科医生以确定病因。

如果不是严重原因引起的眼睛疲劳，可用手轻轻做穴道刺激，非常有效。

1.对症的穴道

位于眼头的睛明、眼尾的太阳、头顶的百会、顶部的天柱、肩部中央的肩井。

2.对症按摩疗法

眼睛疲劳的同时会伴随头痛或肩酸，所以，要刺激头部、头颈和肩部的穴道，不只限于眼睛四周的穴道。

首先，用拇指按压眼头和鼻根头的睛明。

太阳穴略靠近眉尾和眼尾的正中间，是治疗眼睛疲劳的穴道。用拇指或其余四指以画圆方式在该穴指压。

接着用拇指以外的四指按压眼睛周围的骨头边缘，千万别直接压眼球。方向是由眼头向外，刚开始时不要太用力，慢慢施力。并且将手指置于微闭的眼睑上，慢慢地轻压10~15秒。

眼睛四周的穴道刺激，反复做3~4次，就会感觉相当舒服了。

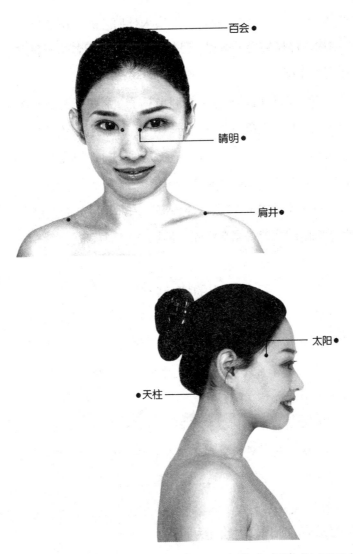

百会 ●

晴明 ●

肩井 ●

太阳 ●

● 天柱

伴随头痛、头重、肩酸症状者，则需再仔细按压百会、天柱、太阳和肩井。尤其是感觉头部沉重时，特别适合按压天柱和太阳两个穴道。

天柱位于后颈部的发际，两条粗肌肉外侧的凹陷处。天柱是治疗眼睛内部疼痛的有效穴道。由天柱向耳后，用拇指反复指压3~4次，疼痛会趋于缓和。另外，还需分别用各指指腹用力按压眼尾的太阳。

百会位于两耳通过头顶连线和由鼻子、眉间至头顶的连线的交点上。按压时会感觉疼痛。可以用指腹用力按压。

肩井位于肩部中央，由乳头向上延伸至肩部的线上，可以用食指和中指按压，或是用食指和拇指按压。

不只是眼睛四周的穴道，连头部、颈部和肩部的穴道也加以刺激，眼睛的疲劳将完全解除，且整个人恢复舒适。

## 颈、肩的病症疗法

### 肩膀酸痛

肩膀酸痛是成年人经常发生的一种症状。其对患者本身而言也相当痛苦难挨。

引发肩膀酸痛的具体原因，是因肌肉紧张收缩，新陈代谢不良，造成乳酸等老化废物积存，致使肌肉紧张度提高，血液或淋巴液的作用迟缓。

容易酸痛的肌肉，大致分为四种。

（1）后颈部的僧帽肌。

（2）后颈到两肩的肩胛举肌。

（3）沿着背肩到腰部的脊柱起立肌。

（4）肩胛骨内侧边缘，到其下端的肩胛骨下肌。

针对肌肉的紧张选择适当穴道，加以刺激，即可解除酸痛，使心情舒畅。

不必过分指压或按压，只需轻柔地刺激穴道，即可在短时间内消除肩膀酸痛。

1.对症的穴道

肩部中央的肩井，颈后的天柱，天柱外侧的风池，背脊的大椎、厥阴俞，背上的曲垣。

2.对症按摩疗法

后颈部和颈根部是容易自觉酸痛的地方，其情况几乎都是僧帽肌酸痛。所以，用力按压肩部中央、颈根头和肩端正中央的肩井，痛感带会扩及后颈部的地方。

再者，垂直按压颈部后面两条粗肌肉（僧帽肌）外侧凹处的天柱；接着同样按天柱外侧、后颈中央凹陷处和耳后骨块（乳样凸起）的正中间的风池。

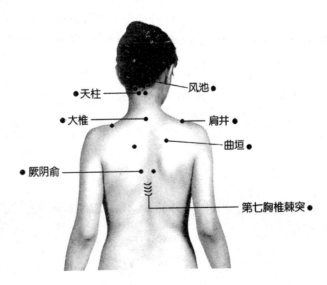

后颈到两肩酸痛时，则指压肩胛骨内侧上角的曲垣。曲垣位于由肩端向背骨斜走之骨（肩胛棘）内侧末端上方一指的地方。

向前曲身或站立时感觉酸痛，则指压大椎或厥阴俞。大椎位于头部下垂时，有两块骨头隆起处。厥阴俞则位于两肩胛骨之间，第四胸椎棘突下方外侧1.5寸的地方。

只要认真正确地刺激这些穴道，肩膀酸痛就会不药而愈。如果同时仔细按摩上述的四块肌肉，复原力则会增强。后颈部两侧、头根部到肩端、肩胛骨内侧，是特别重要的位置。

## 落 枕

早晨睡醒时，如果发觉颈部疼痛且头无法转动，后头部、肩部之间疼痛，即患上了所谓的落枕。

落枕的发生，可能是由睡姿不良、颈部肌肉或筋膜发炎、罹患轻微感冒或颈椎异常等所致。再者，空调的风口对着同一部位吹，也会造成颈部损伤。

这种情况，大都是因颈部到肩部（僧帽肌）或耳后到锁骨的肌肉（胸锁乳突肌）收缩，血液不流通所引起的。

欲治疗落枕，需刺激穴道，松弛这两块肌肉，以促进血液循环。

1.对症的穴道

颈后的天柱、风池，颈侧的天容，肩部中央的肩井，前颈锁骨凹处的气舍。

2.对症按摩疗法

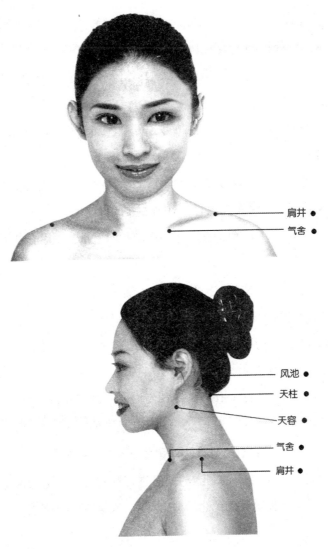

肩井 ●
气舍 ●

风池 ●
天柱 ●
天容 ●
气舍 ●
肩井 ●

　　**颈部慢慢向后转**，如果头根部到肩部、背脊之间疼痛，则表示僧帽肌或背部肌肉紧张。所以，要以此为中心刺激穴道。

　　**首先**，用拇指以外的四指或拇指指压天柱。天柱位于颈后发际两条粗肌肉（僧帽肌）外侧的凹陷处。

接着按压风池。风池位于天柱外侧，后颈中心凹陷处和耳后骨块（乳样突起）的正中央。

再用四指用力指压肩部中央的肩井。此时会有痛感牵扯到颈部。

除按压穴道外，再加上按摩颈部到肩部、背脊间的肌肉，会更舒服。

此外，颈部一转动，前颈附近的肌肉就有抽筋的痛感，这是胸锁乳突肌在疼痛。此时，可刺激天容和气舍。

天容位于下腭角后侧、胸锁乳突肌的边缘。用食指慢慢指压。

气舍位于前颈锁骨上的凹陷处，喉头旁1.5寸处的正下方。以食指或中指慢慢指压。

除此之外，用食指和拇指捏着胸锁乳突肌，由耳后向喉头方向指压，也极具效果。

在进行上述的穴道刺激之前，先以热毛巾放在耳后至颈侧、喉咙和肩部之间，热敷10分钟，效果更佳。

待进行穴道刺激之后，转动颈部以不会疼痛为限。

落枕时，可在穴道刺激的同时进行针刺治疗，更能取得好疗效。但是，长时间仍无法治愈落枕时，则必须就医治疗。


## 五十肩

人到了中年以后，尤其是在40~50岁时会出现原因不明的肩痛，俗称五十肩。其实，正确说法是肩关节周围炎、变形性肩关节症、肩关节拘缩等。

这种障碍是由于连接关节的韧带，或活动关节的肌肉老化而失去弹性，肩部周遭血液循环不良，导致的软组织疼痛。

最初症状只是肩部酸痛无力，随着疼痛逐渐恶化，肩关节无法活动，手臂无法提举或向后弯曲。例如无法系鞋带或无法用手系围裙，甚至无法梳头。

这种关节无法活动的现象，正是五十肩的特征，与单纯的肩膀酸痛及其他障碍有别。

日子一久，疼痛虽会逐渐变轻，但是，肩膀肌肉会松脱，四周出现按压疼痛的压痛点。快则1~2个月，通常是半年到1年的时间，疼痛逐渐消失，运动障碍减少。不过，其中也不乏历时很久的情形。假如运动障碍长久持续，可能导致肩部关节僵化、即使不痛也动弹不得的现象。最好在症状轻微时，利用穴道刺激缓和疼痛，以消除运动障碍。

进行穴道刺激时，由于障碍种类不同，所刺激的部位也有别。共分成以下3种，患者应分别选择适当的穴道进行刺激。

（1）手无法向后弯、无法系鞋带时。

（2）肩部无法上抬时。

（3）手无法上举梳头时。

罹患五十肩后，肩部会变僵硬。所以，进行穴道刺激前，最好先以热毛巾热敷15分钟，效果更好。也可以先沐浴，泡泡热水澡。

患了五十肩虽然会疼痛，但还是应该多活动肩部。所以，在日常生活中进行如下的肩部活动，也非常重要。

距离墙壁一步侧站，手掌置于墙上，然后弯伸指尖，慢慢向上挪。这是指尖向上、肩部也会往上挪动的运动。

此外，还可以手掌由下握住手肘，由前向上慢慢提举，一直到痛得无法忍受的高度为止。

这些运动必须每天反复进行。

1.对症的穴道

手臂无法向后弯曲

腰部的肾俞、腰部的大肠俞、肩部的肩贞、背部的天宗、手臂的臑俞。

肩部无法上抬时

颈后的天柱、肩部的肩井、肩部的肩髃、手臂的臂臑、肩部的肩贞。

无法梳头时

肩部的肩井、肩部的肩髃、手臂的臂臑、肩部的天宗、胸部的中府。

2.对症按摩疗法

（1）手臂无法向后弯曲的对症按摩疗法：手臂没办法转到后面时，首先用拇指慢慢刺激肾俞。肾俞位于第二腰椎棘突下方外侧1.5寸处。

再者，以同样方式指压肾俞下方的大肠俞。大肠俞位于第四腰椎棘突下方外侧1.5寸处。

接着刺激肩部后侧的肩贞。肩贞位于手臂下垂时腋下背部侧形成的纵皱纹下端向上1寸的地方。用指腹指压此处。

位于此同一纵皱纹之上端的臑俞，也要仔细按压。

然后，按压位于肩胛骨中央凹处的天宗。如果有疼痛感，则慢慢以画"9"的方式按压。

如果再用手掌由天宗向肩端靠拢，由肾俞拢向肩贞或臑俞，会觉得很舒服，效果更佳。

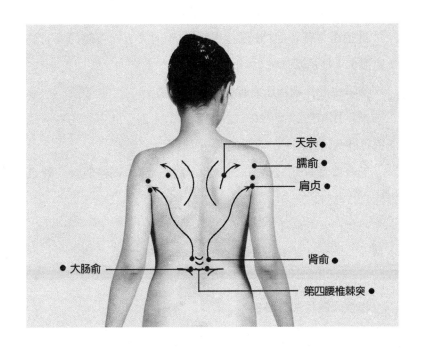

（2）肩部无法上抬的对症按摩疗法：肩部无法上抬时，可刺激三角肌处的穴道。首先指压三角肌中央的肩髃。肩髃位于手臂上提时，肩端产生凹陷的正中间。

再者，肩后的肩贞位于三角肌边际，所以也需指压。肩贞位于手臂下垂时，腋下背部产生纵皱纹的下端向上1寸处。上臂手背的臂臑，也要按压。

然后，仔细指压僧帽肌处的天柱和肩井。天柱位于颈后两条粗筋，即僧帽肌外侧。肩井在颈根部和肩端的正中间。

充分按压这些穴道后，再摩擦或指压其四周，更具效果。

（3）无法梳头的对症按摩疗法：用指腹仔细指压肩井，以便手臂能够举至头上。肩井位于颈根部和肩端的正中间。

位于肩端的肩髃，也同样用指腹指压。

再按压手臂背面的臂臑。臂臑位于肘关节拇指侧的弯曲处（曲池）上往肩部7寸处。

然后也要仔细指压肩胛骨中央的天宗。

最后用指腹以画圆方式揉捏胸部上面部分的中府。中府位于锁骨外侧边端凹处，下往乳房方向2寸处。

充分刺激这些穴道后，最好再摩擦、指压周遭肌肉，效果更佳。

## 腰、肢体关节的病症疗法

### 慢性风湿性关节炎症

风湿性关节炎是一种常见的伴有全身症状的慢性关节疾病。约80%患者的发病年龄在20~45岁，以青壮年居多，女性患病数是男性的3倍以上。症见各关节肿大而日渐显著，周围皮肤湿热潮红，自动或被动运动都会引起疼痛。

人体有形成内脏壁、存在于组织和组织之缝隙间的结缔组织。此组织一旦受某种因素影响而发热肿痛，就会引起风湿。所以，慢性风湿性关节炎虽然发生于关节，却给全身带来各种不同症状的疾病。

初期的症状是关节肿痛，早上起床时关节不灵活。特征是左右关节对称出现关节红、肿、热、痛的症状，且刚开始出现于手指等小的关节，然后逐渐扩大至手、手肘、脚、膝之类的大关节。全身性症状则是没有精神、食欲不振、消瘦、畏寒，以及出现贫血症状。有时也会引起便秘、失眠或腰痛。

关节疼痛和天气有关，季节转换或梅雨季等湿气重时，会疼得非常厉害。症状时而减轻时而严重，一直持续发展，就会演变为关节变形、形成自然脱臼或僵化。慢性风湿性关节炎属于现代医学中不易治愈的疾病之一，想要痊愈相当困难。可以利用穴道刺激缓解疼痛，应尽量活动关节，避免继续恶化，并预防严重障碍。再者，穴道刺激的目的，在于减轻不同的全身性症状，以便提升精神。这对于关节本身并未有太大作用，基本上是促进全身血液和淋巴循环的穴道刺激。

除了穴道刺激外，还必须用三角巾等尽量使关节保暖，以及避免疲劳。

1.对症的穴道

（1）手腕疼痛时：背的肝俞、腰的肾俞、腹的中脘、手背的阳池、手背的阳溪。

（2）手肘疼痛时：背的肝俞、腰的肾俞、腹的中脘、手臂的曲池、手背的尺泽。

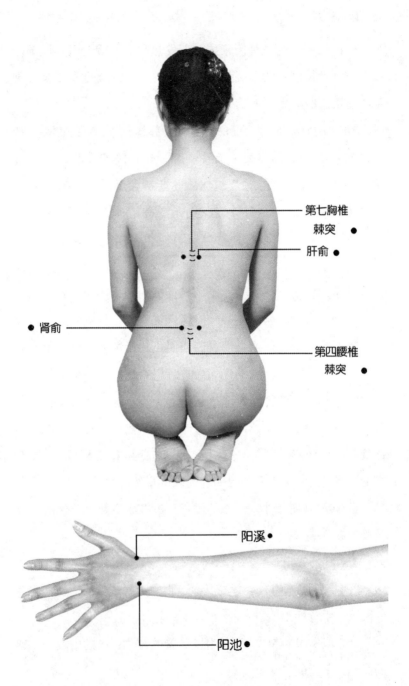

第七胸椎
棘突 ●

肝俞 ●

● 肾俞

第四腰椎
棘突 ●

阳溪 ●

阳池 ●

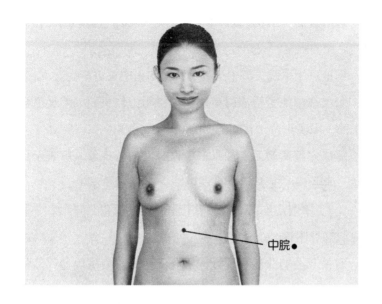

中脘●

（3）膝疼痛时：背的肝俞、腰的肾俞、腹的中脘、足的内膝眼、足的外膝眼。

（4）脚踝疼痛时：背部的肝俞、腰部的肾俞、腹部的中脘、足的解溪。

慢性风湿性关节炎病用灸很有效。按压下去特别痛的穴道，用米粒大的艾草灸三次左右。以持续五天休息两天的周期，耐心进行。最好是用灼热灸，也可用简便的温和灸。

2.对症按摩疗法

（1）手腕疼痛的对症按摩疗法：首先用拇指仔细指压肝俞、肾俞和中脘，以便调整身体状况，恢复元气。

肝俞位于背部第九胸椎棘突下方外侧1.5寸处。

肾俞位于腰部第二腰椎棘突下方外侧1.5寸处。

中脘刚好位于心窝和肚脐的正中央。

接着按压关节的穴道阳池和阳溪。此时不要太用力，一面斟酌疼痛的程度，一面轻轻刺激。

阳池位于手腕关节中央，手背面的正中央。

阳溪在阳池旁边靠拇指侧，拇指用力伸直，关节上就出现两条筋，阳溪正位于其间的凹陷处。

完成穴道刺激后，如果产生全身发酸的现象，就表示用力过猛，应轻一点按压。

（2）手肘疼痛的对症按摩疗法：指压肝俞、肾俞和中脘，以便调整身体状况。

肘关节上的曲池和尺泽，不要太用力，斟酌疼痛程度慢慢指压。

曲池位于手肘弯曲产生横纹的靠拇指侧的地方。

尺泽则位于手正面、手肘中央的粗腱靠近拇指侧。

也可以用手掌轻轻摩擦整个肘关节。

另外，用米粒般大小的艾灸治疗，也有效果。

（3）膝疼痛的对症按摩疗法：首先充分指压肝俞、肾俞和中脘，以便调整身体状况，恢复元气。然后用指腹按压膝关节的内膝眼和外膝眼，不要太用力按压。再将手掌置于膝上慢慢转动。斟酌疼痛程度进行，如果很痛就停止。

（4）脚踝疼痛的对症按摩疗法：首先用拇指充分指压肝俞、肾俞和中脘，以便调整身体状况。

然后按压脚踝的解溪。解溪位于踝关节的前面、两条粗筋之间的凹陷处。解溪的四周也要轻轻指压。

另外，外脚踝周围亦需按压。

### 坐骨神经痛

所谓坐骨神经，是指从腰椎下部和腰骨上部开始的神经束。

当发现腰部到臀部、大腿后侧到小腿疼痛延伸至脚跟和脚踝，或是外脚踝至脚板感觉发麻的症状，就是坐骨神经痛。

因此，坐骨神经一旦异常，其行经的皮肤、肌肉和关节就会产生疼痛。

引起坐骨神经痛的原因，有腰骨障碍、子宫或卵巢异常、糖尿病或泌尿器官疾病等。首先应查明病因，对症下药。不过，原因不明以及寒冷或腰骨障碍等所引起的坐骨神经痛，以穴道刺激方法来治疗非常见效。而且也可缓和其他原因造成的坐骨神经痛。

1.对症的穴道

腰部的大肠俞、其下方的小肠俞、上臀部的膀胱俞、大腿后侧的殷门、腿外侧的足三里。

2.对症按摩疗法

用力按压腰部到臀部之间的穴道达3~5秒钟。首先找出腰部两边骨盘突出的部分。其最上端连成一直线，线上的腰椎棘突是第四腰椎棘突，棘突下方外侧1.5寸的地方，就是大肠俞。

小肠俞位于大肠俞下，第一腰椎棘突起下方外侧1.5寸处。换句话说，这三个穴道刚好排列于腰部到臀部之间，所以，用拇指由上往下依序按压。

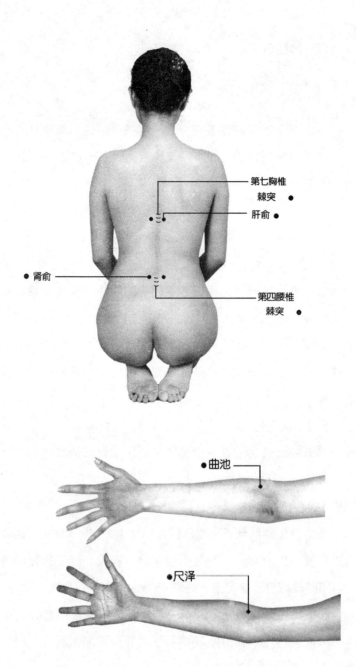

第七胸椎
棘突 ●

肝俞 ●

● 肾俞

第四腰椎
棘突 ●

●曲池

●尺泽

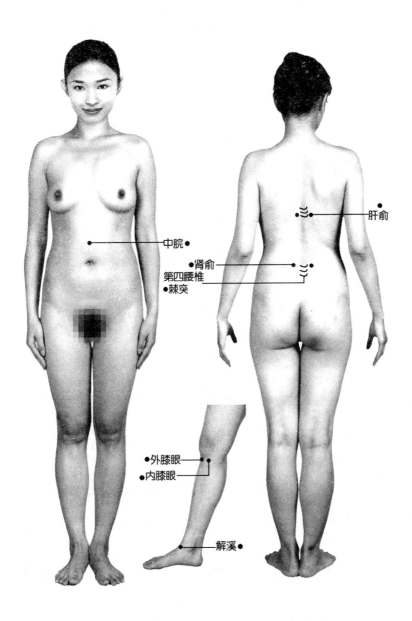

中脘●

●肝俞

●肾俞

第四腰椎
●棘突

●外膝眼

●内膝眼

解溪●

接着按压大腿后侧正中央的殷门。然后再以手掌由上往下摩擦大腿和小腿的中央部分，效果更佳。

足三里位于胫骨外侧、膝以下3寸的地方。恰好是膝立起来用拇指和食指夹住膝盖，中指指腹靠拢食指所按压的地方。虽然压起来会痛，但还是需要指压。用手掌经由足三里摩擦至脚板。

坐骨神经痛用指压或按摩比灸治更有效。进行穴道刺激之前，可以先用毛巾热敷，效果更佳。

**老年性及疲劳性腰痛**

人体背骨是由两块骨头构成的，它是人体所有骨骼中活动最频繁的，相对也就最容易老化。尤其是步入中年的女性，很容易患上因老化引起腰椎变形的变形性腰椎痛。在这种症状下，腰椎的脊髓神经，会形成骨头凸出，身体一活动就刺激神经，引起疼痛。另外，也有因为疲劳而引起的腰痛。

关于变形性腰痛，穴道刺激并不能完全消除骨骼凸出的部分，但能抑制和缓解疼痛，使日常的活动无碍。

至于疲劳引起的腰痛，则可用穴道刺激消除肌肉紧张，恢复舒畅快乐。

1.对症的穴道

背部的三焦俞、腰部的肾俞、其下方的大肠俞、腰部的志室、腹部的中脘。

2.对症按摩疗法

将手掌置于腰部附近的腰椎棘突上，慢慢往臀部方向按压。反复按压2~3次之后，按压三焦俞。三焦俞位于腰部第一腰椎棘突下方外侧1.5寸处。

接着按压肾俞。肾俞位于三焦俞下面，第二腰椎棘突下方外侧1.5寸处。

志室在肾俞旁，第二腰椎棘突下方外侧3寸处。

大肠俞则位于第四腰椎棘突下方外侧1.5寸处。

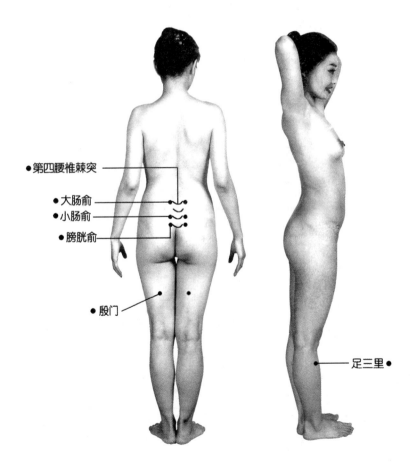

●第四腰椎棘突

●大肠俞
●小肠俞
●膀胱俞

●殷门

足三里●

如果以腰椎棘突，即背部中间的骨头凸起为准，找寻腰部的穴道，在未熟悉之前，是很难辨认的。应以第四腰椎棘突为标准。第四腰椎棘突刚好位于腰部左右凸起（腰骨）的上端连成一直线的高度上。因此，首先要找出其位置，就可以用手指向上触摸，依序为第三、第二、第一腰椎棘突。

依序从上至下按压这些穴道。其要点是：先将拇指放在穴道上，另一拇指再叠加上去。然后用身体的重量逐渐加力，按压3秒钟左右，最后再慢慢放松。以这样的方法在一个地方固定进行三次。

腰椎两侧分别都有穴道，所以，两侧皆需指压。

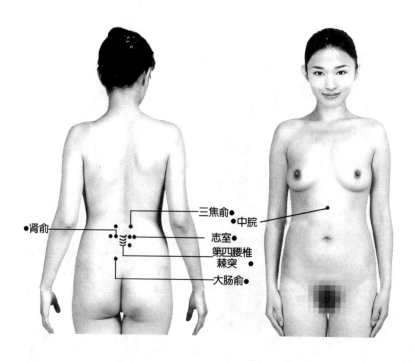

肾俞
三焦俞 ●中脘
志室
第四腰椎棘突
大肠俞

另外，腰痛时不只是背部肌肉容易绷紧，就连腹部肌肉也会紧张。因此，要按压中脘以消除和缓解腹部的肌肉紧张。中脘位于腹部的中轴线上，在心窝和肚脐的正中央。

## 急性腰扭伤

急性腰扭伤是指以损伤后立即出现剧烈性腰痛、腰肌紧张及活动受限为特点的腰部肌肉、筋膜、韧带、椎间小关节和节囊、腰骶关节及骶关节的急性扭挫损伤，属中医学的"闪腰"及"瘀血腰痛"等范畴。

急性腰痛会有电击般的痛楚，发生于弯腰用力抬举东西时。不过，有时也会发生于身体前屈或伸手拿东西的瞬间。大多是过了中年后引起的椎间盘症或变形性脊椎症所并发的一种急性病症。即脊椎及其四周的肌肉，由于韧带老化所致。年轻人运动不足造成腰部肌肉挫伤，也可能引起急性腰扭伤。

疼痛通常发生在第四和第五腰椎之间。此部位的肌肉或韧带一旦发炎，背骨沿线的主要肌肉就会紧张，从而使疼痛扩增。若进行适当正确的按摩治疗，几乎都可以很快治愈。但如果延续一周还未见好转，就可能有其他并发症的发生，此时必须去医院进行系统的检查和治疗，以免病情恶化。

1.对症的穴道

腰部的肾俞、腰部的大肠俞、其下方的小肠俞、腰部的腰眼、小腿的承山。

2.对症按摩疗法

注意，千万不要因为疼痛就立即用力按压腰部，否则会恶化病情，增加痛苦。同时，若在家中自行治疗时，需要保持患部放松、肌体温暖。

治疗时，先抓放刺激腰部至盆骨后侧间的任意部位，进行2~3分钟，有点痛感没有关系（是正常病理现象）。

再者，患部发热时，可用冰袋冷敷。但冷敷仅限于发病后的1~2小时。然后用热毛巾敷患部，敷20分钟左右。

症状轻微的话，以上述方法治疗即可逐渐痊愈。如未见好转，就要进行穴道刺激。等急性疼痛缓和，症状稳定后，再用指针刺激方式按压小腿中央的承山穴，将拇指上翘成直角用力按压。但腰部的穴道则需轻轻刺激，切忌用力过大。

轻轻指压腰部第二腰椎棘突下方外侧1.5寸处的肾俞。

另外，用手掌轻轻指压位于其下方第四腰椎棘突下方外侧1.5寸处的大肠俞。

同样方式指压第一腰椎棘突下方外侧1.5寸处的小肠俞。第四腰椎棘突下方外侧3.5寸处的腰眼，是对急性腹痛非常重要的穴道，也应轻轻指压该处。

针刺治疗对急性腰扭伤有非凡的疗效，可以起到立竿见影的效果。

**变形性膝关节症**

膝关节炎是由风湿病、痛风或外伤等原因引起的。变形性的膝关节症、运动性外伤等伤及膝盖韧带时，以穴道刺激更为有效。

变形性膝关节症是一种关节老化现象，或是作为具有膝关节缓冲器功用的软骨部分剥落，造成骨头和骨头互相碰触产生疼痛；或是关节边缘形成骨刺的新骨组织，而产生疼痛。在关节四周的组织，如果丧失弹性，也会造成膝部活动不良。

初期会有膝盖沉重，出现浮肿，下楼梯时膝内侧疼痛等症状。症状进一步会演变成关节积水、膝盖骨变形，从而导致无法端坐。又因膝部疼痛，导致懒得走动，而越不走动症状就会越恶化。

1 对症的穴道

膝背面的委中、小腿的承山、膝外侧的梁丘、膝内侧的血海、胫骨外侧的足三里。

2 对症按摩疗法

首先用热毛巾敷膝部，然后再进行穴道刺激，效果更好，务必依次进行。此法也可以在沐浴后进行。

委中位于膝盖后侧，刚好在横纹中间。

承山位于小腿中央，沿后脚跟筋由脚跟向上按压，肌肉隆起手指摸不到末梢之处。

用拇指指腹按压这些穴道，然后再以揪抓的方式指压小腿肌肉。

梁丘位于膝盖骨外侧向上2寸，膝盖伸直所形成的肌肉沟边缘。

血海位于膝盖内侧向上2寸处，即一用力就沿着膝盖骨内侧，产生肌肉沟的边缘。

足三里位于胫骨外侧，膝下3寸处。

用拇指按压这些穴道，再以手掌指压膝部四周、血海及梁

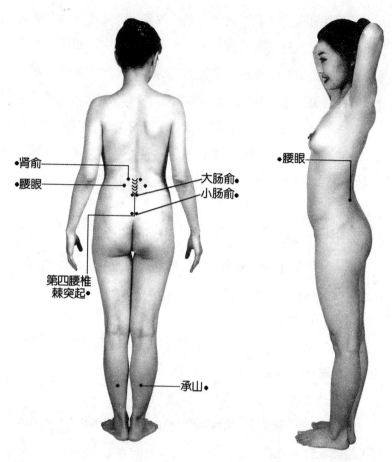

肾俞●

腰眼●

大肠俞●

小肠俞●

第四腰椎
棘突起●

承山●

腰眼●

丘附近。每天做3次，每次分别持续5~6分钟。经过2~3周后，肿痛就会消除。

内膝眼位于膝盖头直立时产生的侧凹陷中央，是著名的灸治特效穴道，对膝部疼痛有效。具体做法是用小块艾草灸治，每个穴道做3~5次，持续2~3周。也可以采取感觉热时就将艾草拔除的方法。

## 小腿抽筋

所谓"小腿抽筋"，是指小腿突然发生的痉挛。大腿后侧、脚趾、手或背部，通常也会发生。发生于久坐欲站立或游泳时，主要因为疲劳或寒冷所致。

尤其孕妇、糖尿病患者及酒精中毒者更易发生小腿抽筋。

如果没有予以适当的治疗，不久会肿胀，或走路时疼痛。应以穴道刺激做妥善的治疗。

1.对症的穴道

大腿后侧的殷门、膝后的委中、小腿的承山、足内侧的阴陵泉、内脚踝的太溪。

2.对症按摩疗法

发生小腿抽筋时，无论多么疼痛，都不可用手揉捏或按压发生痉挛的小腿，如此反而更严重。应先按压远离小腿的地方，等疼痛平静后，再按压小腿及其四周。

首先抓住发生痉挛的脚部拇指，用另一只手稳住脚慢慢旋转。拇指基部的关节充分转动后，痉挛和疼痛则会渐趋平静。

疼痛平静后，再依序转动其他的脚趾。

然后指压内脚踝最尖部分后面5厘米处的太溪。

胫骨内侧、膝盖下的阴陵泉，也需按压。

用拇指或其余四指先轻轻按压大腿后侧正中央的殷门，然后逐渐施压，持续3~7秒钟。

另外，膝后横纹中央的委中及小腿中央的承山，也以同样方式指压。

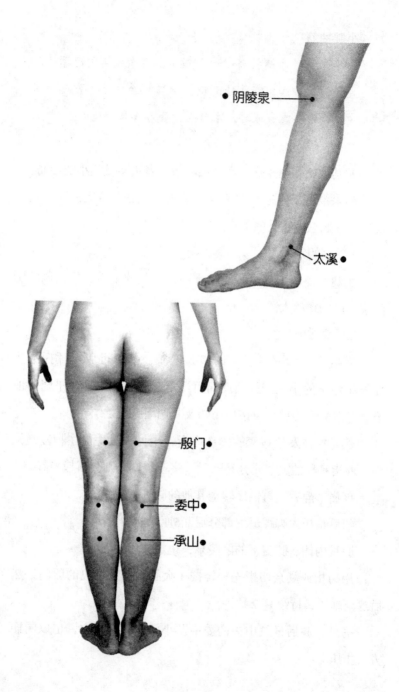

阴陵泉

太溪

殷门

委中

承山

如此，疼痛和抽筋的感觉就会消除。

经常发生小腿抽筋者，可能罹患全身性代谢障碍疾病，所以，应接受医生诊断。如果没有特别的原因，只是习惯性抽筋，则可用粒针或灸刺激殷门、承山和足三里。

如果在游泳时发生小腿抽筋，此时不要过分惊慌，手忙脚乱地乱动反而会使情况更糟。这时应将疼痛的脚尖向前拉，使小腿的肌肉伸直。经过短暂处理后，症状会有所减轻，而此时则尽量快速游向岸边。上岸后，将疼痛的脚尖拉向前，使小腿的肌肉伸直。一面做深呼吸，一面拉肌肉，这样症状就会消失，如仍不见好转，则应求助医生。


## 胃、肠系统的病症疗法


### 胃胀气·胸口郁闷

胃胀气、胸口郁闷症状的人很多，这样的人多少都会有胃缺乏张力（无力症）、胃神经症和胃下垂的症状。

由紧张引起的胃神经症，在忙碌的现代社会里，是一种极其普遍的疾病。而胃缺乏张力（无力症）和胃下垂，则是受先天体质的影响，肌肉发育不全，大多发生于体型瘦弱者的身上。

此外，因病全身虚弱，或怀孕等腹壁松弛的女性，也较易发生此症。无论是哪一种，都呈慢性症状，所以，很难在短期内以消化剂或镇痛剂治愈。而穴道刺激等中医疗法，着重于调整身体状况、活化胃部功能，并无不良反应。

1.对症的穴道

心窝的巨阙、腹部的中脘、肚脐旁的天枢、背部的脾俞、胫骨外侧的足三里。

2.对症按摩疗法

仰躺，用手掌大范围轻轻摩擦整个腹部5~6次。

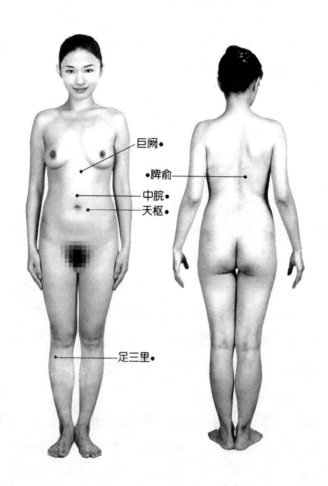

然后，用四指慢慢按压心窝中央、胸骨下端以下2寸处的巨阙。中脘和天枢也同样按压。如此可平息轻微的胸口郁闷症状。中脘位于腹部中心线上，心窝和肚脐2寸的外侧。

按压这些穴道后，用四指慢慢指压经过此三个穴道呈"S"形的经络。两手手掌重叠像摇船桨般指压。

背部则按压脾俞，位于第十一胸椎棘突下方外侧1.5寸处。

如果想治疗消化不良，则需要好好指压足三里。足三里是和胃肠关系密切的重要穴道，位于胫骨外侧，膝下3寸处。

除了这样的穴道刺激之外，有胃无力症或胃下垂者，还需锻炼腹肌，每天应该做腹肌体操。

### 慢性胃炎

食欲不振，心窝到肚脐间经常郁闷，偶尔像针扎似的疼痛，一吃东西就有胃胀、打嗝、胸口难受或呕吐等症状，这是慢性胃炎的特征。

初期症状不尽相同，但是时间久了，都会引发体力衰弱、贫血、肩部酸痛和虚脱等症状。

慢性胃炎发生的原因很多，是比暴饮暴食所引起的急性胃炎更难治疗的疾病。因此，如果曾接受过彻底检查，未发现其他异常病因，却又治不好时，不妨试试穴道刺激疗法。

中医自古即有"胃部六灸"之法，利用灸六个穴道的方法治疗慢性胃炎，非常有效。平时，可以留意观察，如果胃不舒服，这些穴道就会出现发酸或发硬的现象。

近年来，现代医学也开始注意这类症状，认为"内脏异常也会反映在相关的皮肤或肌肉上"。

1.对症的穴道

背部的肝俞、其下方的脾俞、背部的胃俞、腹部的巨阙、腹部的中脘、肚脐旁的天枢。

2.对症按摩疗法

所谓"胃部六灸"，是指灸治背部的肝俞、脾俞和胃俞三组穴道。每组穴道皆有两个分列于背骨两侧，合起来刚好六个。除灸治外，再加上治疗、指压或按摩，对胃病更有效。肝俞位于背部第九胸椎棘突下方外侧1.5寸处。

脾俞则在肝俞下面，位于第十一胸椎棘突下方外侧1.5寸之处。胃俞在其下方，即第十二胸椎棘突下方外侧1.5寸之处。

首先，用手掌由上向下按压这三个穴道所在的背骨两侧。然后用拇指指腹按压并以画圆方式指压。

背部的三个穴道，主要以胸椎棘突的位置来辨认。不过，最显而易见的是第七胸椎棘突，在左右肩胛骨下端连成的直线上。用手指触摸，由此向下第二个凸起即是第九胸椎棘突。

接着按压腹部穴道。巨阙位于腹部心窝中央，距胸骨下端2寸处。中脘在腹部中心线上，心窝和肚脐的正中央。

天枢则位于肚脐带，距肚脐2寸的地方。用拇指以外四指指压这些穴道，不需太用力，以自己感觉舒服为准。

这样充分进行穴道刺激，症状应该就会好转。另外，灸最初所说的"胃部六灸"，也是有效的治疗方式。除将艾草直接置于穴道的方法外，还有在艾草之间放上大蒜或生姜、待一热

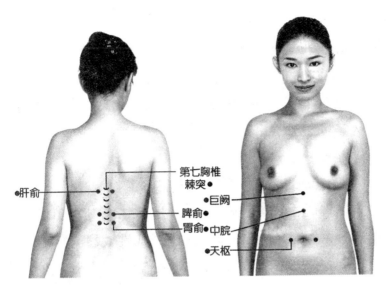

就拔除的灼热灸。

**经常性下痢**

  无特别明显的原因，消化器官也没有异常，却一直下痢时，以穴道按摩刺激会有很好的疗效。

  此种下痢大多是由于精神紧张所引起的神经性下痢，并不是那么严重。

患者大都为神经质，一仰躺肚皮就会下陷，肚皮僵硬，而且肚脐附近经常产生雷鸣般的声音，下痢后就转为便秘。

  这种经常性下痢，绝对不会以2~3次的穴道刺激便可治愈，需要进行有耐性的长期治疗。

  1.对症的穴道

  背部的脾俞、胃俞，腰部的大肠俞、小肠俞，肚脐旁的天枢，腹部的大巨。

2.对症按摩疗法

脾俞和胃俞中医上称"脾脏""胃腑"，认为二者互助合作掌管消化食物。再者，大肠俞和小肠俞顾名思义就是调整大肠、小肠功能的穴道。因此，首先要指压背部的这些穴道。

脾俞位于第十一胸椎棘突下方外侧1.5寸处。

胃俞位于第十二胸椎棘突下方外侧1.5寸处。

而大肠俞则位于第四腰椎棘突下方外侧1.5寸处。第四腰椎棘突刚好在左右腰部凸出（腰骨）上端连成的直线上。

小肠俞位于第一腰椎棘突下方外侧1.5寸处。

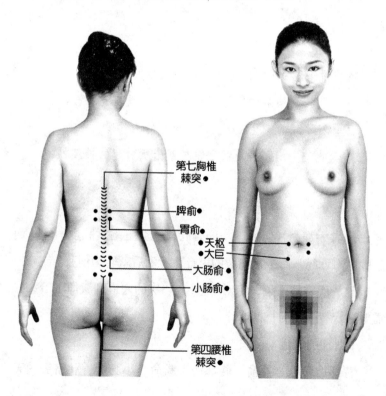

第七胸椎棘突●

脾俞●

胃俞●

天枢●

大巨●

大肠俞●

小肠俞●

第四腰椎棘突●

这些穴道由上而下排列于背部脊椎的两侧。所以，将两手的拇指分别置于左右两侧穴道，配合呼吸后从脾俞开始慢慢指压即可。要诀是吐气时按压、吸气时放松力量。

接着按压腹部的穴道。

调整肠功能的是天枢穴，位于肚脐外侧2寸处。仰躺用两手的中指指腹按压左右的天枢穴，慢慢用力按压2~3秒钟，然后放松，休息2~3秒钟之后再压。持续做5分钟。

另外，位于肚脐左下侧2寸处即天枢正下方2寸的大巨，也应予以按压。下痢时，大巨压起来会有痛感，要斟酌力量。

除此之外，还可利用针刺治疗以增加效果，方法是在大巨上打入皮内针之类的小针，再贴上白胶布。也可以贴粒针。

## 慢性便秘

排便次数和粪便状态虽因人而异，但是，一旦次数比平日少，粪便干硬不易排出，通常称为便秘。慢性便秘时，会常常出现排便次数减少，每次排便时粪便都很硬，或一次只排出一点儿的状况。因而产生排便不净的残余感，或是腹胀、腹痛。此种状态如果一直持续，肠内就会发生异常发酵，积存气体产生压迫感，导致食欲不振、反胃、恶心和头痛等症状。便秘时会产生肿包，或是肛门破裂，于是容易造成痔疮。偶尔也可能伴有全身疲倦或失眠的现象。

导致便秘的原因很多。紧张引起的肠管痉挛、内分泌失调或其他的内脏疾病，都可能产生便秘，不过机会比较少。大多是由于某些原因，使肠道蠕动缓慢所致的习惯性便秘。

1.对症的穴道

腹部的中脘、天枢、大巨，腰部的大肠俞、小肠俞。

2.对症按摩疗法

仰躺后膝部立起，用手掌摩擦整个腹部，以松弛腹部肌肉。且右手在下，左手叠在上面，整个手掌完全遮住腹部，力量放在指腹，有节奏地像摇桨一样进行穴道刺激。刚开始按摩时，可能无法流畅地进行，不过只要以右手为主，左手为辅，用右手的指腹充分按压即可。

首先，按压心窝和肚脐正中央的中脘。

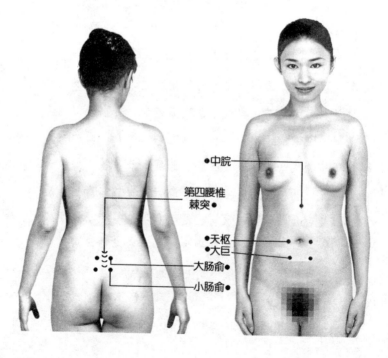

接着按压左手侧的天枢。天枢位于肚脐外侧2寸处。

然后，以同样方式按压天枢向下2寸处的左手侧的大巨。

接着再指压右手侧的大巨，其次是压右手侧的天枢，最后又回到中脘。

如此由左到右依次按压穴道。尤其是左侧的大巨和左大腿四周，要特别仔细按压，因为，此部位有与排便相关的乙状结肠和直肠刺激神经。

腹部穴道刺激不需太用力和太长时间，一次最多5~6分钟即可。对刺激敏感或是症状轻微者，可马上奏效。

刺激腹部后，用拇指按压背部的大肠俞和小肠俞。大肠俞位于第四腰椎棘突下方侧1.5寸处。而小肠俞则在其正下方，第一腰椎棘突下方外侧1.5寸处。以除拇指以外四指用力摩擦大肠俞经小肠俞至尾椎骨，反复做几次。

## 呼吸器官的病症疗法

### 感　冒

感冒是日常生活中最常罹患的疾病之一，是以呼吸器官发炎为主的病症统称，症状有发冷、打喷嚏、流鼻涕、鼻塞、喉咙痛、发热、头痛、胸部痛、食欲不振、下痢和呕吐等。总之，从极轻微的症状到并发支气管炎，形态各式各样，如延误医治，可能会引起肺炎或胸膜炎。所以，感冒初期一定要注意及时治疗。

感冒的原因，可能是病毒引起的过敏反应。长时间处于寒冷状态、全身湿透没有换衣服、疲劳或睡眠不足时，最容易感冒。感冒流行时，有些人易被感染，而有些人却安然无恙；有些人病情严重，有些人却症状轻微。由此可知，其与疲劳或营养等健康状态失调有很大的关系。极易感冒或一感冒病情就很严重者，平时一定要加强身体锻炼。如在鼻子不舒服、喉咙痛、尚未发热时，以穴道刺激，可避免恶化。

1.对症的穴道

颈后的风府、风池，头部的脑户，背部的风门、肺俞，胸部的中府。

2.对症按摩疗法

中医认为，"感冒的邪气一开始是从背部的风门进入身体，积存于颈后部的风池，再聚集于其旁边的风府。然后进入体内，引起所谓的感冒症状"。所以，风门、风池和风府是穴道刺激治疗感冒不可缺少的穴位。

风门位于背部第二胸椎棘突下方外侧1.5寸处，以拇指用力按压此处。

风池位于后发根凹处、后颈中央凹陷处和耳后骨块的正中央，一压会痛。将拇指指腹置于凹处，向头顶方向按压。

风府位于后颈凹陷处中央的上部分，一压就会痛之处也要用拇指或两手的食指和中指指压。风府上面，仰躺时有块骨头刚好与枕头接触，其上面的凹处就是脑户。此处也以同样方式指压。再者，肺俞对咳嗽很有效。肺俞位于风门的正下方、第三胸椎棘突下方外侧1.5寸处。可用拇指用力按压。

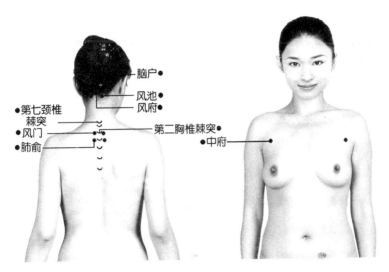

胸部的中府是呼吸器官生病时的特效穴道，位于锁骨外侧凹处向下2寸处。应用除拇指以外的四指的指腹慢慢按压。

### 重症咳嗽、咳痰

　　咳嗽严重且不易治愈时，很可能已发展为支气管炎。这是支气管黏膜受细菌感染所致的，大多会伴随发热，症状严重时则可引起气喘或浮肿现象，甚至并发肺炎。因此，必须尽早接受治疗。

　　一咳嗽就有痰可能是肺结核。虽然结核病已久未流行，但仍不可掉以轻心，觉得不对劲时应该接受Ｘ光检查。

　　除此之外，肺癌、肺气肿或是支气管扩张时，也会一咳嗽就有痰。痰多且咳嗽不止时，最好接受医师诊断。

除此之外，还有非细菌因素，如因空气污染、吸烟过多或有灰尘等，使支气管黏膜受到刺激，就会经常产生分泌物，导致咳嗽不停且有咳痰的症状。这种慢性支气管炎与体质有关，不容易根治。

穴道刺激主要是减轻症状，所以，无论是慢性支气管炎或气喘，都可应用此方法进行治疗。

1.对症的穴道

背部的大椎、定喘、肺俞，胸部的中府，手臂的孔最。

2.对症按摩疗法

持续不断地咳嗽时，背部的肌肉会紧张。在分别刺激各个穴道之前，最好先沿着脊椎按压，如热敷颈部四周，效果会更佳。

首先用拇指按压大椎。颈向前弯时会有两块骨隆起，大椎就位于其间。也就是第七颈椎和第一胸棘突之间。

治疗气喘的穴道位于大椎外侧1寸处。此处也可用拇指按压。肺俞位于第三胸椎棘突下方外侧1.5寸处。此处亦需指压以消除酸痛。

另外，咳得太厉害导致胸部疼痛时，按压中府有效。中府位于锁骨外侧凹陷向下2寸处。用四指的指腹慢慢按压。

喉咙痛时，用拇指仔细指压手臂的孔最也有效果。孔最位于手臂靠手正面，手肘弯曲形成的横皱纹手腕方向3寸之处。如果咳嗽仍一直持续，腹肌也会疲劳，导致不易咳出。此时则指压肚脐两侧，按压腰部第四腰椎棘突（腰带高度）旁边，腹肌就会逐渐消除疲劳，使痰易于咳出。

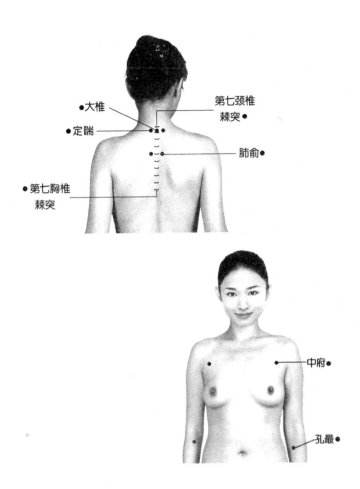

大椎●

定喘●

第七颈椎
棘突●

肺俞●

第七胸椎
棘突●

中府●

孔最●

## 循环系统的病症疗法

### 高血压

在安静状态时测量的血压，高压在18.62kPa（140mmHg）以上，低压在11.97kPa（90mmHg）以上，则称为高血压。血压一升高，就会发生头痛、目眩、耳鸣、肩部酸痛、心悸、失眠、便秘、易疲劳和手脚冰冷等症状。

进入中年，血压高的人逐渐增多。其中90%左右，是本态性高血压症，并没有特别病因。这与遗传有关系，尤其易发于40~50岁生理变化、血压不稳定的时期，因为此阶段人的机体会逐渐老化，动脉也开始硬化，血管失去弹性。

另一个引起高血压的原因是紧张。过了40岁正值人生顶峰时期，工作强度加重，因此容易积存紧张情绪，引起高血压。所谓的二次性高血压，是由肾脏病动脉硬化所引起的。除此之外，还有年轻时即罹患高血压的年轻性高血压症，以及更年期障碍导致的更年期高血压症。

穴道刺激并不能真正降低血压，不过可以消除高血压引起的各种症状，使整个人感觉舒服。必须配合药物治疗或食物疗法一并进行。

1.对症的穴道

头部的百会、颈后的天柱、肩的肩井、背部的厥阴俞、胸部的膻中、足部的解溪。

2.对症按摩疗法

高血压的症状包括后头部浮肿、颈部酸痛、脚冰冷和胸部疼痛等。进行穴道刺激可消除这些症状。

首先按压头顶的百会，接着是头后的天柱，促进流往头部的血液循环，消除浮肿。不要胡乱挤压，而应逐渐用力充分进行按压。

天柱位于发根，在两条粗肌肉外侧凹陷处。

肩井也是消除颈部或肩部酸痛的穴道。位于颈根部和肩端正中央，此处也用指腹以画圆方式指压。

　　以拇指用力挤压背部的厥阴俞，位于两个肩胛骨之间、第四胸椎棘突下方外侧1.5寸处。

　　胸部的膻中是对胸部疼痛等有疗效的穴道。位于左右乳头连线及胸部中心线的交叉点上。此处也用指腹指压。

　　足部的解溪是对脚冰冷有效的穴道。位于脚踝前面、脚板到胫骨之间两条粗筋中央的凹陷处。竖起指腹指压。

　　穴道刺激是为了减轻症状，并无法直接降低血压值。必须多次反复进行才能有效地减轻症状。

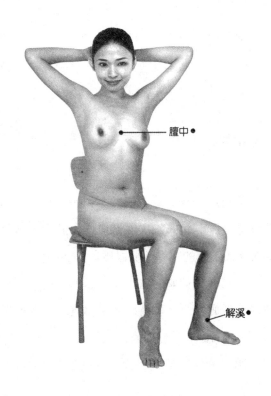

膻中●

解溪●

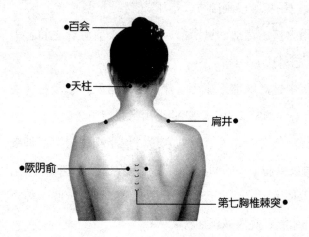

百会

天柱

肩井

厥阴俞

第七胸椎棘突

## 低血压

　　一般认为上肢血压低于12/8kPa（90/60mmHg）时，称为低血压症。其主要症状是人易疲劳、没耐性、睡不安稳、目眩、耳鸣、食欲不振、便秘和生理不调等。

　　低血压大致可分为三种。第一种是心脏病、胃肠疾病或内分泌异常所引起的二次性低血压。其中包括营养失调或重病长期卧床而引起的症候性低血压。

　　第二种是仰躺时血压正常，站立时血压突然降低，即所谓站立性低血症。这种情况经常出现于瘦弱的年轻女性，大多会感觉头昏目眩或站立时发晕。

　　第三种原因不明，血压保持在12/8kPa（90/60mmHg）以下，即所谓的本态性低血压。这通常与遗传有关。

欲治疗二次性低血压，首先应治疗引起本病的其他疾病，以改善营养及增强体力。穴道刺激对其中的站立性低血压和本态性低血压特别有效，可以改善低血压所带来的不适症状。

1.对症的穴道

头部的百会、颈后天柱、背部的厥阴俞、腹部的中脘、手臂的郄门、足部的照海。

2.对症按摩疗法

应着重调理人体生理系统的平衡，针对各种症状而选择不同的穴道进行刺激。

天柱的位置在发根两条粗肌肉外侧的凹陷处。中脘刚好位于心窝和肚脐的正中央。可对此两穴进行点揉按摩。

很多低血压患者，都会有背部厥阴俞附近酸痛的现象，适当按压厥阴俞及其肩胛骨之间，第四胸椎棘突下方外侧1.5寸处。食欲不佳、想呕吐时，用指腹充分按压中脘。

另外，有呼吸困难的症状时，要指压手臂的郄门和脚部的照海。郄门位于手臂正面中央、手腕和手肘的中间。照海位于内脚踝向下1寸处。压起来会有痛感。

低血压症中，出现脚部冰冷现象者很多，照海是消除脚部冰冷最适当的穴道。

除穴道刺激外，脚交替浸泡冷、温水，也可解除脚部冰冷的情况，预防站立时头晕。脚伸入温水中至脚踝上面一点，泡3分钟左右，然后再泡冷水大约30秒钟。这样反复做3~4次，最后须以泡冷水结束。如此，脚尖就会暖和起来。

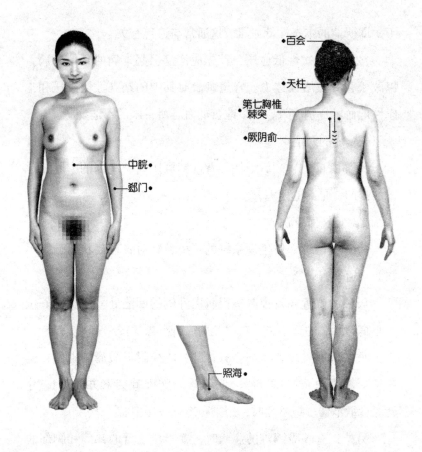

中脘●
郄门

●百会
●天柱
第七胸椎
棘突
●厥阴俞

照海●

## 心悸、气喘

　　一到中老年，有些人会出现心悸或气喘的症状。心悸是心脏跳动突然增快所致，而气喘则是肺部引起的一种缺氧症状，两者是截然不同的症状。可是，一旦氧气不足，往往就会产生气喘且同时发生心悸，这是机体要求促进心脏的血液循环，大量输入氧气的结果。

　　心悸中最可怕的是由心脏或血管障碍所引起的，脉搏随激烈的心悸突然加快，同时发生气喘或胸部疼痛。此状况下，大多是狭心症等，必须就医诊治。

除此之外，高血压、低血压或贫血症，也会引起心悸。甚至连呼吸器官病变或激素异常，也会引起此症。

不过，也可能没有任何疾病就发生心悸。此时，若检查心脏没有异常，血压也正常，则称为心脏神经症。可能是自律神经失调或更年期障碍所引起的。

1.对症的穴道

颈后的天柱，背部的厥阴俞、心俞，胸部的膻中，手臂的郄门，手部的阴郄。

2.对症按摩疗法

首先用拇指按压颈后的天柱。天柱位于发根、两条粗肌肉外侧的凹陷处。

背部的厥阴俞，是治疗全身血液循环不良时很有效的穴道。如果配合胸部的膻中一起刺激，可以减轻心悸、气喘和胸口郁闷等现象。

厥阴俞位于两肩胛骨之间，第四胸椎棘突下方外侧1.5寸处。用拇指按压此处。

再者，心俞位于厥阴俞正下方、第五胸椎棘突下方外侧1.5寸处。此处也用拇指加以指压。

胸部的膻中，位于左右乳头连线与胸部中心线的交叉点上，是心悸和胸部疼痛必须刺激的穴道。可用拇指以画圆方式指压。

心悸时，刺激手部的穴道非常重要。郄门位于手臂正面中

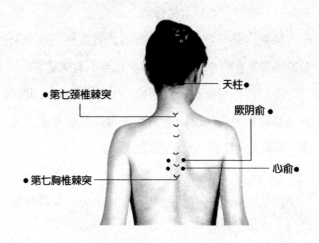

第七颈椎棘突 ●

天柱 ●

厥阴俞 ●

心俞 ●

第七胸椎棘突 ●

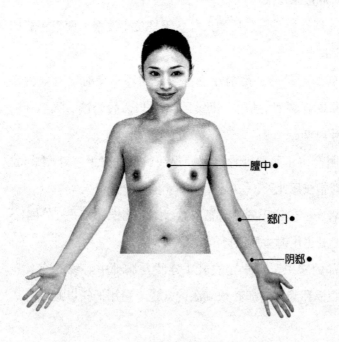

膻中 ●

郄门 ●

阴郄 ●

央、手腕和手肘的中间。用拇指持续按压3~5秒钟，休息1~2秒钟，再持续按压。反复做3~5次。阴郄位于手腕正面，腕关节横纹小指侧往手臂0.5寸处。此处也用拇指指腹充分刺激。如果再由上而下，通过郄门按摩手臂的正面，效果会更佳。

另外，手小指的指甲基部内侧和外侧，有可以平息胸部疼痛和心悸的穴道，应该养成随时揉捏小指腹的习惯。心悸和气喘最忌烟酒过度，一定要有所节制。

## 男性病症疗法

### 阳　痿

阳痿的情况有两种。一种是对性生活缺乏兴趣或不关心。天生体力衰弱或因病激素失调，会使性欲减低，导致"性趣"缺乏。

第二种是对性行为缺乏信心。原因是曾经性行为失败，丧失自信，或对性器官持有自卑感。

其中也不乏因性功能障碍、受伤等引起的中枢神经损伤、药物中毒和糖尿病等所引起的阳痿。在这种情况下，必须尽早接受专科医师的治疗。

然而，阳痿绝大多数都是心理因素造成的，此时，可采取消除心理包袱的精神疗法，或进行缓解紧张的运动等。

穴道刺激的目的在于借助刺激消除身体的紧张，一并解除心理障碍。

1.对症的穴道

腰部肾俞、膀胱俞，臀部的中膂俞，腹部的肓俞、大赫。

2.对症按摩疗法

中医称阳痿的症状为"肾虚症"，应进行提高"肾脏"功能的穴道刺激。所以，首先要刺激腰部的肾俞、膀胱俞和中膂俞等穴道。肾俞是对"肾虚症"极其有效的穴道。位于腰部第二腰椎棘突下方外侧1.5寸处。用拇指指腹充分按压。

其下面的膀胱俞，则位于腰部第二腰椎棘突下方外侧1.5寸处，是和骨盆内的器官相关联的穴道。此处也同样按压。

中膂俞位于腰部第二腰椎棘突下方外侧1.5寸处，此处也用

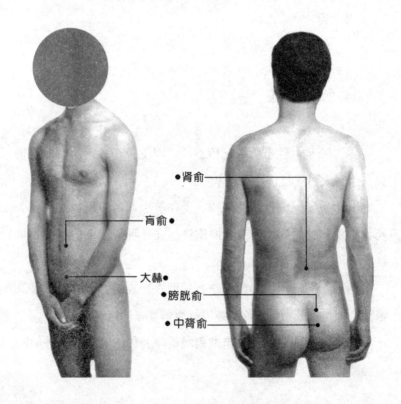

肾俞

肓俞

大赫

膀胱俞

中膂俞

拇指认真按压。

腹部方面则刺激肓俞和大赫。

肓俞位于肚脐旁边0.5寸处。大赫位于肚脐正下方4寸处横移0.5寸的地方，自古即是著名的增强精力的穴道。

这两个穴道都是以手掌贴紧腹部，用指腹轻压。

从大赫直下到大腿根部附近，有所谓内转肌的硬肌肉，此肌肉旁边也有两条中医称为精力之道的经络。两条都是治疗"肾虚症"很有效的经络。此肌肉发生酸痛或紧张时，必须好好按压。

借助穴道刺激消除紧张，以缓解身心，可以治疗阳痿。

## 女性病症疗法

### 生理痛

生理痛是子宫收缩将经血排出时所引起的疼痛，所以，子宫收缩强烈，疼痛就相对加重。因此大部分的女性从生理期前几天开始至生理期期间，多少都会感到下腹微胀、疼痛、头痛、腰痛和心情焦躁等。

因此，对于生理前一天或是第一天所发生的下腹疼痛，精神不用过于紧张。

生理痛因人而异，除下腹痛外，还会产生头痛、乳房胀痛和极深的不安感，必须睡上几天或进行止痛才能改善症状的情形，称为月经困难症，可以利用穴道刺激缓和症状。

月经困难症一般没有特别的病因。

但若是子宫肿瘤或子宫后屈等异常，或生理期发生严重的下腹痛时，应该接受专科医师的诊断。日常生活上必须注意，穿着过高的高跟鞋会加重骨盆和腰部的负担。所以，生理期时最好避免生活诱因。

1.对症的穴道

腰部的肾俞，臀部的次髎、胞肓，腹部的气海，腿部的血海。

2.对症按摩疗法

生理期前一周开始做按摩，生理期开始就停止。如此可减

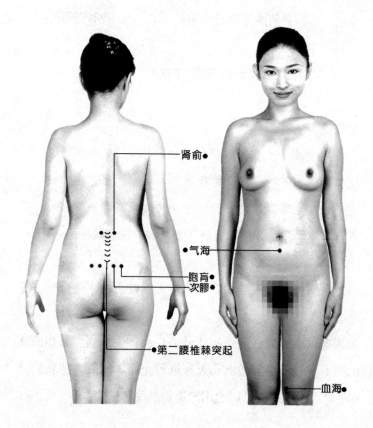

轻初期难受的疼痛。如果不适症状一直持续至生理期结束，则可于生理期期间继续进行。

首先刺激腰部到臀部之间。腰部的肾俞是可增强体力的穴道，位于第二腰椎棘突下方外侧1.5寸处。臀部的次髎、胞肓，是生理痛或生理不顺的特效穴道。次髎位于腰部第二腰椎棘突下方外侧0.7寸处，胞肓同样位于外侧的3寸处。以这三个穴道为中心，用拇指加上身体重量按压。手臂伸直，放上拇指以便向身体中心用力，加上身体重量做3~5秒钟。由轻逐渐加重用力刺激。接着以同等的时间放松力气，如此重复各做5次。

次髎的前后左右聚集着对生理痛有效的穴道，所以，压起来觉得很舒服的地方，亦需同样进行刺激。接着刺激腹部。肚脐下的气海，具有消除气血停滞的作用，位于肚脐正下方1.5处。在此进行和腰部一样用力、放松的刺激。腹部是内脏聚集的地方，不可太用力刺激，以免伤及脏腑。

腿部的血海具有消除血流停滞的作用，位于膝盖骨内侧边2寸处。拇指置于此处，其余手指置于外侧，以用力、放松腿的方式反复做5次。

### 乳汁分泌不全

一般婴儿出生2~3天后，母亲就会自然分泌乳汁，乳房受到婴儿吸吮的刺激越多，乳汁也会分泌得越多。可是，有时会有营养再充足，水分摄取再多，乳汁还是无法排出的情况。尤其生第一胎时，更容易出现这种现象。

乳房有15~20个乳腺叶，上面聚集分泌乳汁的乳腺，每个乳腺叶都有一条乳管，由乳头分泌乳汁。若乳腺发育不完全，就无法充满乳汁。

然而，乳汁无法排出的原因有很多。可能是刚出生的婴儿吸奶的力量不大，乳汁堵塞乳管，或乳腺受到压迫等。

另外，疲劳、心情烦闷或焦躁也可能导致乳汁无法排出。产后夜间常常要喂好几次奶，容易睡眠不足。所以白天最好尽量躺着休息，以免过度疲劳。

已经哺过乳者，也应该保持心情轻松，只要耐心地做穴道刺激，一定可以分泌足够的乳汁。

1.对症的穴道

背部的厥阴俞，胸部的中府、天溪、神封、乳中。

2.对症按摩疗法

首先用拇指压背部两肩胛骨之间、第四胸椎棘突下方外侧1.5寸处的厥阴俞，先轻后慢慢用力按压5秒钟左右。

接着刺激胸部和乳房四周的穴道，不只是穴道，连整个乳房也要按摩。产后的乳房容易繁殖细菌，所以事先要将手指洗净。有时乳汁会喷溅，所以要先用纱布垫在乳头上。进行穴道刺激或乳房按摩之前，最好先用毛巾热敷，这样效果更佳。

首先，用拇指或中指按压中府。中府位于锁骨外侧边缘凹处以下2寸的地方。接着以画" 9 "的方式指压乳头斜上方2寸的天溪。

紧接着指压神封。神封位于两个乳头正中央的两侧2寸处。用食指和中指立起来按压。

乳中在乳头的正中央。一手轻握乳房，用另一手的食指指腹以旋转方式摩擦乳头，乳汁会逐渐渗出。

做完以上的穴道刺激之后，再按摩整个乳房。其方向是如下图所示的①、②、③。用两手的手心或是单手手心摩擦，一次大约进行20分钟，可是，若产后20天才开始做，就不可能有效果了。此外，罹患乳腺炎时，切勿刺激和按摩。

同时有颈部、肩部或背部酸痛现象时，也可以配合着进行颈部前后左右转动、肩部上下的运动。

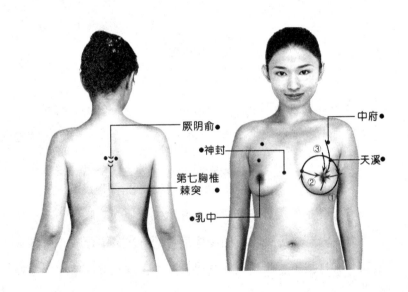

# 疗效非凡的无痛灸治疗法

## 灸的种类

很多人一听到"灸"，就会认为"很烫，会留下疤痕"。其实也有不着痕迹的灸治方法，因为，可以将艾草的分量调整至人能够忍受的热度。

灸可分为会留下疤痕的有痕灸，以及不留下疤痕的无痕灸。

有痕灸是用灸分解烧过的皮肤组织让血管吸收该物质，从而在血液内制造免疫物质的身体反应的方法，治疗或预防各种疾病。有打脓灸、焦灼灸和透热灸三种，现在最常使用的是透热灸。

另外，无痕灸的目的是利用温热刺激，产生有效的身体反应。除知热灸、生姜灸和蒜灸之外，还有将香或艾草放入器具内的温灸。

这里要说明的是最常用的透热灸、知热灸、生姜灸和蒜灸的灸法。透热灸的渗透热度让人感觉最舒服，知热灸和生姜灸的热度也比较受欢迎。

做过几次后，就可以知道适合自己的艾草大小和次数了。

不过，脸部、颈部前面的血管或神经，以及孕妇的下腹部等，不可以灸。另外，发热、非常疲劳、目眩或心悸得很厉害、饮酒后、空腹或是刚吃完饭时，都应避免用灸。

## 透热灸

香点燃去掉灰，一面转动一面靠近。将艾草放于手心上，用两手夹着搓揉，然后轻轻捻撕艾草，做成米粒大或是其一半大小的金字塔形（圆锥形）。如果手湿，艾草则会粘在手上，所以要先将手擦干。

将艾草放在穴道上之前，先稍微弄湿穴道四周，这样艾草就不易倾倒。然后，将香点燃、去灰靠近艾草，转动香头将其点燃。成人每个穴道反复做5~7次，儿童做1~3次。

艾草的做法：

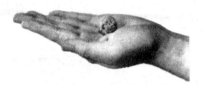

1. 将艾草放在掌心

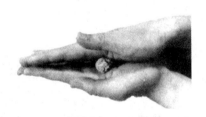

2. 两手夹着搓揉

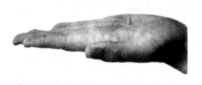

3. 捏成需要的大小，做成小金字塔形

## 知热灸

知热灸比透热灸所用的艾草大得多，差不多如拇指大。将其做成金字塔形放在穴道上，用香点燃。一感觉到热度，就用手或小钳子将艾草拿掉，以免在皮肤上留下痕迹。每个穴道做1~3次。

## 生姜灸和蒜灸

使用生姜薄片的生灸是将生姜或蒜切成薄片放在穴道上，其上再放艾草。然后将小指般大小的艾草做成金字塔形，用香点燃。因艾草的热度被生姜或蒜所吸收，所以并不会觉得烫。

值得指出的是：艾草小，尤其是直接接触皮肤的面积要小，才不会灸起来烫得受不了。还有，如果艾草捻得太硬，热度也会很高，所以必须使用捻得松软的艾草。

# 足底按摩

## 循环系统的病症疗法

### 高血压

运动量不足，吃得太好，常引起高血压。高血压易导致心血管病变。

按摩部位及穴道：心、小肠、肾、输尿管、膀胱、头、涌泉、内耳迷路反射区。

**脑卒中**

脑血管发生障碍时，会突然失去意识或休克，引起语言或肢体障碍。脑卒中的形成与情绪、饮食、疲劳、体质等有关。

按摩部位及穴道：肾、膀胱、输尿管、肾上腺、头、脊椎、肝、胆等反射区。

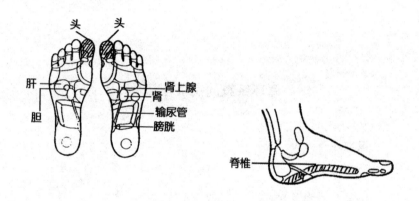

**低血压**

大部分低血压者多由生理病变或自律神经失调所引起的，患者一般较为瘦弱，心肾功能亦不佳，常伴有头晕、耳鸣、贫血。

按摩部位及穴道：心、小肠、肾、输尿管、膀胱、头、内耳迷路等反射区。

### 心脏病

心脏病的症状包括心肌梗死、心悸、心绞痛等，发作时令人措手不及，严重者甚至瞬间丧失生命，平常多运动可增强心脏功能，预防心脏病的发生。

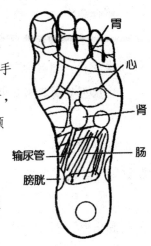

按摩部位及穴道：心、肾、输尿管、膀胱、肠、胃等反射区。

### 动脉硬化

动脉硬化是人体老化的现象，常随年龄增大，而愈加严重。除年龄因素之外，高血压、糖尿病、运动少、肥胖、精神紧张等，也易产生动脉硬化。

按摩部位及穴道：心、小肠、肾、输尿管、膀胱、肾上腺、肝、胆等反射区。

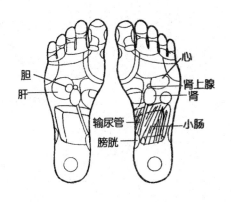

**脑充血**

　　自律神经失调时，容易引起脸部有灼热感及脑充血症状，同时大部分人会感到足部冰冷。不过与脑卒中脑血管破裂的脑出血不同。

　　**按摩部位及穴道：**颈、肺、支气管、喉和气管、输尿管、膀胱等反射区。

**脑出血**

　　由于脑血管破裂，致使血液侵入脑组织中，即出现脑出血。脑出血会破坏脑的生理功能，属脑卒中病变较为严重的一种。

　　**按摩部位及穴道：**整个足部拇指、无名指、心、肾、输尿管、膀胱、肝、胆等反射区。

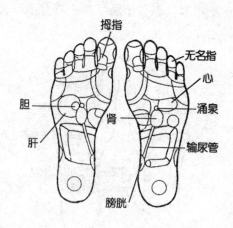

**胃灼热**

如果胃液逆流进入食管，或食管下部的黏膜过敏就会发生胃痛，也叫作"烧心"。精神压力过大或胃肠病患者，也较易引起。

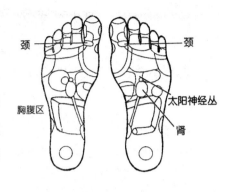

按摩部位及穴道：胸腹区、颈部、肾、太阳神经丛。

**贫　血**

由于骨髓造血功能异常或妇科疾病如崩漏等所引起，该病以女性居多，出现的症状为怕冷、畏寒、容易晕眩、脸色苍白、易疲劳等。

按摩部位及穴道：脾、胃、心、小肠、肾的反射区及三阴交。

**静脉曲张**

长时间站立的人容易引发这种症状，尤其怀孕妇女由于腹部胎儿的挤压，或肥胖者易使下肢血液循环不顺畅。

按摩部位及穴道：肾、输尿管、膀胱、肾上腺、脊椎反射区。

# 消化系统的病症疗法

## 反胃呕吐

受内外刺激引起胃神经痉挛、胃溃疡时，或食物中毒甚至过度疲劳时，都可能出现反胃呕吐的现象。病变主要在胃，但与肝、脾有关。

按摩部位及穴道：太阳神经丛、肝、胃、胆、脾、肾、输尿管、膀胱等反射区及隐白、内庭、厉兑。

## 胃、十二指肠溃疡

精神压力过大或暴饮暴食、情绪激动、疲倦不堪，都会引发胃、十二指肠溃疡。用按摩的方法能使胃及十二指肠的功能恢复正常，还可预防便秘。

按摩部位及穴道：胃、十二指肠反射区及大都穴。

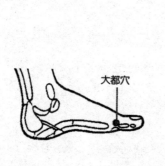

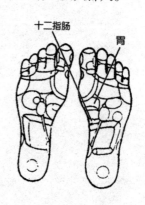

## 结肠炎

肚子常咕噜作响，却排泄不出来，这就是结肠炎。

按摩部位及穴道：整个大、小肠及淋巴结反射区。

## 直肠炎

许多人会因细菌感染而引起直肠炎，患者会觉得肛门内部有灼热、疼痛感，大便中有时会含血及黏液。

按摩部位及穴道：直肠（肛门）、双腿腓肠肌内侧反射区。

## 便　秘

属习惯性症状，运动不足、肥胖、胃蠕动缓慢者，易罹患便秘，病变在大肠，与脾胃肝肾有关，多因燥热内结、气血两虚，使大肠失常所致。

按摩部位及穴道：整个消化道、脾、胃、大小肠、直肠反射区。

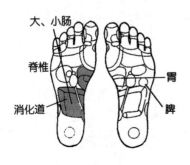
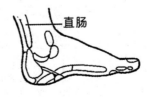

## 痔 疮

饮酒过量、嗜食辛辣、久坐缺乏运动、长期便秘或腹泻，易引发痔疮，轻则便血，重则脱肛。

按摩部位及穴道：大小肠、直肠、肾、输尿管、膀胱、肾上腺反射区。

## 腹 泻

腹泻多是大小肠方面的毛病，除吃坏了肚子外，如果情绪紧张也会引起神经性腹泻。而大肠功能不佳，水分吸收不良，在大肠内未能顺利挤压成形，也易导致腹泻。久泻常因脾肾虚弱或肝脾失调所致。

按摩部位及穴道：

（1）神经性腹泻：太阳神经丛。

（2）腹泻且呕吐：肠、胃、淋巴结反射区。

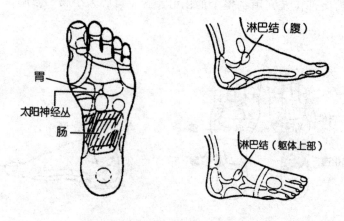

## 肝 病

生活紧张疲劳、饮食不当、喝酒过量和使用化学药物等情形，容易导致肝脏脂肪酸过高，或肝炎等肝脏病变。

按摩部位及穴道：胸椎、胸部淋巴结与内耳迷路、胃、肝、胆、淋巴结、十二指肠、肾、脾、太阳神经丛反射区。

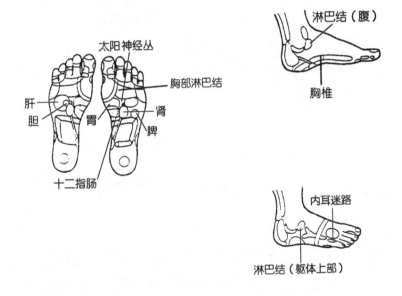

## 胰脏炎

胰脏疾病多因十二指肠引起。若十二指肠功能正常，则胰脏亦随之正常。

按摩部位及穴道：胃、十二指肠、胰脏、淋巴结反射区。

**胆囊炎**

多因胆囊内新陈代谢不正常，或饮食不洁、疲劳过度、情志失调所致，当胆汁瘀滞，肠内细菌倒流至胆囊中便易引起发炎。

按摩部位及穴道：头、十二指肠、胆、肝、淋巴结反射区。

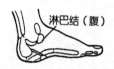

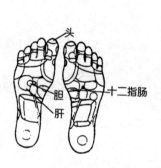

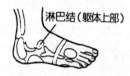

**黄疸病**

发生十二指肠炎或胆管炎时，使胆汁混入淋巴液内或血液中，因循环作用布满全身，故引起皮肤发黄；或与感冒伤寒等并发，多曲外感湿热、病毒和内伤酒食引起。

按摩部位及穴道：头、十二指肠、肝、胆、淋巴结等反射区。

# 呼吸系统的病症疗法

**气管炎**

感冒或受风寒侵袭易引发气管炎，从而影响肺的正常运作。抽烟和接触大量灰尘的人，也容易罹患支气管炎。

按摩部位及穴道：肺和支气管、喉和气管、淋巴结、甲状腺及肾上腺反射区。

**气 喘**

长期感冒、喜食冰凉饮品或身体过度疲累，易引发气喘。此外，情绪波动，长期生理、心理压力过大或气温变化过剧时，也会突然感觉喉咙紧缩、呼吸困难，形成气喘，也称"哮喘"。

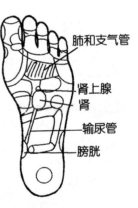

按摩部位及穴道：肺和支气管、肾上腺、肾、输尿管、膀胱等反射区。

**鼻窦炎**

因先天体质不佳或后天身体状况变差，当鼻子遭冷空气、灰尘侵害时发炎，并伴有连打喷嚏、流鼻水、鼻子不通等症状，久之便形成鼻窦炎。

按摩部位及穴道：鼻窦、淋巴结、肾、胃、肺和支气管、大肠反射区。

### 喉 肿

喉肿是扁桃腺发炎、气喘等所引起的疾病。

按摩部位及穴道：肾上腺、肾、输尿管、膀胱、胸部、淋巴结、喉和气管反射区及然谷。

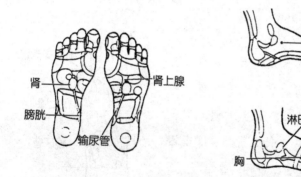

### 流行性感冒

体质虚弱、抵抗力不强、肺功能不良或过度劳累者，容易感染流行性感冒。四季均有，但以春、秋两季多见。

按摩部位及穴道：淋巴结、扁桃腺、脾、鼻子、鼻窦反射区。

**喉咙痛**

由感冒所引起或由烟酒、辛辣等刺激物所引起，亦与麻疹、痘疮、猩红热病混合发生。

按摩部位及穴道：喉和气管、扁桃腺、淋巴结反射区。

**咽喉炎**

讲话过多、过度使用声带及发音方法不当，都容易引发咽喉炎。

按摩部位及穴道：喉和气管、扁桃腺、整个手部、淋巴结等反射区。

**扁桃腺炎**

因感冒及其他感染所引起的发炎，并伴有咽喉刺痛及干咳等症状。

按摩部位及穴道：头、扁桃腺、淋巴结、肺和支气管反射区。

**肺气肿**

患有慢性气管炎、支气管炎、气喘者，到中、老年时期，大多会有肺功能减弱的症状。尤其在剧烈运动后，就会出现呼吸困难、气喘的现象，此即为肺气肿症状。

按摩部位及穴道：脑垂体、肾上腺、肺和支气管、肾、输尿管、膀胱及涌泉。

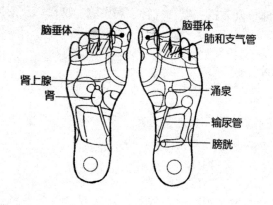

## 肺　炎

因肺炎双球菌侵入而发，感冒风寒外伤为诱因，多继发于毛细支气管炎，亦有侵入肺大叶者，多发于老人及小儿。

按摩部位及穴道：肺、淋巴结、甲状腺反射区。

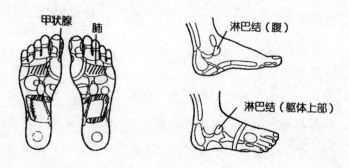

# 骨科的病症疗法

## 颈项部疼痛

　　许多因睡觉时枕头垫得过高，或经常采用前屈姿势工作的人，头颈扭转，易致颈部筋内损伤，颈项容易感觉酸痛。

按摩部位及穴道：颈项、颈椎、肩、尾骨反射区。

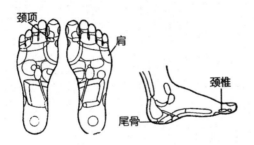

## 五十肩、肩痛

　　每个人都会有五十肩、肩痛等情况的发生，当肩膀周围常发痛，手臂也不能大幅度摆动时，大多是患了五十肩，主要原因为手臂使用不当，与长期瘀气、瘀温、外伤、劳损、年龄、体质等因素有关系，多发生于50岁左右的中年人，女性多于男性。

按摩部位及穴道：淋巴结、肩、肩胛骨反射区。

## 背　痛

在冬天寒冷时罹患者较多，以感冒风寒和湿气为主因，致使背部肌肉绷紧受刺激而引起疼痛。

按摩部位及穴道：

（1）脊椎（胸椎、腰椎、尾骨）、肩反射区。

（2）手足背部，对应痛点。

## 椎间软骨脱出

一般将此症称为"骨刺"，出现部位不同，影响也有差异。通常较易在脊椎发生，尤其颈部与腰部，发生于颈部多会导致手麻。而发生于腰部的骨刺多为坐骨神经痛的根源，会压迫到坐骨神经，延伸至大腿内外侧、膝盖后侧及整个腿部至脚趾部位的酸胀麻痛，严重时稍微移动身体就会疼痛。

按摩部位及穴道：肾、输尿管、膀胱、脊骨、肝、胆、肠反射区及相关穴位，足部三阴交。配合针刺拔罐，有彻底调治的功效。

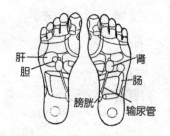

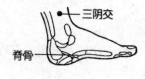

**腰 痛**

伏案久坐、久病体虚、长久站立，以及搬运重物不当，闪挫跌伤都可能产生腰痛，长久下去，还会引起下肢酸麻、腿脚无力、坐骨神经痛等，甚至出现下肢整体的问题。

腰痛与肾密切相关，邪阻肾腑、经脉阻滞、气血运转不畅均可导致腰痛。

**按摩部位及穴道：太阳神经丛、腰椎、尾骨、肾、输尿管、膀胱、膝、坐骨神经反射区和仆参、申脉、金门、太冲。**

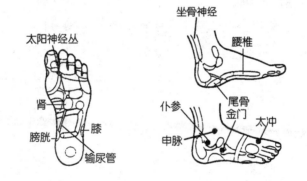

**髋关节炎**

多因内脏发炎或行走扭伤及骨骼本身异常所引起，常发生于男性青壮年。

**按摩部位及穴道：肠、胃、腰椎、髋关节、肩关节反射区。**

**坐骨神经痛**

坐骨神经痛主要起因是腰椎、椎间盘脱出，压迫坐骨神经所造成的，其疼痛是由腰椎坐骨，经过大腿内侧及膝盖后面，再至小腿肚与脚底，疼痛剧烈。

按摩部位及穴道：肾上腺、肾、输尿管、膀胱、脊椎（胸椎、腰椎、尾骨）、坐骨神经反射区及三阴交。

按足部坐骨神经反射区，加强刮按三阴交，有快速的止痛功效。

**痛风性关节炎**

痛风性关节炎是血液中的尿酸增加，积存在关节处，其痛彻骨，重者甚至引起手足关节变形。

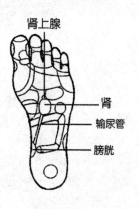

按摩部位及穴道：肾、输尿管、膀胱、肾上腺反射区。

**肘关节疾病**

肘关节引起疼痛多因为用力过猛所致，受伤严重者常因骨膜剥离掀起，而并发骨膜肌炎，致使关节活动受限。

按摩部位及穴道：肘关节、膝关节反射区。

**关节炎**

关节炎通常多由体虚、感受风寒潮湿、受伤瘀血未能彻底治疗以及代谢障碍等所致。

按摩部位及穴道：肘或膝关节、肾、膀胱、肾上腺、淋巴结反射区、阿是穴［（身体发病部位）发病上肢刮按上身淋巴；发病下肢刮按下身淋巴］

**踝关节肿痛**

受外伤或其他疾病引起的脚踝关节肿胀、疼痛。应尽早调理，肿胀久了，渐行麻木，多为风湿关节炎的发作部位。

按摩部位及穴道：肾、输尿管、膀胱反射区及解溪、太溪、昆仑。

当受伤后，即刻刮按，很容易在受伤对应的关节处找到一个疼痛反应点，刮按3~5分钟，即有止痛消肿的效果。

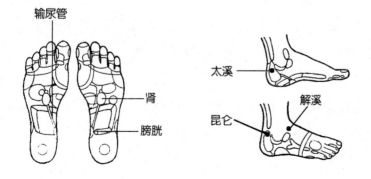

输尿管
太溪
解溪
肾
昆仑
膀胱

# 手部穴道按摩

## 手部经络

经络是经脉和络脉的总称，是人体气血运行的通路。

经是经脉，为纵行的主干，循行部位较深，包括十二正经、十二经别、奇经八脉、十二经筋、十二皮部；络是络脉，为横行的分支，循行部位浅表，包括十五络、浮络、孙络。

经脉和络脉一起形成了复杂的经络系统，把人体联系成一个有机的整体。人体的气血通过经络系统运行于全身，将水谷精微物质输送到全身各组织器官，协调阴阳平衡，使脏腑组织器官发挥各自的功能，从而保障人体正常的生理活动。

手指部是三条阳经与三条阴经相交会之处，因此手部的经络比较集中。其中掌侧为手三阴经，背侧为手三阳经，它们都有各自的循行路线。

## 拇 指

拇指分布有手太阴肺经，它从腕后（寸口）走到大鱼际，沿着大鱼际边缘，延伸至拇指桡侧末端的少商穴，是与肺、支气管等呼吸器官有密切联系的经络。

## 食 指

食指分布有手阳明大肠经和手太阴肺经。

手阳明大肠经起始于食指末端桡侧的商阳穴，沿食指桡侧上缘，走出于第一和第二掌骨间，向上延伸入拇长伸肌腱和拇短伸肌腱中。它与大肠有着密切的联系。

手太阴肺经从腕后桡骨茎突上方分出分支，向手背到达食指桡侧末端，接手阳明大肠经。

## 中 指

中指分布有手厥阴心包经，它从掌长肌腱和桡侧肌腱正中进入手掌，沿着中指内侧延伸到中指末端的中冲穴。

心包经与心脏及循环系统关系密切。同时，由于心包经与小肠也有着内在联系，因此消化系统与它也有着密切的联系。

## 无名指

无名指分布有手少阳三焦经和手厥阴心包经。

手少阳三焦经从无名指靠小指一侧末端的关冲穴向上走出，循行于第四和第五掌骨之间，沿手背到达腕关节外侧。

手少阳三焦经与淋巴系统及内分泌系统有着密切的联系，

控制淋巴系统与内分泌系统的功能，维持内脏功能平衡。

手厥阴心包经从掌中分出，沿着无名指靠小指的一侧分布于手指末端，接于手少阳三焦经。

### 小 指

小指分布有手少阴心经和手太阳小肠经。

手少阴心经从手掌沿着小指内侧走到指甲内侧末端的少冲穴，与手太阳小肠经相接，是与心脏及血液循环系统有着密切联系的经络。手太阳小肠经起自于手小指外侧末端的少泽，沿着掌侧和背侧的交界线上到腕部，与小肠有着密切的联系。

## 手部穴位与病理反应点

手部病理反应点是指某些病症发生后，在手部产生特有反应的区域。这些部位寻找方便，疗效显著，为临床按摩所常用。

### 手阳明大肠经穴

**阳 溪**

穴位找法：阳溪位于腕背横纹桡侧端，当拇指跷起时，两筋（拇短伸肌腱与拇长伸肌腱）之间的凹陷中取之。

功能：主治目赤肿痛、头痛、耳聋、齿痛、耳鸣、咽喉肿痛、手腕痛等。

**曲 池**

穴位找法：将胳膊屈肘成直角，曲池就位于肘横纹外端与

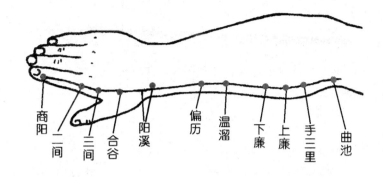

商阳 二间 三间 合谷 阳溪 偏历 温溜 下廉 上廉 手三里 曲池

肱骨外上髁连线的中点处。

功能：主治齿痛、咽喉肿痛、隐疹、目赤肿痛、热病、腹痛、高血压、吐泻等。

**手三里**

穴位找法：手三里位于阳溪穴与曲池穴连线上，曲池穴下2寸处。

功能：主治上肢活动不利、齿痛颊肿、腹痛、腹泻等。

**上　廉**

穴位找法：上廉位于阳溪穴与曲池穴连线上，曲池穴下3寸处。

功能：主治手臂麻木、头痛、肠鸣腹痛等。

**下　廉**

穴位找法：下廉位于阳溪穴与曲池穴连线上，曲池穴下4寸处。

功能：主治眩晕、头痛、目痛、腹胀、肘臂痛、腹痛等。

**温　溜**

穴位找法：位于阳溪穴与曲池穴连线上，阳溪穴上5寸处。

功能：主治头痛、面肿、咽喉肿痛、疔疮、肩背酸痛、肠鸣、腹痛等。

**偏 历**

穴位找法：偏历位于阳溪穴与曲池穴连线上，阳溪穴上3寸处。

功能：主治耳鸣、目赤、鼻出血、手臂酸痛、喉痛等。

**合 谷**

穴位找法：合谷位于手背第一、第二掌骨之间，约平第二掌骨桡侧处的中点。取穴时，以一手的拇指指间关节横纹放在另一手拇指与食指之间的指蹼缘上，拇指指尖下的位置即是。

功能：主治眩晕、头痛、目赤肿痛、咽喉肿痛、鼻渊齿痛、口眼歪斜、面肿等。另治咳嗽、伤风、哮喘、消渴、吐泻、黄疸、痹证、水肿、脑卒中、乳少、多汗、腹痛、便秘、经闭、滞产等。

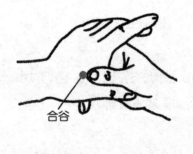

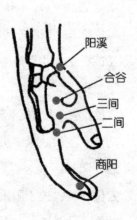

### 三　间

穴位找法：微握拳，三间在手第二掌指关节后桡侧凹陷处（第二掌骨小头上方）。

功能：主治齿痛、目痛、咽喉肿痛、身热、气喘、腹胀、泄泻、肠鸣等。

### 二　间

穴位找法：微握拳，二间在第二掌指关节前缘桡侧赤白肉际处（第二掌骨小头桡侧前凹陷中）。

功能：主治齿痛、鼻出血、口歪、咽喉肿痛、热病、目赤肿痛等。

### 商　阳

穴位找法：商阳位于食指末节桡侧，指甲旁约0.1寸处。

功能：主治耳聋、耳鸣、齿痛、颌肿、咽喉肿痛、青光眼、呕吐、手指麻木、热病、昏迷等。


### 手少阳三焦经穴

### 四　渎

穴位找法：四渎位于尺骨鹰嘴下5寸，桡骨与尺骨之间。

功能：主治咽喉肿痛、耳聋、暴喑、上肢痹痛、齿痛等。

### 三阳络

穴位找法：三阳络位于腕背横纹上4寸，桡骨与尺骨之间。

功能：主治暴喑、耳聋、上肢痹痛、齿痛等。

### 会　宗

穴位找法：会宗位于腕背横纹上3寸处，支沟穴尺侧约1寸处，取于尺骨的桡侧缘处。

功能：主治耳聋、痫症、上肢肌肤痛。

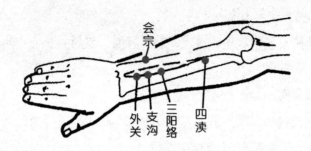

**支　沟**

穴位找法：支沟位于腕背横纹上3寸处，在桡骨与尺骨之间。

功能：主治耳聋、耳鸣、暴喑、便秘、胁肋痛、热病等。

**外　关**

穴位找法：外关位于腕背横纹上2寸处，在桡骨与尺骨之间。

功能：主治头痛、热病、目赤肿痛、耳聋、耳鸣、胁肋痛、上肢痹痛等。

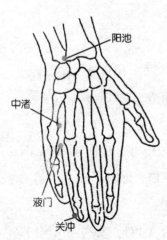

**阳　池**

穴位找法：阳池位于腕背横纹中，指总伸肌腱尺侧缘凹陷中。

功能：主治耳聋、目赤肿痛、咽喉肿痛、疟疾、消渴、腕痛等。

**中　渚**

穴位找法：握拳，中渚就位于手背部第四、第五掌骨小头后缘之间的凹陷中，液门上1寸处。

功能：主治耳鸣耳聋、头痛目赤、咽喉肿痛、热病、踝关节扭伤、手指不能屈伸等。

**液 门**

穴位找法：握拳，液门就位于手背部第四、第五指之间，掌指关节前凹陷中。

功能：主治耳鸣耳聋、头痛目赤、咽喉肿痛、疟疾等。

**关 冲**

穴位找法：关冲位于第四指末节尺侧，指甲角旁约0.1寸处。

功能：主治耳鸣耳聋、头痛目赤、咽喉肿痛、昏厥、热病等。


**手太阳小肠经穴**

**小 海**

穴位找法：屈肘，小海就位于尺骨鹰嘴与肱骨内上髁之间的凹陷中。

功能：主治肘臂疼痛等。

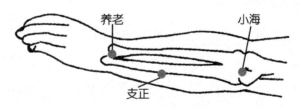

**支 正**

穴位找法：支正位于阳谷穴与小海穴的连线上，阳谷穴上5寸。

功能：主治目眩、头痛、热病、肘臂酸痛、项强等。

**养 老**

穴位找法：以掌向胸，养老就位于尺骨茎突桡侧缘凹陷中，腕背横纹上1寸处。

功能：主治肩、背、肘、臂酸痛，视物不清等。

**阳 谷**

穴位找法：阳谷位于腕背横纹尺侧端，尺骨茎突前凹陷中。

功能：主治耳鸣耳聋、头痛目眩、齿痛、腕痛、热病等。

**腕 骨**

穴位找法：后溪穴直上，腕骨便位于第五掌骨基底与三角骨之间的赤白肉际处。

功能：主治耳鸣、头痛、项强、黄疸、疟疾、热病、指挛、腕痛等。

**后 溪**

穴位找法：握拳，后溪便位于第五掌指关节后尺侧横纹头赤白肉际处。

功能：主治头痛、项强、目赤、耳聋、腰背痛、咽喉肿痛、疟疾、指挛、腕痛、多汗等。

**前 谷**

穴位找法：握拳，前谷便位于第五掌指关节前尺侧横纹头赤白肉际处。

功能：主治目痛、头痛、耳鸣、乳少、咽喉肿痛、指痛、热病等。

**少 泽**

穴位找法：少泽位于小指末节尺侧，指甲角旁约0.1寸处。

功能：主治咽喉肿痛、头痛、耳鸣耳聋、昏迷、乳少、热病等。

## 手太阴肺经穴

### 尺 泽

穴位找法：尺泽位于肘横纹中，肱二头肌腱桡侧缘。

功能：主治气喘、咳嗽、咯血、潮热、咽喉肿痛、胸部胀痛、小儿惊风、肘臂挛痛、吐泻等。

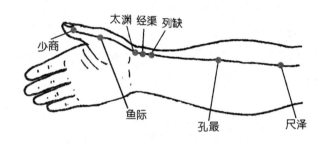

### 孔 最

穴位找法：孔最位于尺泽与太渊的连线上，腕横纹上7寸处。

功能：主治咯血、气喘、咳嗽、肘臂挛痛、咽喉肿痛等。

### 列 缺

穴位找法：位于桡骨茎突上方，腕横纹上1.5寸处。取穴时，两手虎口自然平直交叉，一手食指按在另一手桡骨茎突上，食指指尖触碰处便是。

功能：主治咳嗽气喘、头痛、项强、咽喉肿痛、口眼歪斜、齿痛等。

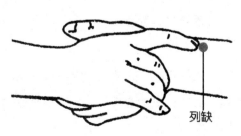

**经　渠**

穴位找法：经渠位于桡骨茎突内侧，腕横纹上1寸处，桡动脉桡侧凹陷中。

功能：主治气喘、咳嗽、胸痛、手腕痛、咽喉肿痛等。

**太　渊**

穴位找法：太渊位于掌后腕横纹桡侧端，桡动脉桡侧的凹陷中。

功能：主治气喘、咳嗽、咯血、咽喉肿痛、胸痛、无脉症、腕臂痛、经闭、呕吐等。

**鱼　际**

穴位找法：鱼际位于手掌侧面，第一掌指关节后凹陷处，约第一掌骨中点，赤白肉际处。

功能：主治咯血、咳嗽、咽喉肿痛、发热、失音等。

**少　商**

穴位找法：少商位于拇指末节桡侧，指甲角旁约0.1寸处。

功能：主治咳嗽、咽喉肿痛、鼻出血、呕吐、发热、昏迷、呃逆等。


**手厥阴心包经穴**

**曲　泽**

穴位找法：曲泽位于肘横纹中，肱二头肌腱尺侧。

功能：主治心悸、心痛、胃痛、腹泻、呕吐、肘臂挛痛、热病等。

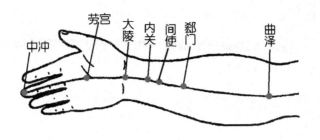

## 郄 门

穴位找法：郄门位于腕横纹上5寸，两筋之间。

功能：主治心痛、心悸、呕血、咯血、疔疮等。

## 间 使

穴位找法：间使位于腕横纹上3寸。

功能：主治心悸、心痛、胃痛、热病、呕吐、疟疾等。

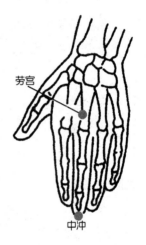

## 内 关

穴位找法：内关位于腕横纹上2寸。

功能：主治心悸、心痛、胃痛、热病、呕吐、上肢痹痛、失眠、偏头痛、眩晕等。

## 大 陵

穴位找法：仰掌，大陵便位于腕横纹的中点处（掌长肌腱与桡侧腕屈肌腱之间）。

功能：主治心悸、心痛、呕吐、胃痛、失眠、疮疡等。

**劳　宫**

穴位找法：劳宫位于第二、第三掌骨之间，握拳屈指时，中指指尖所指处便是。

功能：主治呕吐、心痛、口臭、口疮等。

**中　冲**

穴位找法：中冲位于中指末节尖端的中央。

功能：主治昏迷、心痛、舌强肿痛、吐泻、热病、小儿夜啼、昏厥、中暑等。


**手少阴心经穴**

**少　海**

穴位找法：屈肘，少海便位于肘横纹内端与肱骨内上髁连线的中点处。

功能：主治心痛、头顶痛、肘臂挛痛等。

**灵　道**

穴位找法：灵道位于腕横纹上1.5寸处，尺侧腕屈肌腱的桡侧。

功能：主治暴喑、心痛、肘臂挛痛等。

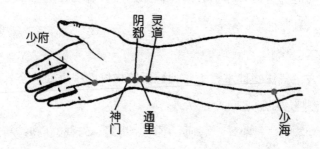

### 通　里

穴位找法：通里位于腕横纹上1寸处，尺侧腕屈肌腱的桡侧。

功能：主治暴喑、心悸、腕臂痛、舌强不语等。

### 阴　郄

穴位找法：阴郄位于腕横纹上0.5寸处，尺侧腕屈肌腱的桡侧。

功能：主治心痛、心悸、骨蒸盗汗、鼻出血、吐血、暴喑等。

### 神　门

穴位找法：神门位于腕横纹上尺侧端，尺侧腕屈肌腱的桡侧凹陷中。

功能：主治心烦、心痛、失眠、健忘等。

### 少　府

穴位找法：手掌面，少府位于第四、第五掌骨之间。握拳时，小指端与无名指指端之间便是。

功能：主治胸痛、心悸、小便不利、小指挛痛、遗尿等。

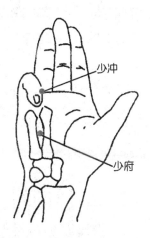

### 少　冲

穴位找法：少冲位于小指末节桡侧，指甲旁约0.1寸处。

功能：主治心痛、心悸、胸胁痛、昏迷、热病等。

### 经外奇穴

### 十　宣

穴位找法：十宣位于十指尖端，距指甲游离缘0.1寸处。

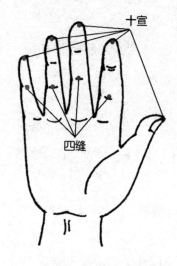

功能：主治高热、昏迷、咽喉肿痛、目赤肿痛等。

**四　缝**

穴位找法：仰掌，伸指，四缝便位于第二、第三、第四、第五指掌面，近端指间关节横纹中点处。

功能：主治消化不良、小儿疳积、腹泻、咳嗽、肠虫症等。

**中　魁**

穴位找法：中魁位于手背，中指近端指间关节横纹中点处。

功能：主治食欲不振、呕吐、呃逆、鼻出血、牙痛等。

**八　邪**

穴位找法：八邪位于手背侧，微握拳时，第一至第五指间的横纹端赤白肉际处即是，左右共8个穴。

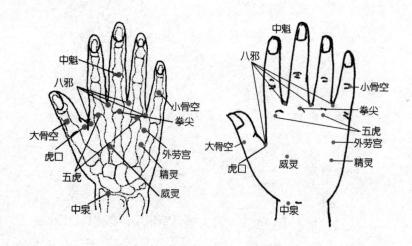

功能：主治烦热、头痛项强、咽痛、目痛、齿痛、手指麻木、指挛等。

**外劳宫**

穴位找法：外劳宫位于手背第二、第三掌骨之间，掌指关节上约0.5寸处。

功能：主治手臂痛、落枕、腹痛、腹泻、颈椎病、小儿消化不良等。

**腰痛点**

穴位找法：腰痛点位于手背侧，第二、第三掌骨及第四、第五掌骨之间，腕横纹下约1.5寸处，尺侧为精灵，桡侧为威灵，合称腰痛点，左右共4穴。

功能：主治急性腰扭伤、小儿惊风、头痛等。

**小骨空**

穴位找法：小骨空位于手背，握拳时，手小指背侧近端指间关节横纹中点处便是。

功能：主治目翳、目赤肿痛、指关节痛、喉痛等。

**大骨空**

穴位找法：大骨空位于手背，拇指指间关节横纹中点处便是。

功能：主治目翳、目痛、白内障、鼻出血、吐泻等。

**中 泉**

穴位找法：中泉位于腕背侧横纹中，阳溪穴与阳池穴之间的凹陷处便是。

功能：主治咳嗽气喘、胸闷、吐血、胃痛等。

**虎 口**

穴位找法：将拇指、食指分开，手指蹼中点上方赤白肉际处便是虎口。

功能：主治烦热、唇紫、头痛、齿痛、眩晕、失眠等。

**五 虎**

穴位找法：握拳，五虎便位于手背第二、第四掌骨小头之高点处，左右共4穴。

功能：主治指挛等。

**拳 尖**

穴位找法：握拳，拳尖便位于手背第三掌骨小头之高点处。

功能：主治目翳、指挛、目痛等。

**二 白**

穴位找法：二白位于前臂内侧，腕横纹上4寸，**桡侧屈腕肌腱两侧**，一手两穴。

功能：主治脱肛、痔疮等。

**臂 中**

穴位找法：臂中位于前臂内侧，腕横纹与肘横纹之间的中点处，桡骨与尺骨之间。

功能：主治上肢瘫痪、前臂神经痛、痉挛等。

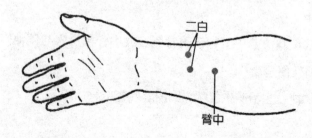

# 手部按摩区域的选配

手部按摩保健，首先要确定按摩的部位，而选取反射区（穴）的原则，主要是依据病变所在的部位与性质，通过辨证论治，结合手穴的特殊功效，选择相关联的区域而制定。

因此，同一脏腑器官、同一系统的各种病症，可以选取大致相同的反射区（穴），而同一反射区（穴）也同样可以治疗不同的病症。

常见的手部按摩区（穴）的选配原则有以下几种，有对症（位）选配法、关联反射区选配法、脏腑辨证选配法、阳性反应点（区）选配法等。

## 对症（位）选配法

对症（位）选配法是手部反射区按摩保健法中最为常见的选取方法。凡某个脏腑或器官的病变，可选用相应的反射区或对应点来进行治疗。

## 关联反射区选配法

正因为人体脏腑器官间是相互影响的，所以有些反射区与疾病症状之间虽然没有直接关系，但可能存在某种因果关系，这些反射区就称为关联反射区。

例如，胃病的直接反射区是胃，虽然胰、十二指肠、肝、胆、大肠等反射区看似与胃病症状无直接关系，但对这些反射区进行按摩后，发现治疗的效果较单用胃区好得多，且疾病不易复发。因而在选择治疗的区域时，常常需要选择这类关联反射区。较为常用的有以下几种情况。

**病症关联区选配**

①炎症：人体各淋巴结是免疫系统的组成部分之一，刺激后可激活机体的免疫细胞，如T淋巴细胞、单核巨噬淋巴细胞等，增强其吞噬和杀伤能力，从而抵抗各种感染。因此，各淋巴结反射区是治疗炎症的重要关联反射区。

例如，支气管炎对症反射区是支气管反射区，关联反射区可选择胸部淋巴结和上身淋巴结反射区；慢性肾小球肾炎，对症反射区为肾、肾上腺反射区等，关联反射区可选生殖腺、下身淋巴结反射区等。

②神经症状：太阳神经丛是副交感神经激活阀，激活副交感神经后，可调节自主神经的功能，缓解神经症状。因此，治疗失眠、神经衰弱等导致的神经症状时，太阳神经丛反射区就是非常重要的关联反射区。

③疼痛：脑干中的网状结构能够感知疼痛的导入，对其进行有效刺激，能阻断这种感觉的传入。刺激大脑反射区，能促进机体内源性镇痛物质（如内啡肽）的分泌，从而产生明显的镇痛效果。因此，脑干和大脑反射区是治疗各种疼痛的重要关联反射区。

**病理关联区选配**

病理关联区选配法是揭示了疾病的病因与演变，治疗的目的在于消除病因和阻止疾病的传播。

比如，选择全身各淋巴系统、脾、扁桃体、腹股沟等关联反射区，可以增强免疫功能，用于治疗感染性疾病或肿瘤等；选择肾上腺反射区，能增强抗过敏的能力；选择松果体、脑垂体等反射区，可以调整人体内分泌功能，用于治疗各种内分泌失调。

**生理解剖关联区选配**

根据人体解剖学原理，选择与对症反射区关系密切的反射区作为关联反射区进行治疗。常见的有以下几种：

（1）胃病选择上消化系统、小肠、横膈膜、太阳神经丛反射区。

（2）肺病选择鼻咽、胸腔、心脏反射区。

（3）胆囊炎选择肝、十二指肠反射区。

（4）肝病选择胆、胰反射区。

（5）耳病选择肾、扁桃体反射区。

（6）鼻病选择上呼吸系统各反射区。

（7）眼病选择大脑、肝反射区。

（8）心脏病选择肺、甲状腺、胸椎、横膈膜反射区。

（9）肾病选择输尿管、膀胱反射区。

（10）甲状腺病选择脑垂体、肾上腺反射区。

（11）子宫疾病选择生殖腺、盆腔、尾骨、骶骨、输卵管、下腹部反射区。

**脏腑辨证选配法**

脏腑辨证是根据脏腑的生理功能、病理表现，对疾病症状进行分析归纳，用来判断病位、病因、病性及正邪盛衰等情况的辨证方法，从而为临床治疗提供依据。中医学将人体分为五脏六腑，按中医学辨证论治的方法，确定病变的脏腑后，即可选配该脏腑在手部的反射区（穴）作为治疗用区。

### 心病辨证

心的主要功能表现在主血脉与神明两方面。心主血脉，即心具有推动血液在脉道中运行不息的作用；心主神明，即心为人体精神和意识思维活动的主宰者。

因此，心病常见的症状有心悸、怔忡、心痛、心烦、失眠多梦、健忘、嬉笑无常、谵语发狂、表情淡漠、昏迷、面色苍白无华。当辨证为心病时，可选用手部"心"区和"心"穴。

### 肝病辨证

肝主疏泄，主藏血，主筋，即肝具有调畅全身气机、调节情志及贮藏血液、调节血量的生理功能，其病变主要表现为情志异常和气机不畅。

因此，当出现精神抑郁、急躁易怒、胸胁疼痛胀满、眩晕、头痛眼花、肢体震颤、关节不利、痉挛拘急、月经不调、乳房胀痛、睾丸疼痛等症状时，应辨为肝病，可选用手部"肝"区。

### 脾病辨证

脾主运化水谷（即消化吸收），输布精微至全身，为气血生化之源，故有"后天之本"之称。另外，脾还能统摄血液，升清阳，以防血液溢出血管外，并使内脏维持在一定的空间位置。

如果出现腹满胀痛、食少便溏、黄疸、四肢倦怠、水肿乏力，或见胃下垂、脱肛、子宫脱垂等内脏下垂，或有便血、崩漏、紫癜等病症时，当辨为脾病，可选用手部"脾"区。

### 肺病辨证

肺主气、司呼吸，故称肺为"气之主"。肺又主宣发肃降、通调水道，参与津液在人体内的输布。其病变主要表现为呼吸功能活动减退与水液代谢输布失常等。

当出现咳嗽、喘促、胸闷、胸痛、咯血、音哑、自汗等症状时，应辨为肺病，可选用手部"肺"区和"肺"穴。

### 肾病辨证

肾主骨、生髓，主藏精与生殖，为人体水液代谢的主要脏器，有"先天之本"之称。肾病主要表现在人体生长发育和生殖功能障碍、水液代谢失常等方面。

肾病临床症状，主要表现为腰膝酸软、阳痿遗精、女子经少、经闭不孕、耳鸣耳聋、齿摇发脱、健忘、头晕、水肿、小便不利、尿频、尿急、遗尿等症状。

### 小肠病辨证

小肠主要的生理功能为受盛化物和泌别清浊，其病变主要表现为消化与吸收功能的异常。常见症状为腹痛、腹泻或呕吐（受盛失常）、食后腹胀（化物不能）、上吐下泻等。当辨为小肠病时，可选用手部"小肠"区和"小肠"穴。

### 胆病辨证

胆主要的生理功能是贮藏与排泄胆汁和主决断。

胆汁有助于食物的消化，若胆汁分泌排泄受阻，则会导致消化功能障碍，出现厌食、腹胀、腹泻等症状。若湿热蕴结于肝胆，肝失疏泄，胆汁外溢，浸渍肌肤，则发为黄疸。

胆主决断，在判断事物、做出决定中起着重要作用，对防御和消除某些精神因素的不良刺激有重要意义。故而胆气虚弱之人，易出现胆怯易惊、失眠多梦等症状。

**胃病辨证**

胃主受纳、腐熟水谷，为"水谷之海"，胃气以降为顺，喜润恶燥。胃病多以胃失和降等消化功能障碍为主，表现为食少、脘胀或痛、呕恶、呃逆、嗳气等。

**大肠病辨证**

大肠有转化糟粕与主津的生理功能。主要是对食物残渣中的水液进行吸收，形成大便并排出体外。其病变主要表现为排便的异常，如大便干结，排出不畅，或大便次数增多，泻如水样，甚至下利脓血，并伴有里急后重等症状。

**膀胱病辨证**

膀胱是贮存和排泄尿液的器官，故而膀胱的功能失常主要表现在尿液的排泄异常，如尿频、尿急、尿痛、尿浊、遗尿、小便失禁等。

**脏腑表里病辨证**

中医学认为，脏腑之间有相互表里、相互络属的关系，脏属里（如心、脾、肺、肝、肾），腑属表（如胃、大小肠等）。其具体的表里关系为肺与大肠相表里，心与小肠相表里，肝与胆相表里，脾与胃相表里，肾与膀胱相表里。

相表里的脏腑之间有经气相通，可互相影响。因而在治疗时亦可选配相表里的脏腑反射区。如辨证为肺病，可选取手部"大肠"区。若辨证为大肠病，可选取手部"肺"区。

### 阳性反应点（区）选配法

体内脏腑发生病变时，往往在手部可以找到相应的阳性反应点（区），如局部的压痛、结节、丘疹或条索状物。

这些反应点也是进行治疗的理想部位。比如，慢性支气管肺炎患者，大都在肺区及支气管区出现压痛及脱屑等，治疗时选取这些相应的反应点（区）有助于提高疗效。

## 手部按摩基本知识

手部按摩是指以手按压手部反射区（穴），以特定的手法来刺激该反射区（穴），达到调整内脏功能、促进机体血液循环、增强机体新陈代谢的目的，从而起到治疗保健的效果。

但要想获得有效的治疗保健效果，事先必须掌握一定的按摩技法和操作要领。而且，应把握好按摩的适应证与禁忌证，以确保治疗的安全性。

### 手部按摩手法

#### 推　法

手部按摩中常用的推法是指推法。

如用拇指指端或指腹着力于手部一定的部位，进行单方向

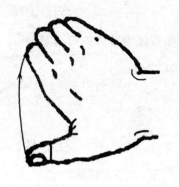

推法

的直线推动，为直推法；如用双手拇指从某线状穴位的中点向两侧分推，称为分推法；如用两手拇指指端或指腹自某线状穴两端向中间推动合拢，为合推法，又称"合法"。

该技法适用于手部各线状穴位。操作时，配合适量的按摩介质，手指着力部位要紧贴体表，用力要稳，速度要缓慢均匀。

**按　法**

按法是指用拇指的指端或指腹着力于手部穴位或病理反射区上，逐渐用力下按，由轻到重，使刺激充分到达肌肉组织的深层，产生酸、麻、重、胀、走窜等感觉，持续数秒钟，渐渐放松，如此反复操作。

按法适用于手部各穴，常和揉法结合使用。操作时，用

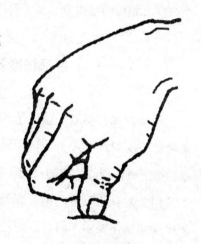

按法

力不要过猛，不要滑动，应持续用力。需要加强刺激时，可用双手拇指重叠施术。对年老体弱或年龄较小的患者，施力大小要适宜。

**点　法**

点法是指用拇指指端或屈指骨突部着力于手部穴位或病理

反射区上，逐渐用力下按，由轻到重，使刺激充分到达肌肉组织的深层，产生酸、麻、重、胀、走窜等感觉，持续数秒钟，渐渐放松，如此反复操作。

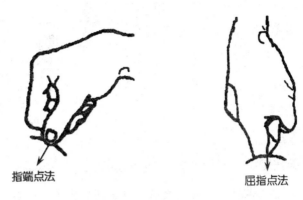

指端点法　　　　　　　　屈指点法

　　点法适用于手部各穴，常与按法结合使用。点法较按法接触面积小，力度强，刺激更大，对年老体弱或年龄较小的患者，施力大小要适宜。操作时，用力切忌过猛，不要滑动，应持续用力。

　　**叩　法**

　　叩法是用中指指端叩打手部穴位。

　　叩法适用于手部反射区较窄的部位。操作时，用力由轻而重，不可突然用力，动作要快而短暂，垂直叩击体表，速度要均匀而有节奏感。

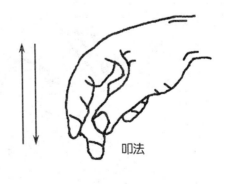

叩法

### 掐 法

掐法是指将力量灌注于拇指端，用拇指指甲重掐所找穴位。

在手部按摩中，属掐法刺激最强，多用于急症、重症。掐前要找准穴位，为了避免刺破皮肤，可在重掐部位上覆盖一层薄布，掐后可轻揉局部以缓解疼痛。

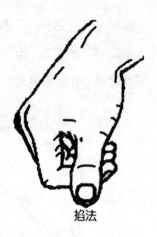

掐法

### 揉 法

手部按摩中多用指揉法。指揉法是用拇指指腹吸定于手部一定的穴位或部位上，腕部放松，以肘部为支点，前臂做主动摆动，带动腕和掌指做轻柔缓和的摆动。

指揉法多与按法结合使用，适用于手部各穴位。操作时，压力要轻柔，动作要协调而有节律，持续时间宜长些。

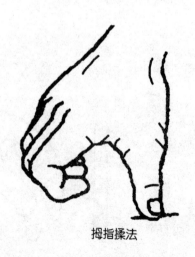

拇指揉法

**捻 法**

捻法是用拇指、食指指腹夹持住一定部位，两指相对做搓揉动作。

捻法主要用于手部各指的指小关节，常与掐法、推法合用。操作时，动作要灵活、快速，用力不可呆滞。

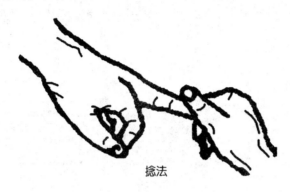

捻法

**摇 法**

摇法是使手部指关节、手腕部关节做被动均匀的环形摇转动作称为摇法。摇法一般需要双手配合，一手固定，一手操作。

摇法主要适用于手部指关节及手腕部关节。操作中，动作要缓和，用力要稳，摇动方向及幅度要在生理许可范围内进行，由小到大，切忌突然单向用力，以防止损伤关节。

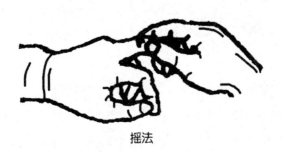

摇法

### 拔伸法

拔伸法是用两手分别各执手部相应关节的一端，以相反方向做拉伸、牵引动作的方法。

拔伸法适用于手指关节、掌指关节及腕关节与手部关节的局部病症。操作时，应沿关节连接纵轴线操作，两手用力要适度，不可强拉硬牵，也不可偏斜用力，速度要均匀，以免损伤关节和韧带。

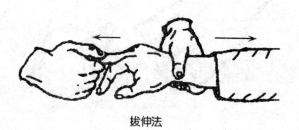

拔伸法

### 摩　法

摩法是以手掌面或食指、中指、无名指指腹附着于手部一定部位，以腕关节为中心，连同掌指做节律性的环旋运动。

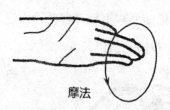

摩法

摩法适于手部相对开阔的部位。操作时，肘关节自然屈曲，腕部放松，指掌自然伸直，动作要缓和而协调，迅速而持久。

### 手部按摩工具

在手部按摩实际操作过程中，如果操作者没有经过专业训练，单纯用手指按摩，手指很快就会疲劳、酸软，达不到按摩疗效。因此，最好配置一些按摩工具，最常见而又实用的按摩工具是按摩棒。

制作按摩棒时，宜选一长度、粗细合适的硬木棒，大头直径约1.5厘米，小头直径约0.5厘米，两头均磨成圆球形，用细砂纸打磨光滑即可使用。

如果一时没有合适的硬木棒，亦可选择一头光滑、大小合适的日常生活用品代替，如钢笔、圆珠笔等，只要握持方便即可。

**操作要领**

按摩过程中产生的刺激信息，经过一定的途径，到达病变部位，从而达到一定的治疗效果。刺激信息的产生与作用于按摩部位的功有关，做功量不够，信息量不多，则达不到应有的治疗效果；做功量过大，信息量过多，会造成穴位疲劳，反而导致穴位接受刺激信息的能力减弱，降低治疗效果。所以，按摩要定时定量、有规律、有节奏地进行，不要盲目地反复按摩。

**按摩时间**

进行手部按摩时，必须掌握好按摩的时间。因穴位的感受必须传入大脑，并产生某种反应变化，才能取得一定的治疗效果。若一次按摩时间过长，会导致信息传入系统和信息整合调节系统的疲劳而降低疗效。

一般来说，每区（穴）的按压时间为1~2分钟，但不是绝对不变的。每个反射区作用的时间，应因人和反射区区别对待，要根据病情和患者体质等具体情况来确定。

例如，慢性病、顽固性疾病，按摩的时间宜长些；急性病、病因明确单一者，按摩的时间可短些；对重点穴位区要重点按压，时间要长些；对严重的心脏病患者，则时间应短些；按摩肝脏反射区时，必须在患者肾脏功能良好的情况下，才可以按摩较长的时间，否则将不利于体内有毒物质的排泄。

每天按摩1~2次即可。若能长期坚持每天同一时间按摩，效果更好。一般病症，10次为1个疗程，疗程之间可间隔数天，亦可连续进行下一疗程。经过按摩使疾病基本痊愈后，应再坚持一段时间，以巩固疗效，减少复发。

**按摩力度**

手部的按摩要有一定的力度，力度要持久、有力、均匀、柔和，力求深透。

持久是指手法能按要求持续运用一定时间；有力是指手法必须具有一定的力量，并根据不同病症，不同部位而增减；均匀是指手法运用要有节奏性，不要时快时慢、时轻时重；柔和是指手法要轻而不浮，重而不滞，用力不可生硬粗暴或用蛮力，变换动作要自然。

按摩的力度，一般来说，年老体弱者、关节较硬者、肌肤娇嫩的患儿、女性等用力要轻，形体壮实者、年龄轻者及男性用力稍重。

另有少数人对疼痛特别敏感或耐受力差。因此，要把可能发生的情况考虑到操作过程中，时刻注意患者的表情变化。如果患者出现脸色苍白或忍受不了的表情，应立即停止按摩。

按摩时，力度不应是同一的，应大小不等。因手上穴位的感受传入大脑后，有反应变化才会产生更好的效果。总用一个强度，大脑的敏感度会下降，也会降低疗效。

手部按摩时，用力要先轻后重，逐渐增加力量和时间，一直增加到被按摩者能接受的最大力度为止。

### 按摩节奏

按摩节奏是指按压反射区的频率，应根据具体情况来定。

一般来说，体质虚者，节奏要慢；体质实者，节奏要快。男性相对于女性节奏要快，老年人相对于青壮年节奏要慢。

### 按摩方向与顺序

按摩双手的方向，要根据疾病性质的不同来决定。一般来说，顺经络气血运行的按摩方向为补，逆经络运行的按摩方向为泻。或以向心按摩为补，离心按摩为泻。但要根据具体情况灵活掌握和运用，而不是一成不变的。

按摩治疗中，应根据病情先按摩主要穴位和反射区，再按摩配穴及次要穴位或反射区。肾、输尿管、膀胱是人体主要的排泄器官，是重点按摩部位。无论治疗，还是保健，一般在按摩的开始和结束时，都要按揉这几个反射区。按摩的顺序也不是一成不变的，在治疗中应根据具体情况灵活变通。


### 常用按摩膏

使用按摩膏可以保护施术者和受施者的手，起到润滑的作用。而且，选择适宜的药膏还能增强治疗效果。为了保持按摩的力度，每次不要涂得太多。常用的按摩膏有以下几种：

### 按摩乳

按摩乳可用于各种情况。具有润滑皮肤、活血化瘀、清热解毒等功效。

**冬青膏**

以冬绿油（水杨酸甲酯）与凡士林按1：5混合调匀而成，有消肿止痛、祛风散寒等作用，适用于跌打损伤及陈旧性损伤和寒性痛证等。

**滑石粉**

医用滑石粉或市售爽身粉均可，具有润滑、除湿等作用，适用于夏季按摩，尤其适用于婴幼儿及皮肤娇嫩者。

**薄荷水**

将鲜薄荷叶放入适量沸水中，加盖浸泡，待其自然冷却后，去渣取汁即可使用。有祛暑除热、清凉解表的功效，适用于夏季按摩及一切热病。

**麻　油**

用其他植物油代替也可。有和血补虚、祛风清热等功效，适用于婴幼儿及久病虚损或年老体弱者。

**鸡蛋清**

将鸡蛋（鸭蛋、鹅蛋亦可）一端磕一小孔后，悬置于容器上，取渗出的蛋清使用。有消导积滞、除烦去热等作用。适用于嗳气吐酸、烦躁失眠、各种热病及久病后期。

另外，手部有皮肤病者，可选用针对性药物。如2%咪康唑霜或联苯苄唑霜（霉克）或克霉唑霜都可用于手部，2%尿素霜可用于手部皲裂者。

**适应证与禁忌证**

每一种疗法都有一定的适用范围，手部按摩也不例外。

**适应证**

手部反射区按摩保健法适应范围广泛，尤其是对一些痛证、功能性病变和运动、神经系统的顽症，更具意想不到的疗效。大致体现在以下几个方面：

（1）神经官能症和各种神经痛。

（2）慢性胃肠道疾病和小儿厌食、小儿消化不良等。

（3）各种变态反应性疾病，如过敏性哮喘、过敏性鼻炎、过敏性皮炎等。

（4）多种炎症，如上呼吸道感染、喘息性支气管炎等。

**禁忌证**

手部按摩虽然治疗范围广，疗效好，无不良反应，但仍有其局限性，对有些病症是不宜使用的，临证时要谨慎对待。

（1）某些外科疾病：如急性腹膜炎、肠穿孔、急性阑尾炎、骨折、关节脱位等。

（2）各种急性传染病：如伤寒、霍乱、流脑、乙脑、肝炎、结核、梅毒、淋病、艾滋病等。

（3）急性中毒：如食物中毒、煤气中毒、药物中毒、酒精中毒、毒蛇咬伤、狂犬咬伤等。

（4）急性高热病症：如败血症等。

（5）各种严重出血性疾病：如脑出血、胃出血、子宫出血、内脏出血等。

（6）某些严重疾病：如急性心肌梗死、严重肾衰竭、心力衰竭等。

（7）妇女月经期及妊娠期。

（8）精神病患者发作期。

（9）手部皮肤溃烂者。

上述情况，大多数表示病情危重，病势急迫，瞬息万变，因此不能贻误抢救时机。而且，此时的患者身体较为虚弱，承受不了按摩的疼痛刺激，以免出现严重后果。

对上述禁忌证，应及时采用药物、手术等综合治疗措施，待病情趋于稳定或缓解后，在康复期间，再以手部按摩作为辅助疗法进行调理性治疗。


**专家提醒**

（1）按摩前休息片刻。

（2）浴后、饱餐后1小时内及过度疲劳之余均不宜做手部按摩。

（3）治疗中如出现一些反应，应及时处理。治疗后半小时内，须饮温开水300~500毫升，严重肾脏病及心力衰竭、水肿患者，喝水不宜超过150毫升。

（4）治疗腰部、颈部及各种关节、软组织扭伤时，应边施手法，边嘱患者活动。

（5）自我按摩者注意循序渐进，并严格遵守操作要求。

（6）严重病症应以药物和其他疗法为主，手部按摩为辅。

（7）手法要熟练，耐力要持久，施术要柔和，用力要深透。对不同体质者，应注意调整刺激的强度。

# 呼吸系统病症

## 感 冒

感冒，俗称伤风，是由病毒或细菌感染引起的上呼吸道炎症，是一种常见的外感性疾病，一年四季均可发病，以冬、春两季更为多见。

感冒主要症状有鼻塞、流涕、咽痛、声嘶、打喷嚏、怕冷、继发头痛、发热、咳嗽、全身酸痛等，并常伴有结膜充血、流泪等症状，有时可有消化道症状。

手部按摩对感冒有较好的疗效状，它能增强机体的免疫功能，提高机体的抗病能力，促进康复。

### 手部按摩

1.施治穴位

可选择列缺、少商、鱼际等进行按摩，并可灸合谷穴。若同时按摩感冒点、退热点、咽喉点，可加强疗效。

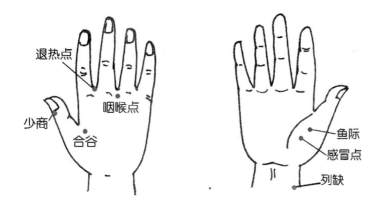

2.施治反射区

揉按支气管、肺、喉、鼻、气管、胸腺淋巴结、头颈淋巴结、肾、膀胱、输尿管、鼻窦、上下身淋巴结等反射区，重点按摩肺、支气管、胸腺淋巴结、头颈淋巴结反射区。

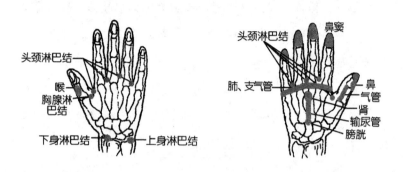

3.专家提醒

如有发热、畏寒、酸痛等全身感冒症状明显者，应及时去医院诊治，必要时给予静脉用药，以防病情加重。

治疗期间应多加休息，避免再感风寒；多饮淡盐开水，宜清淡饮食；多食含维生素C的食物，如水果、蔬菜等；忌食油腻之品。平时应加强锻炼，增强机体抗病能力。


## 消化系统病症


**胃 痛**

胃痛是指以上腹胃脘部近心窝处经常发生疼痛为主证的一种病症。胃痛的种类很多，但大多数都是因急性胃炎及胃痉挛所造成的。

胃痉挛导致的疼痛是一种无法预知的疾病，剧痛时甚至会导致休克。胃痉挛是因精神忧虑而引起的，称为神经性胃痉挛，大多在空腹时发作。

急性胃炎是胃壁黏膜发生炎症，并且伴随着疼痛的一种疾病。其主要原因是暴饮暴食、食物中毒、药物中毒，或发热性疾病发作时的症状之一。

胃痛常可牵连到胁背，多兼见胸脘痞闷、恶心、纳差、嘈杂、嗳气，或吐酸、吐清水，大便溏薄或秘结，甚至便血等。

当发生疼痛时，要立即安静下来，采用手部按摩疗法，症状便会逐渐缓解，达到止痛的效果。

**手部按摩**

1.施治穴位

胃肠点和胃、肠等消化器官密切相连，一般胃痛可以刺激胃肠点。当急性胃炎发作时，只要用尖状物强刺激，便可反射性刺激脑部，抑制胃及肠部功能，减少疼痛感。

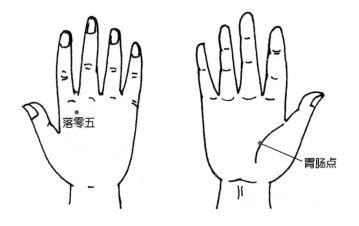

落零五

胃肠点

位于手背，第二、第三掌指关节后的掌骨间凹陷处的落零五，也与胃肠点具有同等效果。刺激胃肠点和落零五的差异，是单纯的暴饮暴食所引起的胃痛，则刺激胃肠点；若为神经性的胃痛时，刺激落零五则比较有效。

2.施治反射区

揉按胃、脑干、十二指肠、肾、太阳神经丛、胆、肝、膀胱、输尿管等反射区，重点按摩胃、太阳神经丛、十二指肠反射区。

3.专家提醒

胃痛、呕吐严重者，特别是食物中毒所致，应立即去医院诊治，以免延误病情。平时注意饮食卫生，不吃生冷、不洁食物。


**便　秘**

便秘既可作为多种疾病的一种伴随症状，又可作为一种独立的疾病，其主要临床表现为大便次数减少和（或）粪便干燥难解。

常见的便秘多属单纯性的，即功能性或习惯性便秘，常因肠胃蠕动减弱或痉挛等致使粪便无法正常排出。有少数便秘是由肠道器质性疾病所致，称之为器质性便秘。

便秘虽然以大便干燥

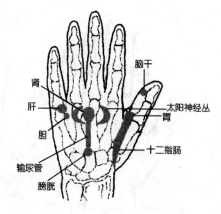

132

难解、排便间隔时间延长为主要临床表现。但有时即使是两天排便一次，只要粪便性状正常，排便通畅，也不可误认为是便秘；相反，若每天都排便，但粪便量少而硬，也算是便秘的一种。

便秘的原因除了疾病因素和饮食过于精细以外，运动不足和抑制排便也是便秘形成的重要因素之一。很多人由于饭后过分忙碌或精神紧张而抑制便意，尤其是早晨起床后，不吃早餐就上班的人，最易患有便秘。

便秘常给患者带来很大的痛苦，严重时影响工作和生活。便秘的人易疲劳、失眠等，女性易出现月经不调、粉刺、雀斑、皮肤粗糙等症状；若干硬的大便擦伤黏膜，则可导致便血和肛裂；便停留于肠道时间过长，会使肠道过多地吸收便中的有毒物质，如吲哚、氨等，可产生头晕、头痛等全身性症状。

对于便秘的最佳治疗方法是注意调节饮食生活习惯，加以手部按摩。

**手部按摩**

1.施治穴位

揉按劳宫、合谷、二间、三间、中魁、便秘点等。

2.施治反射区

按摩肛门、直肠、结肠、大肠、小肠、肾、太阳神经丛、输尿管、膀胱、胃、脾等反射区，重点按摩大肠、直肠、结肠、太阳神经丛反射区。

3.专家提醒

对器质性疾病所导致的便秘，应重视原发病的治疗。另外，应合理安排生活与工作，解除压力，劳逸结合；适当参加体育锻炼；养成每天定时排便的习惯；忌食辛辣食物，多食富含纤维素的食物及新鲜的蔬菜水果。

### 慢性腹泻

腹泻是一种较常见的临床症状，是指排便次数增多，大便稀薄，甚至一 泻出如水样。通常粪便中含有75％~80％的水分，但若是超过85％以上，就是腹泻。

腹泻超过两个月的称为慢性腹泻，常由肠道炎症、肿瘤、用药不当、情绪波动及导致消化吸收障碍的一些疾病等因素引起。慢性腹泻往往会反复发作，久治不愈，还伴有腹胀、腹痛、食欲不振等症状。轻者每日大便数次，重者可10余次，可混有黏液或脓血。

根据病变部位，可分为小肠、结肠、直肠性腹泻。痛在脐周、便后不缓解、便质稀薄，一般为小肠性腹泻；如腹痛有便意、便后腹痛缓解、便质呈黏液或带有脓血的，一般为结肠性腹泻；如伴有里急后重，一般属于乙状结肠或直肠病变。

#### 手部按摩

1.施治穴位

腹泻点是治疗腹泻最有效的穴位，配合三间、合谷等穴位效果更佳。

2.施治反射区

按摩肛门、直肠、肾、结肠、太阳神经丛、小肠、输尿管、膀胱、胃、脾、大肠等反射区，重点按摩直肠、大

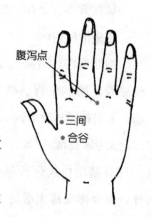

腹泻点

三间

合谷

肠、结肠、太阳神经丛反射区。

3.专家提醒

若为感染性腹泻，或长期腹泻而疗效不佳者，应及时去医院诊治。

## 痔　疮

痔疮是指肛门、直肠下端静脉曲张，静脉血液回流受阻所出现的青紫色、圆形或椭圆形包块状静脉团。便秘和妊娠是诱发痔疮形成的常见原因。

痔疮分为内痔、外痔和混合痔。内痔在齿状线以上，表面覆盖黏膜，多见间歇性大便出血和肛门肿物脱出，脱出物发生炎性反应时，出现疼痛；外痔在齿状线以下，表面覆盖皮肤，肛门缘皮肤隆起扩大、坠胀疼痛，伴有异物感，不易出血；内外痔连为一体的称为混合痔。

痔疮的主要症状除痔核外，还有肛门肿痛、瘙痒、出血等。痔疮出血颜色鲜红，不与粪便相混，长期的便血可引起贫血。

痔疮是一种常见病、多发病，俗话说"十人九痔"。所以，痔疮的防治非常重要。采用手部按摩预防痔疮有较好的疗效。

### 手部按摩

1.施治穴位

按摩合谷、二白、三间、二间、八邪、中魁等穴位及止血点和便秘点。也可用艾炷灸合谷，使用较强的刺激，以便提高治疗效果。

2.施治反射区

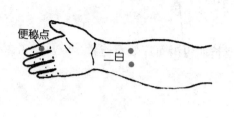
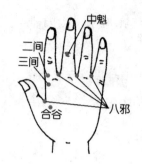

揉按直肠、肛门、膀胱、输尿管、肾、腰椎、结肠、骶骨等反射区，尤其是肛门、直肠、骶骨反射区。

3.专家提醒

痔疮大量出血时，应选择适当方法（如药物或手术）止血。平常应保持大便通畅，养成良好的饮食习惯，不食辛辣食物，保持肛门清洁，避免长时间站立或久坐，应经常做缩肛动作，促进肛周血液循环。

# 心血管系统病症

## 心律失常

心律失常是指心脏收缩的频率和节律失常。正常人安静状态下的心跳次数在每分钟60~100次，当心跳次数超出这一范围或出现心跳秩序改变，即属心律失常。临床表现有过早搏动、窦性心动过速或过缓、阵发性室上性心动过速、房室传导阻滞等，常见症状有心悸、胸闷、头晕、乏力等。

## 手部按摩

1.施治穴位

揉按大陵、神门、少府、劳宫、中泉、虎口等穴位。

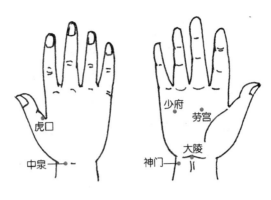

2.施治反射区

按摩胸、心、大脑、肾上腺、胸腔呼吸器官、肾、输尿管、膀胱、甲状腺等反射区，尤其是胸、心、肾上腺反射区。

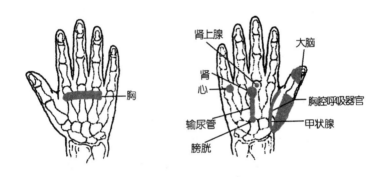

3.专家提醒

在用手部按摩治疗心律失常时，用力要轻，时间要短。严重心律失常者更要谨慎细心，注意患者的病情变化。对器质性心律失常者，应查明原因，理性采取相应的治疗方法。

另外，患者应保持愉悦的心情，避免情绪激动；可进行适当的锻炼，忌食刺激性食物，如烟酒、浓茶、浓咖啡、辣椒等。

**低血压**

低血压是由血管内压力降低所导致的病症，其标准是收缩压在12.0kPa以下和（或）舒张压在8.0kPa以下。

低血压患者，大多体质虚弱，会有站立性目眩、四肢无力、头晕健忘、精神倦怠、视物模糊、心悸失眠、噩梦纷纭等症状。

**手部按摩**

1.施治穴位

低血压患者的当务之急就是促进血液循环，而担负血液循环重要任务的就是心脏，因此在刺激手掌时，应以与心脏有密切关系的心经、心包经的穴位为主。因此，可以揉按合谷、劳宫、大陵、神门、中渚、升压点、安眠点等。

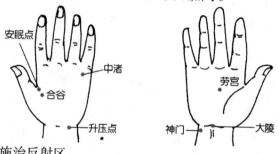

2.施治反射区

揉按输尿管、肾上腺、心、血压区、甲状腺、膀胱、肾、脑垂体等反射区，尤其是肾上腺、脑垂体、心、甲状腺反射区。

3.专家提醒

应注意低血压症产生的原因，针对发病原因采取治本之法，必要时予以药物治疗。另外，生活要有规律，平常注意锻炼身体和合理的饮食，保持良好的心态，戒烟酒。出现体位性低血压者，改变体位时应缓慢进行，避免突然坐或起立。

# 泌尿生殖系统疾病

**遗　精**

遗精是指成年男性不因性活动或手淫而出现精液外泄的一种生殖系统病症。一般来说，进入青春期的正常未婚男子，每月发生2~3次遗精现象，为正常的生理反应。若一周数次，甚至一夜数次，或在有正常性生活的情况下经常遗精，或清醒时精液流出，则属病态，并常伴有神疲乏力、头晕耳鸣、腰酸腿软等表现。

**手部按摩**

1.施治穴位

按摩劳宫、神门、后溪、阳池、安眠点、小骨空等。

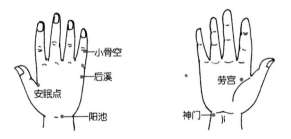

2.施治反射区

揉按肾、肾上腺、肝、心、生殖腺、脑垂体、输尿管、膀胱、前列腺、太阳神经丛等反射区，尤其是肾、肾上腺、脑垂体、心、生殖腺反射区。

3.专家提醒

加强身体锻炼，增强体质，节制房事，戒手淫。

**慢性肾炎**

慢性肾炎是慢性肾小球肾炎的简称，是一种常见的慢性肾脏疾病，病程持续1年以上，男性多于女性，发病年龄大多在青壮年时期。

肾脏的生理功能主要是把停留在血液中的废物和有害物质从尿中排出，以净化血液，保持血液的一定成分。肾脏受损后，体内废物不但不能被完全排出，而且随血液四处流动，影响全身组织和器官的正常功能，从而产生各种症状。

慢性肾炎表现各异，有的无明显症状，有的有明显水肿、血尿、蛋白尿、高血压，并伴有纳差、腹胀、全身乏力、贫血等症状。多数患者呈进行性加重，但有些患者的症状可部分或全部缓解。

**手部按摩**

1.施治穴位

按摩神门、合谷、内关、阳溪、八邪、阳谷等穴位。

2.施治反射区

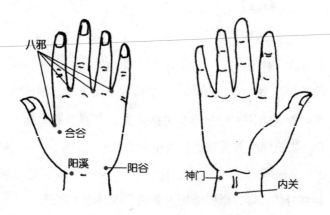

揉按肾上腺、肾、输尿管、膀胱、太阳神经丛、脾、肺、上下身淋巴结等反射区，重点按摩肾、肾上腺、输尿管、上下身淋巴结、膀胱反射区。

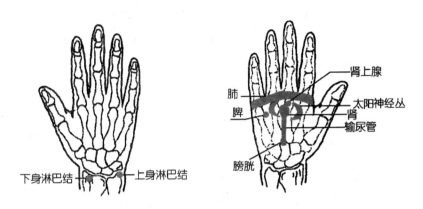

3.专家提醒

在治疗过程中，应动态监测病情变化，防止病情恶化，必要时应去医院治疗。另外，应禁食含盐、碱食物，防止感冒，不宜过度疲劳，养成良好的个人卫生习惯。

**尿路感染**

尿路感染是由病原菌侵犯泌尿系统而引起的炎症性病变，发病急，病程短，以尿频、尿急、尿痛、排尿不畅、血尿及下腹部胀满刺痛为主要临床特征。

临床上尿路感染又分为上尿路感染和下尿路感染，其症状表现略有差异。上尿路感染最常见的是急性或慢性肾盂肾炎，常伴有腰痛、发热等症状；下尿路感染主要是膀胱和尿道炎症，一般血尿颜色鲜红，多为终末血尿（便尽时见血尿），但很少出现腰痛。

人体尿道自净的功能，能抵抗细菌的入侵。当体质虚弱，机体免疫力低下时，就不能及时清除入侵的细菌，导致细菌在尿路增殖，便形成了尿路感染，产生各种临床症状。

急性尿路感染者应考虑药物治疗，或及时去医院诊治，以免耽误病情。手部按摩适合于慢性尿路感染者，可提高人体抵抗力，消除感染病菌。

**手部按摩**

1.施治穴位

揉按外关、合谷、液门、外劳宫、阳池、腰痛点、夜尿点等。

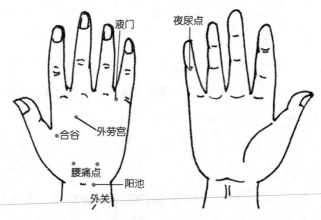

2.施治反射区

按摩肾上腺、肾、输尿管、尿道、膀胱、上下身淋巴结、太阳神经丛、腰椎、骶骨等反射区，尤其是肾、膀胱、输尿管、尿道反射区。

3.专家提醒

平时应注意休息，多饮水，勤排尿，忌食辛辣刺激性食物。

# 神经系统病症

**头　痛**

头痛是指头颅上半部的疼痛，是一种常见的自觉症状，见于各种急、慢性疾病中。引起头痛的原因，大致可分为颅内疾病和颅外疾病两大类。

头部的疾病和身体其他部位的疾病均可引起头痛，可急可慢，可轻可重。头痛可单独出现，也可与其他症状并发。

手部按摩对于慢性高血压引起的头痛、血管神经性头痛、偏头痛、感冒头痛等有较好的疗效。

**手部按摩**

1.施治穴位

合谷、列缺和大陵穴对各种头痛都有效，刺激时可用针、牙签或发夹。另外，前头部痛时，刺激前头点；头顶部痛时，

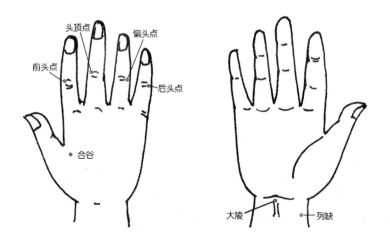

刺激头顶点；偏头痛，则刺激偏头点；后头部痛时，刺激后头点。可以用艾炷灸，也可用牙签或发夹末端刺激，症状越重刺激的强度越强。

2.施治反射区

按摩鼻窦、脑垂体、颈项、三叉神经、肾、肾上腺、输尿管、膀胱、脑干等反射区，尤其是脑垂体、颈项反射区。

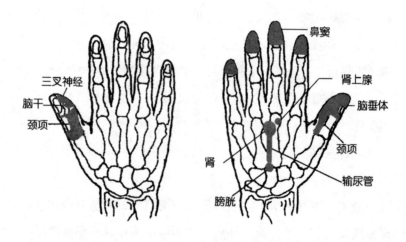

3.专家提醒

对于感染性疾病、颅内疾病等头痛重症、危症，或头痛时间较长，疗效不佳者，应去医院接受医师的诊治，切勿延误病情。另外，平时应注意心理调摄，避免情绪紧张而诱发或加重头痛。

**失　眠**

失眠多属神经功能性疾病，以经常不易入睡，或睡后易醒，或睡后多梦为主要特征，常伴有头晕、记忆力下降等症状。

引起失眠的原因很多，但大多数是精神上的压力，如情绪激动、精神紧张、过度的精神刺激、难以解决的困扰等，使大脑皮质兴奋与抑制失调，导致难以入睡而产生失眠。

　　神经衰弱也会导致失眠的。如果因为工作的关系，而长期睡眠不足，最终也会导致神经衰弱，而神经衰弱又直接会影响睡眠。结果，想睡而无法入睡，造成恶性循环。这样，不单是导致身体上的损耗，更是精神上的折磨。

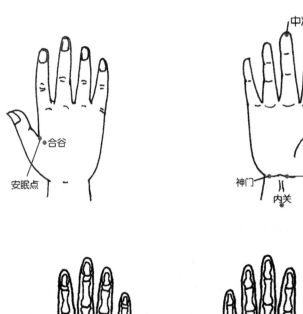

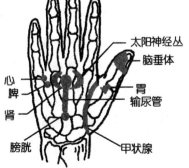

**手部按摩**

1.施治穴位

中医学认为，心肾相交，阴阳互济是正常睡眠的前提。按摩与心、肾相关的穴位，是取得较好治疗效果的关键。不论何种原因导致的失眠，按摩与心、肾相关的穴位必不可少。因此，可揉按神门、合谷、内关、中冲、大陵、安眠点等。

2.施治反射区

按摩脑干、脑垂体、太阳神经丛、肾、甲状腺、膀胱、脾、输尿管、胃、心等反射区，重点按摩脑干、脑垂体、心、太阳神经丛反射区。

3.专家提醒

应保持乐观的心态，注意调摄。避免劳累，宜饮食清淡，忌烟酒，并进行适当的体育锻炼。


**老年性痴呆**

老年性痴呆是一种老年慢性进行性智能衰退的器质性病变，大多以脑组织弥漫性萎缩和退行性改变为主，发病多在65岁以上。

老年性痴呆早期症状多有性格改变，患者表现出主观、任性、顽固迂执、自私狭隘、不喜与人交往、情绪不稳定、易激怒、缺乏羞耻与道德感、不讲卫生，甚至连生活都难以自理。

老年性痴呆的另一显著症状是记忆力障碍，患者常常会找不到家门，不记得家人和自己的名字，还很多疑。

老年性痴呆无特效治疗方法，但长期坚持手部按摩，可减轻病情，缓解临床症状。

**手部按摩**

1.施治穴位

揉按大陵、劳宫、合谷、神门、后溪、安眠点、定惊点等。

2.施治反射区

按摩小脑、脑垂体、肾上腺、鼻窦、心、肾、脾、颈项、脑干、太阳神经丛、上下身淋巴结、膀胱、甲状腺、输尿管等反射区，尤其是小脑、脑垂体、肾上腺、心反射区。

3.专家提醒

老年人要保持乐观的精神状态，多接受一些新鲜事物，经常给大脑一定的刺激，防止大脑功能的衰退。

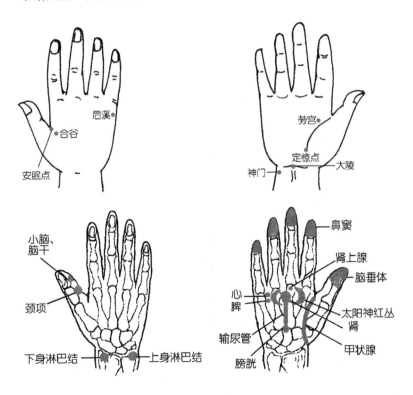

# 运动系统病症

## 落　枕

落枕多数是由睡觉时头部姿势不正确，颈部肌肉、肌腱和韧带等软组织受到过度牵拉而发生损伤，导致颈、肩、背部肌肉痉挛所致。临床表现为早晨起床后感到一侧颈部肌肉疼痛僵硬，活动受限，有时酸痛可扩散到肩部或背部，局部有压痛。

落枕症状轻者很快便会自行痊愈，重者则会延至数周。若能进行包括按摩在内的功能锻炼，则能缓解疼痛。

### 手部按摩

1.施治穴位

揉按内关、列缺、养老、外关、后溪、外劳宫（落枕）、合谷、止痛点等，以疏通气血，促进恢复。

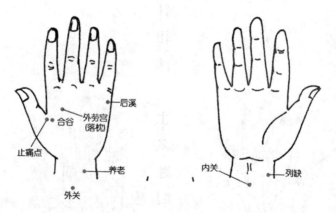

2.施治反射区

按摩颈椎、颈项、颈肩、斜方肌、肾、脑垂体、头颈淋巴

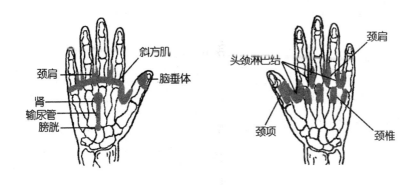

结、膀胱、输尿管等反射区，重点按摩颈椎、颈项、脑垂体、斜方肌反射区。

3.专家提醒

按摩后宜做颈项转动，动作要和缓。治疗期间应注意局部保暖。

## 肩周炎

肩周炎是肩关节周围炎的简称，又称漏肩风、五十肩、冻结肩，是指发生于肩关节及其周围软组织，以关节疼痛和活动障碍为主要临床表现的一种综合征，昼轻夜重，并出现不同程度的三角肌萎缩。

肩周炎也是一种老化现象，主要与肩周围组织退行性病变、劳损等因素有关，以单侧发病为多见。最初症状为肩前部疼痛，活动时加重，病情严重时影响患侧，梳头穿衣亦受限制。

防治肩周炎，药物治疗效果甚差，主要靠功能锻炼，应尽早进行自我按摩活动，持之以恒，方能收良效。

**手部按摩**

1.施治穴位

揉按阳溪、合谷、大陵、液门、外劳宫、后溪、止痛点等。

2.施治反射区

按摩颈项、肩关节、颈肩、颈椎、斜方肌、肝、膀胱、肾、输尿管、上身淋巴结、胸椎、胸腺淋巴结等反射区，尤其是颈项、肩关节、颈肩、斜方肌反射区。

3.专家提醒

在治疗过程中，配合肩关节功能锻炼，可加强疗效。应注意局部保暖，不要提抬重物。

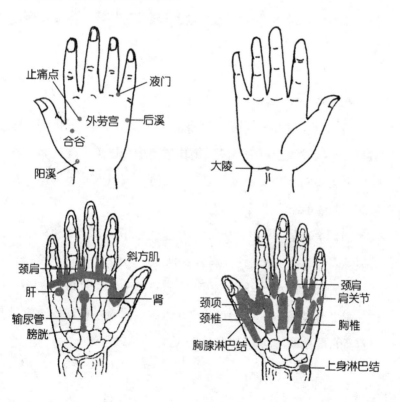

**膝关节炎**

膝关节炎指膝关节软骨变性及唇样骨质增生后产生骨赘，从而压迫膝关节周围组织而产生的临床症状。主要临床表现为膝关节持续性钝痛或酸痛，晨起疼痛较甚，且关节僵硬，活动片刻后症状便会减轻，但活动过多后就会症状加重。

手部按摩可促进膝关节部位的血液循环，促进局部水肿的消退，松解局部组织的粘连，对膝关节炎具有较好的治疗保健作用。

**手部按摩**

1.施治穴位

揉按外劳宫、合谷、止痛点、腰痛点等，以滑利关节。

2.施治反射区

按摩膝关节、肾、肾上腺、膀胱、输尿管、甲状旁腺、上下身淋巴结、腰椎、肝、脾等反射区，尤其是膝关节、甲状旁腺、肾、

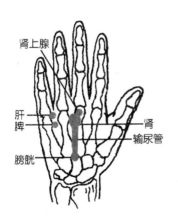

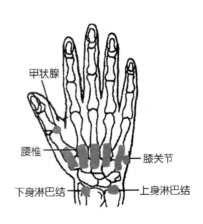

肾上腺反射区。

3.专家提醒

在治疗期间，避免关节受凉，可做适当的锻炼，不宜过度劳累。

## 急性腰扭伤

急性腰扭伤俗称闪腰，多为突然遭受间接外力，使腰部肌肉、韧带、筋膜和关节囊等组织受到过度牵拉、扭转，甚至撕裂，导致腰部肌肉、韧带、筋膜、椎间小关节、腰骶关节的急性损伤，而出现腰痛剧烈、腰部活动受限，乃至卧床难起等一系列症状。

急性腰扭伤患者腰部常有明显的压痛点，腰部及下肢的活动会导致疼痛加剧。发病部位多在腰骶、骶部及两侧骶棘肌。多见男性患者。

急性腰扭伤若损伤严重，或未及时治疗，或处理不当，使症状长期存在，则可演变成慢性腰痛。手部按摩可以舒筋活络、活血止痛，对于治疗急性腰扭伤有较好的疗效。

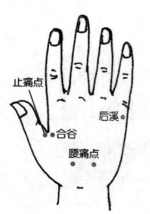

**手部按摩**

1.施治穴位

揉按合谷、后溪、止痛点、腰痛点等。

2.施治反射区

按摩骶骨、腰椎、肾、尾骨、肾

上腺、下身淋巴结、太阳神经丛、输尿管、膀胱等反射区，尤其是骶骨、腰椎、肾上腺、肾、下身淋巴结反射区。手部按摩时，患者应活动腰部，以配合治疗。

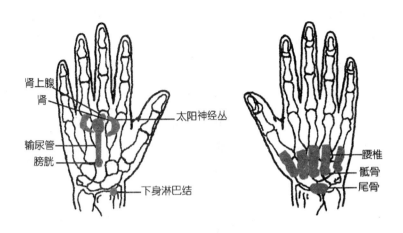

3.专家提醒

急性腰扭伤需及时治疗，以防演变为慢性腰痛。损伤24小时内，忌热敷腰部，以免局部出血加重症状。治疗期间，患者应卧硬板床休息，腰部制动，以促进恢复。

**类风湿性关节炎**

类风湿性关节炎是一种慢性全身性自身免疫性疾病，以对称性小关节炎症为其主要临床特征，多见于青年女性。

类风湿性关节炎起病缓慢，先有几周到几个月的疲倦乏力、体重减轻、胃纳差、低热，随后以游走性关节疼痛和功能障碍为主要临床表现。类风湿性关节炎病程长，大多迁延许多年，在进展中可有多次缓解和复发交替，晚期则出现关节硬和畸形，甚至功能丧失等。关节的病变常从四肢远端的小关节开始，逐渐影响到其他关节。

手部按摩是治疗类风湿性关节炎常用的方法之一，能调整机体的免疫功能，改善局部的血液循环，结合药物治疗与功能锻炼，可有效控制病情。

**手部按摩**

1.施治穴位

揉按合谷、阳池、阳溪、八邪、外劳宫、止痛点等。

2.施治反射区

按摩肾、脑垂体、肾上腺、上下身淋巴结、甲状旁腺、肝、输尿管、膀胱等反射区，尤其是脑垂体、肾、肾上腺、甲状旁腺、上下身淋巴结反射区。

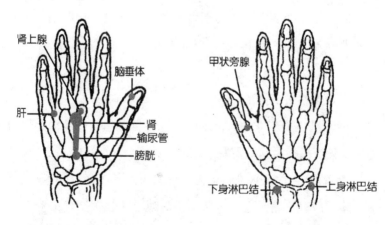

3.专家提醒

治疗期间，应注意保暖，避免劳累，忌食寒性食物。

154

保健养生不求人

# 针灸·按摩·拔罐·刮痧保健法

武志军 / 主编

江西科学技术出版社

图书在版编目（CIP）数据

保健养生不求人 .4，针灸·按摩·拔罐·刮痧保健
法 / 武志军主编 . —南昌：江西科学技术出版社，
2020.12

ISBN 978-7-5390-7519-8

Ⅰ.①保… Ⅱ.①武… Ⅲ.①针灸疗法②按摩疗法
（中医）③拔罐疗法④刮搓疗法 Ⅳ.① R212

中国版本图书馆 CIP 数据核字（2020）第 175778 号

国际互联网（Internet）地址：http://www.jxkjcbs.com
选题序号：ZK2020271
图书代码：B20292-101

责任编辑　宋　涛
责任印制　夏至寰
封面设计　书心瞬意

**保健养生不求人 .4，针灸·按摩·拔罐·刮痧保健法**　　　　　　武志军　主编
BAOJIAN YANGSHENG BUQIUREN.4, ZHENJIU · ANMO · BAGUAN · GUASHA BAOJIANFA

| | |
|---|---|
| 出版<br>发行 | 江西科学技术出版社 |
| 社址 | 江西省南昌市蓼洲街 2 号附 1 号 |
| | 邮编：330009　电话：（0791）86623491　86639342（传真） |
| 印刷 | 北京一鑫印务有限责任公司 |
| 经销 | 全国各地新华书店 |
| 开本 | 880mm×1230mm　1/32 |
| 字数 | 96 千字 |
| 印张 | 5 |
| 版次 | 2020 年 12 月第 1 版　2020 年 12 月第 1 次印刷 |
| 书号 | ISBN 978-7-5390-7519-8 |
| 定价 | 168.00 元（全 5 册） |

# 前／言

作为我国传统医学中的重要诊治方法——针灸、按摩、拔罐、刮痧，有着享誉世界的确切疗效，深受中外医学界的推崇和喜爱。它们是根据我国传统医学中的经络理论，通过分清遍布人体的各种穴道，确认穴道和人体各种器官之间的联系，针对不同情况运用针灸、按摩、拔罐、刮痧等医疗方法来达到治病祛疾的目的。其疗效显著、不良反应少的优点已被古今中外临床医疗实践所证实，即使是在西医盛行的现代社会，仍能大放异彩。

然而，针灸、按摩、拔罐、刮痧不是人们想象中的那样简单，因为人体的穴位有数百个，针灸、按摩、拔罐、刮痧的具体方法也有近百种，二者有一方面没有把握好就会使疗效大打折扣，甚至会给身体带来负面影响。

我们认真研究了这个普遍而现实的问题，通过专家组仔细探讨，合理地处理了这个问题。长久以来，穴位找不准的原因主要是因为没有图例，或者手绘图例与人体实际有一定差距。

为此，我们着手制作了真人实体穴位标注图，其准确度在此领域具有较高水平。另外，针对四种治疗方法，我们单列出一篇进行了详细解说，并且在具体治病的章节中简明地分出了这四种疗法各自按摩的穴位和部位，以使读者轻松掌握防治的部位和方法。

本书是我们中医传统医学研究组历时两年精心打造的精品医学专著。全书内容深入浅出、言简意赅，并配有大量真人实体图片，详细准确地介绍了针灸、按摩、拔罐、刮痧疗法的系统知识，使读者看过即可掌握，实为医务人员和广大患者的良师益友。我们相信，本书必将对各种常见疾病的家庭治疗和护理，以及家庭保养、保健方面产生显著的效果。

# 目／录

## 中医传统疗法

# 家庭百病自诊自疗

# 针灸疗法

## 一、针灸的治病机理

针灸是祖国传统医学的组成部分之一，是我国医学古老而又独特的一种医疗方法，它和其他疗法一样，是在祖国医学基本理论指导下，依据脏腑、经络、阴阳五行等进行辨证论治的。它是利用一些特定工具，施行不同的刺激方法于经络穴位以防治疾病。

灸法有以下特点：一是应用范围广泛，能治多种病症。灸法可单纯使用，也可与针刺或药物配合应用，因此，其治病范围非常广泛。它既能治疗很多慢性疾病，也可治疗一些急性病症。二是操作方法多种多样，有利于提高疗效。在临床治疗中，可供选择的余地较多，若一法治疗无效，则可选用别的方法，按辨证施灸的原则，有利于提高治疗效果。三是有特殊功效，可补针药之不足。四是不良反应少，老幼皆宜。根据不同的病情、体质、性别、年龄等，选用不同的灸法。除病情需要，进行瘢灸、发泡灸有一定的痛苦外，其他灸法都容易被患者所接受，特别对婴幼儿和年老体弱者有很好的疗效。五是穴药结合，有广阔的发展前途。在艾火作用于经络穴位上的着肤灸、悬起灸和实按灸的基础上，越来越多的隔物灸和敷灸把穴位刺激作用和药物化学作用结合起来。因此，灸法的研究使用有着广阔的发展前景。

针刺有调和阴阳、扶正祛邪、疏通经络三大作用。

### ※调和阴阳

中医认为，人体在正常情况下，保持着阴阳相对平衡的状态，如果因某种或多种因素使人体的阴阳平衡遭到破坏，就会产生多种疾病。针刺治病的关键在于根据不同病变的症候来调节机体的阴阳，使阴阳重新恢复平衡。

### ※扶正祛邪

扶正，就是增强机体抗病能力；祛邪，就是祛除导致疾病的因素。疾病发生、发展的过程，也就是正气与邪气相互斗争的过程。疾病是人体抗病能力处于相对劣势，致病因素处于相对优势而造成的。生病以后，机体仍然会不断产生相应的抗病能力来与致病因素做斗争。如果正气战胜邪气，那么邪气就消退，疾病痊愈。如果正气不能战胜邪气，邪气就进一步深化导致疾病恶化。因此，扶正祛邪也就成了保证疾病趋向好转的基本条件。针刺治病防病，就是在于发挥它扶正祛邪的效果。

### ※疏通经络

人体的经络将内部的脏腑同外部的各种组织、器官，联系成为一个有机的整体，使人体各部的功能保持相对的协调和平衡。疾病的发生、发展，与经络和脏腑也是密切联系的。针刺治病，就是根据经络与脏腑在生理病理上相互联系、相互影响的道理，在有关腧穴部位上进行针刺，以达到疏通经络、治疗疾病的效果。

## 二、针灸的按摩器具

施灸器具，即专门用于灸法的器具，简称灸器。采用灸器施灸古已有之，最早的灸器是利用某种器物来代替的，如晋代葛洪记载的瓦甑、唐代孙思逊记载的苇管等。到了清代，已制作出专门的灸器，如灸板、灸盏等。

目前多用不锈钢毫针，购买时要选用有较高强度和韧性，针体挺直滑利的毫针。

使用灸器施灸，能给患者较长时间热舒适的刺激，与艾炷灸、艾条灸等法相比，有节省人力的优点。近代应用的灸器，大多是基于此点而研制的，如温灸筒、温灸盒、灸疗架等。近年来，福建省有关单位研制的温灸药包又有进步。这种灸器，施灸时无烟或微烟，还可针对症主次不同选择相应的药棒，使用更加方便，有一定的发展前景。还有，利用现代科学技术研制的电热灸器、激光温灸仪、微波针灸仪等，将会对灸法的运用带来根本性变革。

另外，应根据性别、年龄、形体的肥瘦、体质的强弱和所到腧穴的具体部位等不同情况，选择长短、粗细适宜的针具。一般来说，头面部皮薄肉少的地方，应选较短较细的毫针（如15毫米长，30~32号针），而皮厚肉多的躯干、四肢部腧穴，则应选较长较粗的毫针（如40~50毫米长，28~30号针）。

## 三、针刺的运针方法

### ※选择体位

针刺前必须选择好适当的体位，以既有利于腧穴的正确定位，又便于针刺施术操作和较长时间留针而不致疲劳为原则。

### ※消毒

针刺前必须做好消毒工作，其中包括针具消毒、腧穴部皮肤的消毒和施术手指消毒。毫针的消毒可在体积分数为75%的酒精内浸泡30~60分钟，有条件者可采用高压蒸汽灭菌法。施术者的手，先用肥皂水洗刷干净，再用酒精棉球涂擦，然后才能持针操作。腧穴部皮肤上用体积分数为75%的酒精棉球擦拭，应从中心点向外绕圈擦拭。

### ※常用进针法

进针方法有多种，这里介绍最常用、最易掌握的两种方法。

**1.单手进针法：**用右手的拇指和食指拿针，中指端紧靠穴位，指腹抵住针身下段，当拇指食指向下用力按压时，中指随即屈曲，将针刺入皮下，此法多用于较短的毫针。

**2.双手夹持进针法：** 用左手拇指食指捏住针身下段，露出针尖，右手拇指食指夹持针柄，将针头对准穴位，在接近皮肤时，双手配合，迅速把针刺入皮下。此法多用于较长的毫针。

## ※针刺的角度、方向和深度

针刺角度是指针身和皮肤所成的夹角。针刺的方向指针身刺入时应对准的某一方向或部位。针刺的深度则是指针身进入皮肤的深浅。进针后，要考虑角度、方向和深度，只有把它们结合起来，才能充分发挥治疗效果，并保证针刺安全。

针刺的角度一般分三种：

**1.直刺：** 针身与皮肤呈90°垂直刺入，适用于肌肉丰厚部的穴位。

**2.斜刺：** 针身与皮肤约呈45°倾斜刺入，适用于不能深刺或不宜深刺的腧穴。

**3.平刺：** 针身与皮肤呈15°~20°沿皮刺入，适用于皮肉浅薄处。

不同的穴位对针刺角度、方向、深度要求不尽相同。

## ※行针基本手法

进针后再施行一定的手法，称为行针。行针的基本手法有以下两种：

**1.提插法：** 针尖进入一定深度后，将针从浅层插到深层，再由深层提到浅层，这样反复地提插的手法叫作提插法。提插幅度一般不宜过大，速度不宜过快。

**2.捻转法：**针尖进入一定深度后，进行前后、左右的行针动作，即将针向前向后来回旋转捻动，反复多次，这种行针手法称为捻转法。捻转的幅度一般掌握在180°～360°。另外，必须注意捻转时不能单方向转动，否则针身容易牵缠肌纤维，使受术者局部疼痛，并造成出针困难。

### ※针刺的感应

进针后施以一定的行针手法，使针刺部位产生经气的感应，这种针下的感应叫作"得气"，现代称为"针感"。产生针感时，针下有沉重紧涩的感觉，在针刺部位有酸、胀、重、麻感，有时还出现不同程度的感传现象。针刺不同穴位，往往出现不同的感应。例如，头额部穴位以局部胀感为多，肌肉丰厚处的穴位比较容易出现酸感。即使在同一穴位上，由于针刺方向、角度和深度的不同也会出现不同的针感。针刺感应与防治疾病的效果有很大的关系，因此，要细心体会、切实掌握。

### ※出针法

在施行针刺手法或留针后，达到了一定的治疗要求，便可以出针。出针是毫针刺法操作过程中的最后一道程序。出针时先以左手拇指、食指用消毒干棉球按于针孔周围，右手持针做轻微捻转并慢慢提至皮下，然后退出。出针后须用消毒干棉球压迫针孔片刻，以防出血。

# 四、灸灼疗法

灸，是灼烧的意思。灸法，是用艾绒或其他药物放在体表的穴位上烧灼、温熨，借灸火的温和热力及药物的作用，通过经络的传导，起到温通气血、扶正祛邪，达到治病和保健目的的一种外治方法。

艾灸后人体会产生一种温和的灼热感觉，这种温热刺激，不仅能使皮肤充血、改善局部血液循环，而且通过对穴位的刺激，可起到温通经络、畅流气血、调和脏腑的作用。

之所以用艾来施行熏灸，是因为艾药性温热，具有温通经络、祛散寒邪的功能；艾的气味芳香，有开毛窍、透达肌肤的功能，所以用艾来熏灸，有较强的温经散寒、通络活血的功效，而且艾易于燃烧，热力均匀，又不容易落下火星，是比较理想的熏灸原料。

## ※艾炷灸法

施灸时所燃烧的用艾绒制成的圆锥形小体称为艾炷。分大、中、小三种。大者高1厘米，炷底直径0.8厘米，重约0.1克；中者为大炷之半，如枣核大；小者如麦粒，燃烧一炷即为一壮。临床应用炷的大小，壮的多少，随病症、施灸部位不同而异，少者1~3壮，多者可达数百壮。一般阳寒虚弱之症宜多灸，体壮者宜少灸；肌肉丰满深厚处宜大炷，浅薄之处宜小炷。

艾炷法可分为直接灸和间接灸两类。

**1.直接灸**：又称着肤灸、明灸。是把艾炷直接放在皮肤上面施灸的一种方法，为防止艾炷倾倒，可事先在皮肤上涂一点蒜汁、粥汤、清水或酒精。直接灸法又分为瘢痕灸、无瘢灸、骑竹马灸法、三角灸四种。

**2.间接灸**：又称隔物灸、间隔灸。即利用其他药物将艾炷和穴道隔开施灸的一种方法。这样既可避免灸伤皮肤而致化脓，也可以借间隔物的药力和艾的特性发挥协调作用，从而取得更大的治疗效果。该法种类很多，被广泛应用于内、外、妇、儿、皮肤、五官等科疾病的治疗中，有着较好的疗效。

艾炷法禁忌证：因施灸时疼痛较剧，灸后化脓并留有瘢痕，故对一般体质衰弱者及老年人、小儿应慎用；对急性热病、长期消耗性疾病的重症患者，如吐血过多的肺痨症和内脏实质病症，均不能施瘢痕灸治疗。此外，如眼、心肝附近及睾丸、阴部均列为禁灸区。醉酒之后、大劳、大饥、大饱之时暂不宜施灸。雾、雪、雷、雨之日也不宜施灸。急症例外。


## ※艾卷灸法

艾卷灸法又称艾条灸法，是用纸包裹艾绒（或加药物）卷成圆筒形的艾卷，一端燃烧，在穴位或患处施灸的一种治疗方法。在艾绒内加进药物，再用纸卷成条状施灸，名为"雷火神针"或"太乙神针"。由于该法操作简便、疗效良好、无痛苦及不良反应，广为患者所接受，所以一直被临床广泛采用，随着临床应用研究的不断发展，现本灸法已演变为纯艾条灸法、药物艾条灸法、隔药灸法和无烟艾条灸法四种。

1.纯艾条灸法：即用纯艾绒制成艾条而施灸的一种方法。依其操作方法，应用范围的不同又分为温和灸、回旋灸、雀啄灸三种。①温和灸：将灸条的一端点燃，对准施灸部位，约距1.5厘米进行熏烤，使局部有温度热感而无灼痛，一般每处灸3～5分钟，至皮肤稍起红晕为度。对于昏厥、局部知觉减弱的患者和小儿，医生可将食指、中指置于施灸部位两侧，通过医生手指的知觉来测患者局部受热程度，而随时调节施灸距离，掌握施灸时间，防止烫伤。本法适用于灸疗各种病症。②回旋灸：又称熨热灸法。将点燃的艾卷接近灸的部位平行往复回旋熏灸（距皮肤约3厘米）。一般可灸20～30分钟。适用于风湿痹痛、神经性麻痹及广泛性皮肤病等。③雀啄灸：艾条燃着的一端，与施灸部位并不固定在一定的距离，而是像鸟雀啄食一样，一上一下移动，一般灸5分钟左右。多用于治疗小儿疾病或急救晕厥等。此法热感较强，注意防止烧伤皮肤。

2.药物艾条灸法：即用药物艾条点燃后，垫上纸或布，趁热按到穴位上，使热传导透达深部的一种灸疗方法。常用以下几种：

（1）雷火神针　又称雷火针，本属于灸法，为何称为"针"，是因为它的操作方式，很像针法实按在穴位上的缘故。操作方法如下：将所选药物研成细末，和匀。以桑皮纸1张，约30厘米见方，摊平，先取艾绒24克，均匀摊在纸上，次取药末6克，均匀掺在艾绒里，然后卷紧如爆竹状，外用鸡蛋清涂抹，再糊上桑皮纸一层，两头留空纸3厘米许，捻紧即成药物艾条。施灸时先选穴定位，将艾条点燃一端。另一种方法是在所灸的穴位上，覆盖10层棉纸或5～7层棉面，再将艾火隔着纸或面紧紧按在穴位上，留按1～2秒即可，若艾火熄灭，可重新点燃另一端，以七层绵纸包裹，紧按在穴位上，如觉得太烫，可将艾条略微提起，待热减再灸。如火熄、冷却，则重新点燃灸之。每穴可按5～7次。适应于：风寒湿痹、痿证、腹痛、泄泻、闪挫肿痛等。

常用药物艾条处方：艾绒60克，乳香9克，沉香9克，木香9克，羌活9克，茵陈9克，干姜9克，麝香少许。

（2）太乙神针　又称"太乙针"，与雷火针无实质区别，是雷火针的进一步发展。其艾条制法，操作方法与"雷火针"相同。

（3）神灯照灸法　药物组成：雄黄6克，朱砂6克，血竭6克，没药6克，麝香1.5克。将以上药物研细为末。每次取药1克，桑皮纸裹之。做成条状，长约20厘米，以麻油浸透备用。用时点燃。使其距患部3厘米许，徐徐烘之，以皮肤烘热为度。适用于外科疮疡，有消肿、溃坚、止痛的作用。

（4）百发神针　药物组成：乳香、没药、生川附子、血竭、川乌、草乌、檀得末、大贝母、麝香各9克，母丁香49粒，艾绒30克。其艾条制法，操作方法与"雷火针"相同。临床上主要用于偏正头痛、漏肩风、鹤膝风、半身不遂、痞块、腰痛、疝气、痈疽等。

（5）消癖神火针　药物组成：蜈蚣1条，五灵脂、雄黄、乳香、没药、阿魏、三棱、木鳖、文术、甘草、皮硝各3克，闹羊花、硫黄、穿山甲、牙皂各6克，麝香9克，甘遂1.5克，艾绒60克。药条制法、操作方法与"雷火针"相同。主治偏食消瘦、积聚痞块等。

**3.隔药灸法：**又称间接灸法。是在穴位上覆盖某些药物后再以艾条施灸的一种方法。随隔物的不同，适应证也因之而异。临床上常用的有如下两种：

**（1）隔核桃壳灸** 将核桃劈为两半去仁，于壳上钻小孔若干，内装干鸡粪，扣患处。用艾条灸之。有解毒消肿作用，主治各种肿毒。

**（2）隔蟾酥皮灸** 取略大于病灶的蟾皮一块，将其内面平铺于疖肿上，然后持点燃的艾条，置蟾皮上方适当的距离进行熏灸。至病灶区出现温热感为度。每日灸1次，每次30～60分钟。此法治疗疖肿，有较好疗效。

**4.无烟灸法：**无烟灸是现代人经改进研制出的新处方，其疗效不仅比有烟灸好而且又具有环保卫生的优点，现已逐步推广开来。

常用的无烟艾条处方是：艾叶500克，甘松30克，白芷、细辛、羌活各6克，金粉（或铅粉）40克。


**※温灸法**

根据其操作方法不同，又分为以下几种。

**1.艾饼灸法：**又称铺灸法。是将艾绒铺于穴位或患处上而施灸的一种方法。它包括如下两种：

**（1）熨灸法** 将艾绒平铺于穴位上，再盖几层布，用熨斗在上面熨之，可发挥热熨和艾灸的双重作用。此法适用于虚寒、痿痹等。

（2）**日光灸法**　将艾绒平铺在腹部，在日光下曝晒，每次10~20分钟，既有日光浴又有艾的作用。此法适用于缺钙症、皮肤色素变性、慢性虚弱等疾病。

2.**艾熏灸法**：用艾绒燃熏或加水煮蒸熏穴位或患部的一种灸治方法。常用的有如下两种：

（1）**烟熏灸法**　将艾绒放在杯子内点燃，使热烟熏灸一定部位的治疗方法。适用于痹证、痿证等。

（2）**蒸汽灸法**　用水煮艾，边煮边使其蒸汽熏，或煮好后盛盆内用蒸汽熏之。适用于风寒湿痹、肢体麻木或肿胀等。

3.**温灸器灸法**：利用专门工具施灸的一种方法。该灸法可以较长时间地连续给患者以舒适温热的刺激，且使用方便，尤其对小儿及惧怕灸刺者此法最为适宜。目前较常用的有以下几种：

（1）**温筒灸**　取一种特制的金属筒状灸具，内装艾绒或药物，点燃后，置于施灸的穴位来回温熨，以局部发热红晕，患者感到舒适为度。一般灸15~30分钟。温筒灸具有多种，常用的有平面式和圆锥式两种，平面式适用于较大面积的灸治，圆锥式作为小面积的点灸用。适用于痹证、痿证、腹痛、泄泻、腹胀等症。

（2）**温盒灸**　用一种特制的盒形木制灸具，内装艾卷固定在一定部位而施灸的一种方法。盒具按其规格大小分大、中、小三种（大号：长20厘米，宽14厘米，高8厘米；中号：长15厘米，宽10厘米，高8厘米；小号：长11厘米，宽9厘米，高8厘米）。灸盒的制作：取厚约0.5厘米的木板，制成长方形木盒，下面不安底，上面制作一个随时可取下的盖（与盒的大小同等，并在盒内中下部安置铁窗纱一块，距底3～4厘米）。施灸时，把温灸盒置于所选的部位中央，点燃艾卷后，对准穴位放在铁窗纱上，盖好封盖（盖用于调节温度）。每次每穴灸15～30分钟，一次可灸数穴。适用于各种常见病的治疗。

（3）**苇管器灸** 灸器的制法目前有两种：一种是一节苇管灸器，其苇管口径为0.4～0.6厘米，长5～6厘米，苇管的一端做成半个鸭嘴形，另一端用胶布封闭，以便插入耳道内施灸。另一种是两节苇管灸器，放艾绒段，口径为0.8～1.0厘米，做成鸭嘴形，长4厘米，插入耳段口径较细，直径为0.5～0.6厘米，长3厘米，该段插入放艾绒端口内，连接成灸器，因而得名。插入耳道端用胶布固定，以备施灸用。其操作方法：将半个花生大的一撮细艾绒，放在灸器的半个鸭嘴处，用线香点燃后，用胶布封闭苇管器，内端插入耳道内，施灸时耳部有温热感。灸完一壮，再换一壮。每次灸3～9壮。10次为1疗程。主治面瘫。

**4.温针灸法**：又称温针法、烧针尾、传热灸、针柄灸法。具有温通经脉、行气活血的作用。

（1）**操作方法** 针刺得气后，将毫针留在适当深度，取约2厘米长艾卷一节，套在针柄上，从下端点燃，直至艾条烧完为止，待针柄冷却后出针，也可以艾绒代替艾卷施灸。

（2）**适应证** 临床适用于既要留针，又需要施灸的疾病，如肢体冷痛、脘腹隐痛。也可用于保健。

（3）**注意事项** ①艾卷、艾绒应从下端点燃，易于温热向下（体内）传导。②如用艾绒，装裹时必须捻紧，并嘱患者不要随便变动体位，以免艾绒落下烧伤局部皮肤、烧损衣物。③

若艾火灼烧皮肤发烫。可在穴位上隔一纸片，可稍减火力。④当艾卷燃烧完时，除去残灰，稍停片刻再将针拔出。⑤抽搐、痉挛、震颤患者及婴幼儿禁用。

**※非艾灸法**

凡是用艾绒以外的物品做材料的灸治方法，均称为非艾灸法。

**1.敷灸法：**用某种药物涂敷于穴位或患部而施灸的一种灸法。其中较多的是用有刺激性药物，敷后皮肤可起泡，或仅局部充血潮红。所用药物绝大部分为中药，但也有用西药敷灸的，一般多用单味药，也可用复方。该灸法既包括古代的"天灸"，也包括现代的"药物发泡"和部分"药物敷贴"疗法。常用的有蒜泥灸、白芥子灸、毛茛灸、生姜灸、葱白灸、芫花灸等四十余种。

**（1）蒜泥灸**　将大蒜（最好用紫皮蒜）捣成泥状，取3～5克贴敷在穴位上，敷灸时间为1～3小时，以局部皮肤发痒、发赤或起泡为度。如敷涌泉穴治疗咯血、出血，敷合谷穴治疗扁桃腺炎，敷鱼际穴治疗喉痹等。

**（2）白芥子灸**　白芥子研末，醋调或姜汁调为糊膏状，每次用5～10克贴敷在穴位上，油纸敷盖，橡皮膏固定，或将白芥子细末1克，放置3厘米直径的圆形胶布中央，直接贴敷在穴位上。敷灸时间为2～4小时，以局部充血潮红，或皮肤起泡为度。该法主治风寒湿痹痛、肺结核、哮喘、口眼㖞斜等症。

**（3）毛茛灸**　毛茛又称老虎脚爪草。取其鲜叶捣烂，敷于穴位或患处，初有热辣感，继而所敷皮肤发红、充血，稍时即起水泡。发泡后，局部有色素沉着，以后可自行消退。敷灸时间为1～2小时。如敷于经渠或内关、大椎穴，可治疗疟疾；治疗寒痹可敷于患处；如与食盐合用制成药丸敷于少商、合谷穴，可治疗急性结膜炎。

（4）马钱子灸　取马钱子适量，研为细末，用醋调如糊状，敷于穴位上，胶布固定，如敷颊车、地仓治疗面神经麻痹等。

**2.硫黄灸：**以硫黄作为施灸材料的一种灸法。灸法：用硫黄1块，随疮口大小定之，另取少许硫黄，于火上烧之，以银钗挑之取焰，点硫黄上，令着三五遍，取脓水，以疮瘥为度。此法用于治疗顽固性疮疡及其形成瘘管者。

**3.黄蜡灸：**将黄蜡烤热熔化，用以施灸的方法。其方法是先以面粉调和，用湿面团沿着疮疡肿根围成一圈，高出皮肤3厘米左右，圈外围布数层，防止烘肤，圈内放入上等蜡片约1厘米厚，随后以铜勺（或铁勺）盛灰火在蜡上烘烤，使黄蜡熔化，皮肤有热痛即可。若疮疡肿毒较深，可随灸随添黄蜡，以添到围圈满为度，若灸使蜡液沸动，患者施灸处先痒感，随后痛不可忍，立即停止治疗。灸完洒冷水少许于蜡上，冷却后揭去围布、面团及黄蜡。

**4.灯火灸：**又名灯草灸，是用灯芯草蘸油点燃后快速按在穴位上进行熨烫的方法。现常用的有如下几种：

（1）**明灯爆灸法**　取灯芯草1根（约10厘米长），蘸植物油并使之浸渍寸许，点燃灯芯之后，以灵捷而快速的动作。对准选灸穴位直接点触于穴位上爆灸。一触即离去，并听到爆响"叭"之声，即告成功。此称为1壮。此法灸后局部皮肤稍微灼伤，偶然可引起小水泡，3～4天水泡自然吸收而消失，此法适应证广，常用于治疗急性病症，包括小儿急性病，民间普遍用于治疗各种常见病，多发病。

（2）阴灯灼灸法　又称阴灯灸法或熄灯火法。施灸方法是：取灯芯草1～2根，长约10厘米，把灯芯蘸植物油点燃约半分钟即吹灭灯火，停约半分钟，等灯芯温度稍降，利用灯火余烬点于治疗穴上灼灸之，一触即起为1壮。每穴可以雀啄般地灼灸1～3壮。本法具有安全可靠，无灼伤之弊，且疗效良好，又可消除害怕心理等优点，可适用于各种急性和慢性病的治疗。

（3）压灯指温熨法　术者取灯芯草1～3根，蘸植物油点燃明火，然后把拇指指腹压在灯芯火上，旋即把拇指指腹的温热迅速移压在患部或治疗穴位上熨灼之，如此反复做3～5次即可。本法属间接熨灸法，适用于婴幼儿疾患和老年、虚弱性慢性疾病。本法具有安全可靠、无直接灼伤皮肤等优点，患者易于接受，通常多用于2周岁以下的婴幼儿，也可用于害怕灯火灼伤的患者。

（4）灯芯炷灸法　施灸方法是：取灯芯草1～2根，用剪刀预先剪成1厘米长，此即谓"灯芯炷"，再将剪下的"灯芯炷"浸在盛装植物油的器皿中。治疗时将油浸的灯芯炷稍行滴干，然后用小镊子将灯芯炷竖直置于治疗穴位上，以火柴点燃，任其燃烧。每燃完1炷为1壮，每穴烧1～2壮为度，本法与艾炷灸法同理，属直接着肤灸，适用于老年人、妇人等慢性、虚损性疾病的治疗。灸后局部皮肤微灼烧伤，可涂以甲紫药水，以免感染。

5.**电热灸**：利用电作为热源而施灸的方法。操作方法，先取特制电灸器1台，接通电源达到适当温度后，即在穴位上进行灸熨。每次可灸5～15分钟，适于寒湿痹、寒性腹痛、腹泻等常见病。

# 五、针刺疗法

## ※毫针刺法

毫针刺法主要是以毫针为针具的针刺方法，是古代九针之一，也是临床上最为常用的疗法之一，所以自古以来把它列作刺法的主体。历代针灸文献所讲的刺法，多指毫针的临床应用而言，毫针因如毫毛，适于刺入各经的腧穴，可以静候其气，而徐缓地运用手法。又因针身毫细，适宜持久留针，正气得以充实，正气和邪气都会受到针刺的影响。出针后，不仅可以散其邪气，还有扶养正气的作用。主治寒热痹痛，邪在络脉的疾病。若患痹痛久不愈者，或属于寒邪之类的症状可用毫针，这种针可用来补益精气。

## ※芒针刺法

芒针刺法，是用一种特制的长针（极细而富有弹性的不锈钢丝制成，因形状细长如麦芒，故称之为芒针），采用特定进针和运针手法，用来预防和治疗疾病的一种方法。

由于芒针的针体长，进针深，能治疗多种疾病，疗效较好，深受患者的欢迎。在临床上有许多病种，用芒针只需针灸一两个穴位即可解决，如坐骨神经痛针灸环跳，哮喘针灸天突等。此外，芒针疗法在配穴上，尚有很多特点，如"三脘配穴法""上下配穴法"等一系列的配穴法，非常灵活，并非头痛医头，脚痛医脚。总之，芒针疗法是通过在局部刺激穴位及经络传导，反射地调节自主神经系统及大脑皮质的功能，从而达到增加机体抗病能力治愈疾病的目的。

## ※粗针刺法

粗针又称巨针，粗针刺法是依经络、神经走行及其分布规律选取刺激部位，用粗针针刺达到治疗疾病目的的一种方法。它是由古代九针中的长针和大针结合而成的一种针。

## ※火针刺法

火针刺法是用特制的不锈钢针，用火烧红针尖迅速刺入穴内，给人以一定的刺激来达到温经散寒、活血化瘀、软坚散结、清热解毒、升阳举陷、扶正祛邪以防治疾病的一种疗法。

## ※三棱针刺法

三棱针刺法是以三棱针为点刺放血的针具，用它来刺破患者身体上的一定穴位或表浅血络，放出少量的血液来治疗疾病的方法。又称放血或刺络疗法。

大量的临床实践证明，刺血具有开窍泄热、宣通经脉、调和营卫、消肿止痛等作用。因此，刺血在针灸治疗过程中常作为必要施术来治疗疾病。

## ※蜂针刺法

蜂针刺法是蜂蜇治疗与传统针灸相结合的一种新的治疗方法。蜂毒具有高度的生物学及药理学活性，能直接对细胞膜起溶解作用，使蜂毒中的抗菌、抗炎、抗凝血、抗高脂及抗辐射成分迅速进至体内。蜂针刺激经穴后，引起皮下血管的反射而收缩，随即收缩的血管再次扩张导致皮肤充血，从而提高针刺部位的血液循环，加速局部组织的新陈代谢。蜂毒中的多肽类物质对皮肤末梢神经有刺激作用，通过中枢神经传递到交感神经，进而刺激脑垂体使肾上腺素的分泌增加，有利于自主神经调整趋于正常。蜂毒还可刺激人体免疫系统，增强人体免疫功能，提高抗病能力。

# 按摩疗法

## 一、穴位按摩治疗原则

穴位按摩治疗疾病需采用一定的原则和方法，具体说来可以概括为：

1.根据不同的临床症状表现。

2.根据身体不同的部位。

3.根据患者的体质情况。

4.根据季节变换。

穴位治疗的基本原则是："复正祛邪""重在治本""急则治标，缓则治本""标本兼顾""补虚泄实"。

复正祛邪是指恢复机体内的正气，祛除导致疾病发生的不利因素。疾病恢复得快慢，一方面同身体的抗病能力有关，另一方面同治疗的效果有关，穴位按摩治疗是通过调动机体的抗病能力来实现治疗的。

辨别标本是指分清疾病的标本，一般说来，旧病为标，新病为本；表症为标，病因为本。在临床治疗中需根据病情的轻重缓急，急则治标，缓则治本。在按摩临床治疗中，大多数患者的病情不是很急，可以重在治本，标本兼顾。比如头痛患者，经诊断属于阴虚肝阳上亢型，头痛为标，阴虚为本，治则平肝潜阳治头痛，同时兼顾补阴以治本，这样治疗头痛治愈后就不易复发，这就是以治标为主，标本兼顾的治疗方法。

补虚泄实是指患者属虚症则补之，属实症则泄之。一般说来，人体经血等物质不足为虚，或者脏腑、器官、组织的某一功能低下为虚。脏腑、组织、器官的某项功能亢进为实，或者外感邪气为实证，穴位按摩通过不同的手法作用于人体的部位，使气血、津液、经络起到相应的变化，补虚泄实，达到治疗的目的。

## 二、选穴处方原则

穴位按摩的临床实践表明，"循经取穴"是有效的治疗方法，就是病在某个经络，选取该经的穴位进行治疗的方法。如肠炎和菌痢等病，病在肠胃，可以选择大肠经上的穴位，心脏疾病可选择心包经上的内关和背部的心俞等穴治疗。

选穴处方是按摩治疗的重要组成部分，某些病症选取其经络上的一两个穴位，就能达到很好的疗效，如头痛取手上的合谷穴，腹痛取腿上的足三里穴进行按摩，即可以取得满意的疗效。当然，有些病症需要取组穴才能取得一定的疗效，如脑血管病后遗症。

# 三、穴位按摩选穴处方应遵守的原则

## ※取阿是穴

阿是穴是指病灶或其邻近的痛点及人体脏腑疾患在体表的反射点，当人体患某种疾病或受到外伤刺激时，体内的病变通过神经系统在体表相应的经穴会出现压痛点，中医称为"有病必有点"，按摩这些压痛点，当疼痛消失时，疾病有可能痊愈。当然，也有痛点转移的情况，应寻找新的痛点进行按摩。

## ※远部取穴

远部取穴是指在病变的远部，一般是指在手足部取穴，以肘膝以下的穴位为主。如胃脘痛取足三里穴，腰背痛取委中穴，咳嗽取手上的列缺穴。

## ※近处取穴

近处取穴是指在患病脏腑器官或肢体的临近穴位进行按摩。如眼睛疾患取风池穴，膝关节炎取梁丘和足三里穴。

## ※局部取穴

局部取穴是指在患病的脏腑或患病肢体周围的局部取穴。如眼睛疾患取睛明和瞳子髎，鼻塞鼻痛取迎香，肋痛取章门，腰痛取肾俞。

## ※远近配穴

远近配穴是临床上常用的配穴方法，如胃病常取下肢的足三里，配腹部的中脘和天枢穴；头痛常取手上的合谷穴，配头部的太阳、百会、风池穴；腰痛取小腿上的三阴交，配腰部的肾俞、小腹部的关元和中极穴。

## 四、穴位按摩治病的次数与补泄

按摩的次数要根据具体病情来决定，对于久病体虚的人及患慢性病的人，可以每天治疗一次，每天治疗时间在10～20分钟，手法要采用补法，即要用轻手法，用力宜轻；对于急症，每次治疗5分钟即可祛除病症，可以每天治疗1次，连续儿天按摩治疗以巩固疗效；对于软组织损伤，可以每天治疗1次，每次治疗10分钟；当然，还要考虑患者的感觉，如采用重手法则要考虑时间间隔，以使机体有恢复过程。

按摩手法有补泄之分，根据"补虚泄实"的原则，可以采用不同的手法，手法的补泄一般可分为以下几方面：

（1）顺经络循行的方向进行的按摩属于补法，逆经络循行的方向进行的按摩属于泄法。

（2）根据按摩的力度可分为重手法和轻手法。重手法，用力相对较大属于泄法；轻手法，用力相对较小，属于补法；用力适中则属于平补平泄法。

（3）根据血液流动的方向，按血液从心脏流入流出，逆向血液流出心脏方向按摩为补法，按摩方向同心脏流出血液方向相同为泄法。

（4）根据手法的旋转方向，顺时针按摩为补，逆时针按摩为泄。顺时针方向和逆时针方向按摩同时进行则属于平补平泄法。

# 拔罐疗法

## 一、拔罐的治病机理与作用

拔罐是中医非药物疗法中的重要组成部分，属中医外治法范畴。拔罐施术部位是人体的体表，属经络中的皮部。皮部是皮肤按经络系统的分区，是十二经脉在体表的分区，它和经络不同之处在于经脉是呈线状分布，络脉是呈网状分布，而皮部则是"面"的划分。所以针刺主要在"点"，拔罐（包括刮痧等外治法）主要在"面"。

### ※预防保健作用

拔罐法的预防保健作用包括健康保健预防与疾病防变两类。拔罐法作用部位是体表皮肤，皮肤是机体暴露于外的最表浅部分，直接接触外界，且对外界气候等变化起适应与防卫作用。皮肤之所以具有这些功能，主要依靠机体内卫气的作用。卫气出于上焦，由肺气推送，先循行于皮肤之中，卫气调和，则"皮肤调柔，腠理致密"（《灵枢·本脏》）。健康人常做拔罐（如取背腧穴、足三里穴等）可增强卫气，卫气强则护表能力强，外邪不易侵表，机体自可安康。若外邪侵表，出现恶寒、发热、鼻塞、流涕等表证，及时拔罐（如取肺俞、中府等）可将表邪及时祛除，以免表邪不祛，蔓延进入五脏六腑而生大病。

## ※作用机理

拔罐养生法是一种以杯罐做工具，借热力排去其中空气产生负压，使其吸着于皮肤造成瘀血现象的一种疗法。拔罐机理大致有以下几个方面：

**1.行气止痛：**这个作用机理在软组织损伤方面表现得最为明显。拔罐后产生皮肤充血现象刺激了人体穴位，通过经络传导，使原先表现为"不通则痛"的气滞血瘀现象得以缓解，达到了行气、活血、止痛的效果。

**2.祛风散寒：**《本草纲目拾遗》中说："罐得火气合于肉，即牢不可脱……肉上起红晕，罐中有气水出，风寒尽出。"可见，拔罐祛风散寒的机理早为古人所认识。实践证明拔罐疗法治疗风湿性关节炎、类风湿关节炎行之有效。

**3.调理脏腑虚实：**拔罐疗法虽然在体表进行，但可通过经络，而发挥调理脏腑虚实的作用。

**4.活血化瘀：**拔罐所造成的罐内负压致使局部皮下和肌层充血，加快局部的血液循环和新陈代谢，起到活血化瘀的作用。拔罐疗法治疗毛囊炎的较好疗效就证实了活血化瘀的机理。

拔罐施术于皮部对机体的作用大致可分为两大类，一是预防保健作用，二是治疗作用。

**※治疗作用**

**1.排除毒素：** 拔罐过程可使局部组织形成高度充血，血管神经受到刺激使血管扩张，血流及淋巴流动增快，吞噬作用及搬运力量加强，使体内废物、毒素加速排除，组织细胞得到营养，从而使血液得到净化，增强全身抵抗力，减轻病势，促进康复。

**2.疏通经络：** 人体的五脏六腑、四肢百骸、五官九窍、皮肉筋骨等组织器官，保持着协调统一，构成一个有机的整体，这种相互联系、有机配合是依靠经络系统的沟通得以实现的。人体各个脏腑组织器官均需要经络运行的气血温养濡润，才能发挥其正常作用。经络气血通达则人体健康；若阴阳失调、邪正相争，经络之气亦随之逆乱，气血运行被阻，则可发生各种疾病。而在相应病所（如阿是穴）拔罐，可使阻塞的穴位、经络得以开通，气血得以通达。中医常说："（经络气血）不通则痛，痛则不通。"拔罐可疏通经络，所以对颈椎病、肩周炎、腰腿痛等痛证拔罐效果颇佳。

**3.行气活血：** 气血（通过经络系统）的传输对人体起着濡养、温煦等作用。拔罐作用于肌表，使经络通畅、气血通达，则瘀血化散，凝滞固塞得以崩解消除，全身气血通达无碍，局部疼痛得以减轻或消失。现代医学认为，拔罐可使局部皮肤充血，毛细血管扩张，血液循环加快；另外拔罐的吸附刺激可通过神经—内分泌调节血管舒、缩功能和血管壁的通透性，增强局部血液供应而改善全身血液循环。

4.扶正固本：中医的扶正固本不是简单地靠吃"补药"来实现的，"正气"为主的健康状态的保持或实现，主要途径是保持经络气血的畅通正常，经络气血畅通正常则营卫正常，表固而不受外邪，内可濡润脏腑，内外通畅，内在废物有正常途径得以排泄，机体自可健康。拔罐通过肌表作用使经络气血通畅，机体正气自然便可安康。现代医学认为拔罐可使吸附部位毛细血管破裂，继而局部出现血液凝固，但不久即崩溃而引起自身溶血现象，随即产生一种新的刺激素，即一种类组织胺的物质，随体液周流全身，刺激全身组织器官，增强其功能活动。自身溶血是一个良性弱刺激过程，可以增强免疫功能，提高机体的抗病能力。

## 二、拔罐疗法按摩器具

### ※火罐

火罐分大、中、小三种规格，常见的有：

1.竹罐：竹管帛成，一端以竹节为底，另一端为罐口。罐口必须打磨平整光滑。竹罐有轻巧、价廉、不易破碎、取材容易、制作简便等优点，但易爆裂漏气。

2.玻璃罐：形如球状，质地透明，便于观察出血量和在治疗过程中皮肤的变化。

3.陶罐：形如腰鼓，用陶土烧制而成。

4.药罐：把配制好的中药煎沸，然后把竹罐浸于药液中，用时取出。使用药罐具有火罐与药物治疗的双重作用。

## ※负压罐

用青霉素药瓶或类似的小药瓶，将瓶底切去磨平，切口须光洁，瓶口的橡皮塞须保留完整，便于抽气时应用。

## ※真空拔罐器

**1.真空拔罐器构造：**真空拔罐器包括罐体、抽气枪与附件等部件。附件主要是指拔罐方便软管、外盒与托盘。罐体构造包括罐口、罐底、排气口、排气阀门杆、胶塞等。抽气枪构造包括抽气柄、抽气枪枪嘴套、抽气内胶环等。

**2.整体规格：**罐体产品规格有8种。

1号罐罐口外径36毫米，罐口内径25毫米；

2号罐罐口外径42毫米，罐口内径30毫米；

3号罐罐口外径46毫米，罐口内径35毫米；

4号罐罐口外径50.5毫米，罐口内径40毫米；

5号罐罐口外径56毫米，罐口内径44毫米；

6号罐罐口外径66毫米，罐口内径55.5毫米；

7号罐罐口外径86毫米，罐口内径75毫米；

8号罐罐口外径92毫米，罐口内径83毫米。

**3.抽气枪主要性能指标：**抽气枪主要性能指标为：①有效抽气距离40毫米。②产品在使用中最大负压值为35～85千帕。③在最大负压下保持30分钟，其负压值不低于25千帕。

※其他

1.针具：梅花针、三棱针或平口小刀。

2.油纸：用以引火，投入罐中，通过燃烧而使罐内产生负压，以吸着于病患部位，同时借助其吸力起到拔毒祛邪的作用。

3.体积分数为75%的酒精棉球、面粉等。

# 三、拔罐按摩手法

## ※吸拔方法

**1.闪火法：**用镊子夹体积分数为95%的酒精棉球一个，点燃后，将火送入罐内绕一圈再抽出（注意切勿将罐口烧热，以免烫伤皮肤），迅速将罐扣在应拔的部位上，火罐即可吸附在皮肤上，这是传统的，也是最常用的拔罐方法。

**2.抽气法：**将抽气罐紧扣在需要拔罐的部位上，用注射器从橡皮塞抽出瓶内空气，使罐内产生负压，即能吸住皮肤。

## ※拔罐时间

各种方法拔罐时间应视该部软组织的厚薄及气候条件而适当掌握。一般在腰背部等肌肉丰厚处可拔10～15分钟；胸腹部肌肉较浅薄处可拔5～10分钟；额、面等处可拔3～5分钟。夏季气候炎热，拔罐时间应缩短，时间过长容易起水泡；而寒冷的冬季，拔罐时间可稍延长。

## ※起罐

一般先用左手把住火罐，右手拇指或食指从罐口旁边按压一下，使空气进入罐内，即可将罐取下。若罐吸附过强时，切不可用力硬拉，以免擦伤皮肤。

## ※单纯罐手法

单纯罐手法是指单独使用拔罐进行保健与治疗的一种方法。常用的单纯罐手法有闪罐法、留罐法和走罐法。

**1.闪罐法：** 闪罐法即在某一部位（如穴位、病灶点）进行反复吸附并立即使之脱落的一种手法。

**（1）浅吸闪罐法** 浅吸闪罐法是使罐体吸附在选定的部位，如穴位、病灶点上（罐体内吸入皮肤肌肉较少），立即提拉罐体使之脱落，至皮肤潮红，以每个部位吸拔10～30次为度的一种手法。在使用部位先涂抹刮痧拔罐润肤剂为佳。通过对某一部位进行吸紧牵拉、放松的物理刺激，局部经络气血充盈→输布→再充盈→再输布，从而使其运行状态得以调整，营卫状况得以改善。此法多用于风寒束表、局部肌肤麻木、疼痛、病位游走不定的患者，以及颜面部穴位拔罐的患者。

**（2）深吸闪罐法** 深吸闪罐法操作方法基本与浅吸闪罐法相同，只是罐体内吸附皮肤肌肉较浅吸闪罐法深，故提拉脱落时常发出响声，因而又名响罐法。需在闪罐部位先涂抹润肤剂方可使用。功效原理基本与浅吸闪罐法相同，只是吸力增大，刺激量比浅吸闪罐法大。此法多用于病变较深且较局限的病症。

**2.留罐法：** 留罐法也叫坐罐法，指罐体吸附在选定的部位或穴位或病灶点上且留置一段时间（10～30分钟）的一种拔罐手法。

（1）**单罐法** 即治疗时只使用一个罐体的方法。适用于病变单一或局限的病症。如心律不齐、心慌选内关穴；大便不正常选天枢穴；头痛选太阳穴；落枕选肩井穴；胃痛选中脘穴等。

（2）**多罐法** 即治疗时多个罐体同时并用的方法。适用于病变广泛的病症。治疗时又分排罐法和散罐法两大类。

A.排罐法即将多个罐体吸附于某条经络或特定部位上（如某一肌束）的一种手法。拔罐时应遵循自上而下的顺序原则，即先拔上面部位，后拔下面部位。如坐骨神经痛可在足少阳胆经的环跳、风市、阳陵泉、悬钟穴，足太阳膀胱经之秩边、殷门、委中、承山穴上拔罐；肥胖患者可在背部夹脊穴自上而下拔罐。

**密排法**：多个罐体紧密排列在某一部位，罐体与罐体之间间隔1～2厘米，注意罐体与罐体之间不可太近，否则会出现罐体间相互牵拉所致的疼痛与损伤。此手法多用于病变局限、症状明显、体质较好的患者。

**疏排法**：罐体与罐体之间相对较远，间隔7厘米以上。此手法多用于病变广泛、症状较多而主症不明显、体质较差的患者。

B.散罐法指全身各吸附罐体之间相隔较远。此手法常用于全身病症较多的患者。如心律失常患者选膻中穴、内关穴、心俞穴等；肩周炎患者选肩井穴、肩髎穴、曲池穴、条口穴等。

（3）**发泡罐法** 指拔罐吸附部位出现水泡现象的一种手法。使吸附部位出现水泡一是可通过增加罐内负压，延长吸附时间来实现；二是水湿、酒湿之邪盛，感冒等患者10分钟左右亦可自己起水泡。这种现象与药物敷贴、发泡灸法相似，但此法的水泡散在表皮，无痛苦，除有治疗作用外，还有强壮作用，对正气不足、免疫力低的患者提高正气和增强免疫力有一定作用。此法起罐后皮肤上出现的水泡一般不必挑破；1~2天后可自行吸收消失；若需挑破或已破溃，用紫药水涂抹即可。瘢痕体质者禁用。临床上对哮喘、心下痞硬患者可选膻中穴、巨阙穴运用此法治疗。

（4）提按罐法　用手提起吸附肌表的罐体，随即按下复原，力量逐渐加大，以罐体不脱离肌表为度，如此反复20~30次。此法使罐体内吸附的肌肤上下振动，增加拔罐功效，振荡相应经络腧穴、脏腑气血，促进气血运行，振奋五脏六腑。此手法常用于腹部，对胃肠不适、消化不良、小儿疳积、泄泻、痛经等症有较好效果。

（5）摇罐法　用手握着吸附肌表的留置罐体，均匀、有节奏地上下（或前后）左右摇动，以一个部位20~30次为宜。此法通过对局部的反复牵拉，可增加刺激量，提高疗效。操作时，力求做到手腕放松、力量柔和、动作协调、均匀，忌快与生硬，以患者自感放松、舒适、能耐受为度。

（6）转罐法　用手握着罐体，慢慢地使罐体向左水平旋转90°~180°，然后再向右水平旋转90°~180°，一个左右转动为1次，反复10~20次。转罐法扭矩力较大，可造成更大的牵拉，比摇罐要强烈，可放松局部肌肉组织，促进气血流动，增强治疗效果。操作时注意使用此手法前须在施术的肌肤上涂抹润肤剂，手法要轻柔，以患者能忍受为度，忌用强力。多用于软组织损伤，如腰肌劳损等深部无菌性炎症所致的局部疼痛。

**3.走罐法**：又称行罐法、滑罐法、推罐法、拉罐法、移罐法，指罐体吸附肌肤后，用手握着罐体在皮肤上进行移动（前进方向罐体口稍提起，后部着力于肌肤，速度可快可慢，视病情、部位与治疗需要上下左右移动罐体），以皮肤上出现红、紫、黑色斑为度的一种手法。此手法作用力度、面积都较大，与刮痧疗法有相似之处。操作前应在待走罐的部位涂上刮痧拔罐润肤剂，否则易出现皮肤损伤和疼痛。一般背部走罐宜上下移动，胸部应按肋骨走行方向来回移动，上下肢、腹部宜旋转移动（顺时针、逆时针均可）。此法对经络气血不通、脏腑功能失调、外感等病症，如腰痛、肩周炎、坐骨神经痛、感冒发热、高血压、支气管炎、哮喘、慢性胃肠炎、痤疮等病症都可广泛应用，且效果颇佳。常用走罐法有以下3种：

（1）**浅吸快移法**　使肌肤吸附于罐体内3～5毫米高，移动速度为每秒30～50厘米行程，以皮肤微红为度。适用于体虚年迈者、儿童和病情表浅者，主治末梢神经炎、轻度感冒等。

（2）**深吸快移法**　使肌肤吸附于罐体内5～8毫米高，移动速度为每秒15～30厘米行程，以皮肤表面红紫色为度。适用于经络气血不通、脏腑功能失调的多种病症。使用部位常以背部膀胱经，即背腧穴为主。

（3）**深吸慢移法**　使肌肤吸附于罐体内8～12毫米高，移动速度为每秒3～5厘米行程，以皮肤表面紫黑色为度。适用于久寒痼冷、经络气血阻滞日久、筋脉肌肉失养等病症。如肌肉萎缩、脑卒中半身不遂、腰椎间盘突出症、坐骨神经痛等。

**※结合罐手法**

结合罐手法是指拔罐疗法与其他治疗方法配合使用，或取长补短，或强强联合以达到共同增加疗效的一种复合治疗方法。常用的结合罐法有刮痧拔罐法、针刺拔罐法、按摩拔罐法、药物拔罐法、艾灸拔罐法及其他拔罐法。

**1.刮痧拔罐法：**此法是刮痧与拔罐配合使用的一种治疗方法。一般可先刮痧后拔罐，亦可先拔罐后刮痧，前者较为常用。使用时先在选定的部位（穴位）皮肤上涂抹适量润肤油，用水牛角刮痧板进行刮痧。若与走罐手法配合，刮拭皮肤时间应略短，皮肤出现红色即可在其刮痧部位走罐；若与留罐手法配合，刮拭时间可稍长，待皮肤出现红、紫或紫黑色时，再行留罐，留罐部位可以是穴位（包括阿是穴），亦可是病灶点（刮痧后皮肤上红紫或紫黑明显处，用手触摸，皮肤下常有明显硬节或条索状物，压迫多有酸麻胀痛等反应）。在病灶点处拔罐对疏通经络气血，调整脏腑功能有明显作用。此法广泛运用于颈椎病、肩周炎、腰椎间盘突出症、腰肌劳损、坐骨神经痛、哮喘、膝关节疼痛和屈伸不利、高血压、痤疮等病症，均有显著疗效。

**2.针刺拔罐法：**此法是针刺与拔罐配合使用的一种治疗方法，具有针刺与拔罐双重效果，其治疗范围广泛。常见有以下几种：

**（1）留针拔罐法** 即先在选定穴位进行针刺，待行针完毕后，将针留在原处（穴位），再以针刺点为中心行留罐即可（针尾、针柄等露出皮肤表面部分均在罐体中），留罐时间5～10分钟。注意针柄、针尾不可触及罐体内壁。胸背部禁用此法。

（2）针后拔罐法　即先在选定穴位进行针刺，待行针完毕起针后，再以针孔为中心进行拔罐，留罐5~10分钟后起罐。若见皮肤针孔出现小血珠，可用消毒干棉球擦净并在针孔处稍做按压即可。

（3）刺络拔罐法　又名刺血拔罐法，是指在刺络（刺血）后再进行拔罐的一种手法。皮肤消毒后，用三棱针、粗毫针或平口小刀浅刺，根据不同的病症，选用不同的刺激量，分为轻刺、中刺、重刺3种。轻刺以皮肤红晕为度，中刺以微出血为度，重刺以点状出血为度，然后在刺络（刺血）处拔罐，留罐时间10~15分钟，出血量5~10毫升为度，起罐后，用消毒棉球擦干渗血，3~6天治疗1次，5次为1个疗程。适用于病程短、症状较重、表现亢奋，具有红、热、痛、痒等表现的实证型患者，如腰腿痛、风湿痛、肌肉劳损、神经性皮炎、丹毒、皮肤瘙痒、感染性热病、高血压（实证型）等病症的治疗。对虚寒体质的患者一般不用此法。

（4）挑痧拔罐法　指拔罐与挑痧配合使用的一种手法。先在选定的部位（经络穴位）拔罐，最好用走罐手法，若留罐时间应稍长，吸力应稍大，待皮肤上出现紫红或紫黑斑块后起罐，在皮肤出现紫红或紫黑较明显处（一般此处皮下有硬节，可大可小）用消毒针进行挑刺，每个部位挑刺2~3下，以皮肤渗血、渗液为度，用消毒棉球拭干，亦可涂体积分数为75%的酒精或碘酒。此法可用于中暑、郁痧、闷痧、感染性热病、风湿痹痛、痛经、神经痛等病症。

（5）**皮肤针拔罐法** 皮肤针与拔罐配合使用的一种手法。皮肤针有小锤式的七星针、梅花针及圆筒式的皮肤针，治疗时先在选定的部位（以背部督脉与两侧膀胱经为主要施术部位）进行叩击（每分钟叩击100次左右）或滚动。一种是轻手法，以皮肤红晕但不出血为度，主要用于老幼体弱、虚证及久病患者；另一种是重手法，以皮肤轻微出血为度，适用于多种病症，以年轻体壮、新病实证者为佳。皮肤针后再行拔罐，起罐后，若皮肤上有血迹，可用消毒棉球拭干。

**3.按摩拔罐法：**指按摩与拔罐配合使用的一种手法。可分为先按摩后拔罐和先拔罐后按摩两种。先按摩后拔罐法是指先根据病情在选定的部位（经络穴位）上进行各种手法的按摩，按摩完毕后再进行拔罐，根据不同情况选用闪罐、走罐或留罐手法，以增强按摩的疗效。先拔罐后按摩法，是指通过拔罐（主要用走罐和留罐手法）皮肤出现紫、黑斑和皮下结节后，在紫黑斑或结节处使用按摩手法，主要为解结消灶、促进痧斑吸收，以增加拔罐疗效。此法在临床多种病症中被广泛运用。

**4.涂药拔罐法：**即在施术部位涂抹某种药物与拔罐相配合的一种手法。常用手法有两种：一种是在施术部位涂抹某种药剂后再拔罐，一种是拔罐后在拔罐部位涂抹药剂，前者在临床上更为常用。常用药剂有刮痧拔罐润肤油或润肤增效乳，它具有清热解毒、活血化瘀、疏通经络、消炎止痛、保护皮肤等功效。另外，如正骨水、跌打损伤药酒、生姜水、大蒜汁等均可使用。注意因风油精、驱风油等刺激性较强，临床上（尤其是孕妇）一般禁用。此手法广泛用于疼痛性疾病，如腰椎间盘突出症、腰肌劳损、坐骨神经痛、跌打损伤、内脏疼痛等病症。

**5.艾灸拔罐法：** 指艾灸与拔罐配合使用的一种手法。一般是先在选定部位进行灸法然后再拔罐，以艾灸的药物和温热作用来加强疏经通络、温经散寒、祛除寒湿、行气活血等功效，与拔罐同用可增强疗效。常用配合手法有以下几种：

**（1）艾炷灸拔罐法** 分直接灸与间接灸拔罐两种。直接灸即将艾绒搓捏成上尖底平的圆锥形的艾炷，直接放在皮肤上面施灸。间接灸是施灸时在艾炷与皮肤之间隔垫某些物质（如隔一片姜叫隔姜灸、隔一片蒜叫隔蒜灸、隔一附子饼叫附子饼灸等）。上述灸法都应在患者感觉皮肤发烫时，换艾炷和隔垫物再灸，以皮肤潮红但不烫伤为度，灸后再行拔罐。此法适应证较广，外感表证、咳嗽痰喘、脾肾虚证、风寒湿痹、妇人气虚血崩等症均有疗效。隔姜灸拔罐法多用于腹痛、受寒腹泻等症。隔蒜灸拔罐法多用于痈疽、瘰疬、肺炎、支气管炎、肠炎等症。附子饼灸拔罐法可用于阳痿、早泄等症。

**（2）艾卷灸拔罐法** 分单纯艾卷灸与药条灸拔罐两种。将艾条（包括单纯艾条与药条）的一端点燃，对准施灸部位，另端可用手或其他工具，如艾条支架等支持，燃端距皮肤1.5～3.0厘米施灸，使患者局部有温热感而无灼痛，一般每处灸5～10分钟，至皮肤稍起红晕为度。灸毕再行拔罐。此法具有温经散寒作用，适用于风寒湿痹等症。

# 刮痧疗法

## 一、痧证的起因与表现

"痧"是民间的习惯叫法。一方面是指"痧"疹征象：即皮肤出现红点如粟，以指循皮肤，稍有阻碍的疹点，是疾病在发展变化过程中，反映在体表皮肤的一种表现。另一方面，是指痧证，又称"痧胀"和"痧气"，它不是一种独立的病，而是一种毒性反应的临床综合征。临床上许多疾病都可以出现痧象，痧是许多疾病的共同症候，故有"百病皆可发痧"之说。

### ※痧的定义及范围

痧有广义与狭义的两种。

**1.广义的痧**：身体上所有的疾病与不适，皆为痧证。痧为一种瘀结，是机体内处在不平衡的状态。

人的身体由无数微小细胞组织而成，每一细胞与细胞间均有血管神经、经络的联系，当人体的功能有障碍时，气、血、风、火、湿、食等即因无法正常运作而凝滞、瘀塞，即为痧证。

**2.狭义的痧**：痧证所包括的范围很广，现存中医古籍中有关痧证的记载涉及内、外、妇、儿等科的多种疾患，共有一百多种。其重要的例如"角弓反张痧"即现代所谓的破伤风，"坠肠痧"即腹股沟斜痧，"倒经痧"即代偿性月经，"胎前痧"即指产前胎动不安，"产后痧"指产后发热，"膨胀痧"拟似腹水，"盘肠痧"即为肠梗阻，"头疯痧"即偏头痛，"缩脚痈痧"就是急性阑尾炎，等等，可谓名目繁多，不过归纳起来，不外是以下几类。

（1）**以患者呼叫声定名**　如喜鹊痧、鹅痧、鸭痧、母猪痧等。

（2）**以病因定名**　如寒痧、热痧、暑痧、风痧等。

（3）**以症状定名**　如青筋痧、落弓痧、鹰爪痧、噤口痧等。

（4）**以症状部位定名**　如盘肠痧、穿膈痧、脘痛痧、缩脚痧、蛔结痧、绞肠痧、坠肠痧等。


## ※痧证的起因

**1.广义痧证的起因**：从中医观点来看，可分内因和外因两个方面。内因是机体内虚，正气不足，引起抵抗力减弱而发病；外因是秽浊、疠气之邪乘虚侵入机体，使机体气血阻滞，气机运动失常而发病。

2.**狭义痧证的起因**：古籍中有记载，认为痧证主要是由风、湿、火三气相搏而成的，天有八风之邪，地有湿热之气，人有饥饱劳逸。夏秋之际，风、湿、热三气盛，人若劳逸失度，则容易感邪，而患痧证。

## ※痧证的症状

广义的痧证即慢性痧证，其外在症状亦是各种病症的主要症状，可依各种病症的病理因素，刮拭有关经脉、穴道、反射区之反应，而了解其深、浅、新、旧程度。狭义的痧证，主要症状则有：

1.**胀累感**：患者全身有胀累感觉，这种感觉经用手拍击或揉动后，会感到轻松。

2.**麻栗感**：患者全身有阵发性发麻，同时皮肤有不寒而栗的感觉。

3.**痧筋（青筋）**：由于痧毒阻滞气血，使气血循环不畅，常引起舌底下、喉结旁、乳部、双手肘窝、双足腘窝等处，皮下静脉瘀血曲张，其中以舌底静脉瘀血曲张最明显。

4.**嗝灰碱气**：患者常嗝出像草木灰水般的碱性气味，也称嗝痧气，这是患者胃酸减少的表证。

5.**舌质灰蓝**：由于痧毒侵入血液中，造成舌体毛细静脉瘀血，因此舌质呈现灰蓝色。除此之外，痧症患者常伴有厌食、放臭屁或大便恶臭、脉象与症状不相符合等现象。

# 二、刮痧的治病机理

**※中医学理论**

**1.调和阴阳**：正常情况下，人体保持着阴阳相对平衡的状态，当七情六欲以及跌仆损伤等致病因素使阴阳的平衡遭到破坏时，就会导致"阴胜则阳病，阳胜则阴病"等病理变化，从而产生"阳盛则热，阴盛则寒"等临床症候。采用刮痧疗法可以调节阴阳的偏盛偏衰，使机体重新恢复"阴平阳秘"的状态，达到治病的目的。

**2.扶正祛邪**：扶正就是扶助抗病能力，祛邪就是祛除致病因素。疾病的发生、发展及其好转的过程，也就是正气与邪气相互斗争的过程。若正能胜邪，则邪退正复，疾病痊愈，若正不敌邪，则邪进正虚，疾病恶化。刮痧治病时根据正邪盛衰的情况，采用不同的补泄手法而发挥其扶持人体正气、祛除病邪的作用。

**3.疏经通络**：经络是气血运行的通道，内溉脏腑，外濡腠理，以维持人体的正常生理功能。《灵枢·经脉》篇中就有"经脉者，所以决死生，处百病，调虚实，不可不通"的论述。若经络不通，则气血不和，就会导致疾病的发生，故中医有"不通则痛，不痛则通"之说。刮痧疗法通过反复刮拭病变部位就可以取得"通其经脉，调其气血"的作用。

## ※现代医学理论

1.据研究发现，刮痧会使血液和淋巴液的循环增强，使肌肉和末梢神经得到充分的营养，从而可促进全身的新陈代谢。

2.对循环、呼吸中枢具有镇静作用。

3.刮痧直接刺激末梢神经，能调节神经、内分泌系统，对细胞免疫力具有增强作用，从而可增进人体的防御功能。

4.刮痧可使局部组织血液循环加快、新陈代谢旺盛、营养状况改善、血管的紧张度与黏膜的渗透性改变、淋巴循环加速、细胞吞噬作用增强。由于刮痧局部所出的瘀血，导致溶血现象。溶血也是一个延缓的良性弱刺激过程，不但可以刺激免疫功能，使之得到调整，还可以通过向心性神经作用于大脑皮质，继续起到调节大脑的兴奋与抑制过程及内分泌系统的平衡。整个反应过程在对正常生理无异常影响的情况下，使机体的防御应激能力增强，使病理过程好转，甚或完全抑制病理过程。

# 三、刮痧的按摩器具

## ※刮痧器具

1.苎麻：一般选取已成熟的苎麻，剥皮晒干后，摘去枝叶，用根部较粗的纤维，捏成一团。刮时，术者用右手拿着苎麻团，在清水或植物油里蘸湿，在患者的特定部位刮抹，边蘸水或油边刮，直到刮出大量紫黑色的痧斑为止。此法现已很少使用，但在一些偏僻地区，一时找不到其他工具时，其仍不失为应急的工具。

**2.八棱麻：**取八棱麻茎叶，洗净，放在锅里炒软（不能放油炒），挤去汁，布包裹后刮之。多用于小儿娇嫩皮肤和成年人的胸腹部。

**3.小蚌壳：**小蚌壳要选取边缘光滑或磨成钝缘的，刮时，施术者用右手持蚌壳边蘸水或植物油，边在患者身体的特定部位上刮抹，以刮出紫黑色的痧点为止。

**4.硬币：**取材比较方便，一般选取边缘较厚（边缘太薄，较锋利，易刮破皮肤）而没有残缺的大铜钱或铜板1枚。刮法与小蚌壳相同。

**5.铜勺柄：**选取边缘较厚且光滑的小铜勺柄1只。刮法同小蚌壳刮法。

**6.瓷碗、瓷酒杯：**选取边缘较厚且光滑无破损者，用其缘。刮法同小蚌壳刮法。

**7.瓷汤匙：**选取边缘光滑且无破损的汤匙，用其缘。刮法同小蚌壳刮法。

**8.药匙（医院药房取药片、药粉用具）：**此匙也是较理想的刮痧工具。

**9.有机玻璃纽扣：**取材方便、清洁消毒处理容易，但应选取边缘光滑、较大的纽扣，便于捏拿，刮法同小蚌壳刮法。

**10.棉纱线、头发：**此种常用于刮拭头面部和婴幼儿皮肤。用适量的棉纱线或头发捏成一团，蘸植物油，从上至下刮之、抹之、擦之。

**11.特制刮痧板：**以选用具有清热解毒作用且不导电、不传热的水牛角为佳，在几何形状上，做成不同的边、弯、角及不同厚薄，施于人体，对各部位能曲尽其妙。

**12.其他器皿：**小酒杯或小茶盏，用来盛装刮痧介质。

## ※刮痧介质

为了减少刮痧时的阻力，避免皮肤擦伤和增强疗效，在施用刮痧时常使用某些介质作为刮痧工具与人体表面之间的润滑剂。常用的介质有以下几种：

**1.特制刮痧剂：**系由多种纯中药加工而成的专用刮痧介质，具有活血行气、疏经通络、排毒祛瘀、消炎止痛、调节经络、脏腑阴阳平衡等功效。

**2.水剂：**常用凉开水，在发热时可用温开水或白酒。

**3.油剂：**常用香油或其他植物油。

此外，还应备一些体积分数为75%的酒精，消毒棉签等，必要时用于皮肤消毒。

# 四、刮痧的操作手法

## ※刮痧方法的分类

刮痧方法包括刮痧法、撮痧法、挑痧法和放痧法。

**1.刮痧法：**刮痧法是用铜钱、瓷匙、硬币、纽扣、刮痧板等钝缘面蘸刮痧介质后，在患者体表的特定部位反复刮拭、摩擦。这是刮痧法中最常用的一种方法。

根据临床应用不同，又分为直接刮和间接刮两种。

（1）**直接刮法**　首先让患者取坐位或俯伏在椅子或桌子上，背对术者，用热毛巾擦洗患者准备被刮部位的皮肤，均匀地涂上刮痧介质。施术者用右手持刮痧工具，先在患者颈项正中凹陷处刮抹，刮出一道长形紫黑色痧点，然后再让患者取俯卧位，在脊椎正中刮一道，再在肩胛下左右后背第7～9肋间隙处各刮一道，以刮出紫黑色痧点为止。

如刮完上述几处，患者自觉症状减轻，可于脊柱棘上下各加刮1～2道，则收效更大。

（2）**间接刮法**　先在患者要刮部位上放一层薄布类物品，然后再用刮痧工具在布上进行刮痧，称为间接刮痧法。它除了具有刮痧功效外，还具有保护皮肤的作用。此法主要用于3岁以下小儿、高热或中枢神经系统感染开始出现抽搐者。具体方法：

于刮痧前先在刮痧部位放上干净的手绢（或大小适当、洁净柔软的布一块），用消毒好的刮痧工具在手绢或布上面以每秒钟2次的速度，朝一个方向快速刮拭，每处可刮20～40次。一般刮10次左右，掀开手绢检查一下，如皮肤出现暗紫色即停止刮拭，换另一处。如果患者闭眼不睁、轻度昏迷和高热不退，可加刮两手心；两足心及第七颈椎上下左右四处，每处加刮至100次左右。

**2.撮痧法：**撮痧法又称"抓痧法""捏痧法"，是施术者用手指撮、扯、拧、提、点揉患者体表的一定部位，用以治疗疾病的方法。撮痧的方法较多，根据不同的手法大致可分为：挟痧法、扯痧法、挤痧法及点揉法等。

（1）**挟痧法** 挟痧法又称"揪痧法"。施术者五指屈曲，用食指、中指的第二指节对准撮痧部位，把皮肤与肌肉挟起，然后松开，这样一挟一放，反复进行，并连连发出"叭叭"声响。在同一部位可连续操作6~7遍，这时被挟起的部位就会出现痧痕。

（2）**扯痧法** 施术者用拇指与食指用力扯提患者的撮痧部位，使小血管破裂，以扯出痧点来。主要应用部位在头部、项背、颈部、面额的太阳穴和印堂穴。

（3）**挤痧法** 施术者用两手食指、拇指或单手食指、拇指，在疼痛的部位，用力挤压，连续挤出一块块或一小排紫红痧斑为止。

（4）**点揉法** 严格来讲点揉法属于按摩手法而不属于刮痧手法，但在实际工作中点揉法常与刮痧法配合应用，一方面可弥补刮痧疗法的不足，另一方面还可起到增强疗效的作用，故作简单介绍。点揉法是指用手指在人体的一定部位或穴位上进行点压，同时做圆形或螺旋形的揉动，是点压与指揉的复合手法。其操作要领是施术者的拇指或食指、中指指端按压在穴位或某部位上，指端用力，着力于皮肤和穴位上，由轻到重，由表及里，手腕带动手指灵活揉动，频率50~100次／分，要持续一定时间，通常为3~5分钟，以患者感觉酸胀和皮肤微红为度。结束时则应由重到轻，缓慢收起。注意，力量不宜过大过猛，揉动时手指不能离开皮肤。此法具有散痧止痛、活血通络、解除痉挛等作用。在刮痧治疗中，主要用于头面部、腹部、肢体关节部及手足部。

3.**挑痧法**：挑痧法也称"挑痧疗法"，是施术者用针刺挑患者体表的一定部位，以治疗疾病的方法。本法主要用于治疗暗痧、宿痧、郁痧、闷痧等病症。

挑痧前须准备体积分数为75%的酒精、消毒棉签，经过消毒处理的三棱针或缝衣针1枚。施术者先用棉签消毒局部皮肤，在挑刺的部位上，用左手捏起皮肉，右手持针，轻快地刺入并向外挑，每个部位挑3下，同时用双手挤出紫暗色的瘀血，反复5～6次，最后用消毒棉球擦净。

4.**放痧法**：放痧法又称"刺络疗法"，它与挑痧法基本相似，所不同的是：此法刺激性更强烈，多用于重症急救。方法是施术者用消毒好的三棱针、陶针、缝衣针、注射针头或毫针快速点刺皮肤血脉，以治疗疾病。通过放痧，可使血流加速，瘀血和痧毒从血液里放出，病情迅速好转，生命恢复正常。放痧法具有清泄痧毒、通脉开窍、急救复苏等功效。本法主要用于治疗各种痧病重症和痧毒淤积阻滞经脉的病症。此法又分速刺与缓刺。

（1）**速刺**　快速刺入皮肤0.5～1.0毫米，然后挤出少量血。用于刺十宣、人中、金津、玉液等穴。

（2）**缓刺**　缓缓刺入皮肤0.5～1.0毫米，然后缓缓退出，适于肘窝、腘窝及头面等部位。

## ※刮痧的操作方法

1.根据患者所患疾病的性质与病情，选择合适的体位，并确定治疗部位，尽量暴露，用毛巾擦洗干净，也可用体积分数为75%的酒精擦拭消毒，以防感染。

2.一般右手持拿刮痧工具，灵活利用腕力、臂力，切忌生硬用蛮力，硬质刮具的钝缘与皮肤之间角度以45°为宜，切不可成推、削之势。

3.用力要均匀、适中，由轻渐重，不可忽轻忽重，以能耐受为度，刮拭面尽量拉长。

4.刮痧时要顺一个方向刮，不要来回刮，以皮下出现微紫红或紫黑色痧点、斑块即可。应刮完一处之后，再刮另一处；不要无序地东刮一下，西刮一下。

5.治疗时，一般都要蘸取刮痧油，一边刮拭，一边蘸油。初次刮痧，不可一味强求出痧。

6.保健刮痧，可不用刮痧润滑油，亦可隔衣刮拭，以自己能耐受为度。

7.刮痧顺序一般原则是先刮头颈部、背部，再刮胸腹部，最后刮四肢和关节。关节部位应按其结构，采用点揉或挤压手法。

8.如刮取成人的头、额、肘、腕、膝、踝等部位及小儿皮肤时，可用棉纱线或头发团、八棱麻等刮擦之。腹部柔软处，还可用食盐以手擦之。

9.刮拭方向的一般原则是由上而下、由内而外。头部、背部，由上而下；上肢、下肢由上而下；面部、胸部由内而外；腹部由上而下。

10.刮完后，擦干水渍、油渍。让患者穿好衣服，休息一会儿，再适当饮用一些姜汁、糖水或白开水，会感到异常轻松和舒畅。

11.一般刮拭后，2～3天内患处会有疼痛感，此属正常反应。

12.刮痧时限与疗程，应根据不同疾病的情况及患者体质状况等因素灵活掌握。一般每个部位刮20次左右，以使患者能耐受或出痧为度。每次刮治时间，以20～25分钟为宜。初次刮痧治疗时间不宜过长，手法不宜太重。第二次刮痧应间隔3～6天或患处无痛感时（一般需5～7天）再实施。通常连续治疗3～5次为一个疗程，间隔10天再进行下一个疗程。如果刮拭完成二个疗程仍无效者，应进一步检查，必要时改用其他疗法。

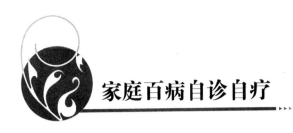

# 针 灸

## 咳 嗽

咳嗽是机体对侵入气管的病邪的一种保护性反应，前人以有声无痰称咳，有痰无声为之嗽。临床上二者常见，通称咳嗽。引起咳嗽的常见疾病有支气管炎、慢性支气管炎、支气管扩张、感冒，以及部分以咳嗽为主的肺炎等。

### ※艾炷灸

【取穴】天突、列缺、中脘、足三里。

【操作】按艾炷灸常规法操作。每次每穴灸10～20分钟，每天灸1次，5～7次为1个疗程。

### ※瘢痕灸

【取穴】大椎、风门、肺俞、天突、膻中。

【操作】按瘢痕灸常规操作进行按摩。多在缓解期进行，一般均在夏季伏天灸治。每次每穴灸5~9壮，隔天1次，3次为1个疗程，每年灸1个疗程。如用于发作期治疗，每次可选2~3个穴位，每穴灸6壮左右，或据病情灵活掌握。

## ※隔物灸

【取穴】大椎、肺俞、定喘、天突、膏肓俞。

【操作】按照艾炷隔姜灸常规操作进行，每穴每次灸5~7壮，一般每天或隔天施灸1次，也可1天灸治2次，5~7次为1个疗程。

## ※艾卷温盒灸

【取穴】①组：肺俞、膏肓俞、脾俞、膻中。②组：定喘、风门、肾俞、天突。

【操作】按艾卷温盒灸法常规进行施灸。两组穴位交替应用，每天灸治1~2次，每次每穴灸10~15分钟，5次为1个疗程。

## ※敷灸

【取穴】风门、肺俞、膏肓俞，或上背部肩胛间区。

【操作】取生白芥子末适量，用清水或生姜汁调成糊状，贴敷于穴位或上背部肩胛间区，每次敷灸30~60分钟，每天或隔天1次，3次为1个疗程。

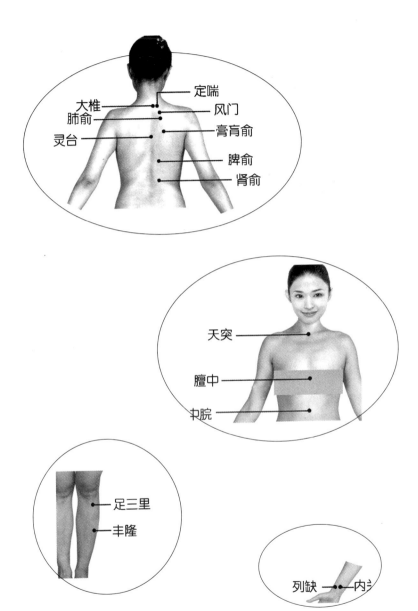

大椎
定喘
肺俞
风门
灵台
膏肓俞
脾俞
肾俞

天突
膻中
中脘

足三里
丰隆

列缺 ——内关

## ※灯火灸

【取穴】定喘、内关、膻中、肺俞、大椎。

【操作】按照明灯爆灸法常规操作。每穴灸1壮。每天施灸1次，连灸5～7次为1个疗程。

## ※太乙神针法

【取穴】天突、膻中、肺俞、灵台、丰隆。

【操作】按太乙神针法操作施术。在穴位上覆盖棉纸7～10层，或棉布5～7层（禁用化纤织品），将太乙神针一端点燃，待燃旺后以右手拇指、食指、中指挟持艾条，隔着纸或布实按在穴位上施灸，当患者感到灼热疼痛时即迅速提起；若艾火熄灭，可重新点燃，也可用数根点燃后交替用。如此反复施灸，每穴施灸5～10次，每天1次。

# 肺结核

肺结核是由结核杆菌引起的发生于肺部的慢性传染病。中医学称为"肺痨""痨瘵"。

## ※艾炷灸

【取穴】肺俞、膏肓俞、大椎、关元、脾俞、肾俞。

【操作】按照艾炷灸法常规进行施术。每穴3～5壮，隔天1次。

## ※瘢痕灸

【取穴】肺俞、膏肓俞、大椎、阴郄、足三里、涌泉。

【操作】按艾炷瘢痕灸法常规施术，每次选3个穴位，每穴灸7～10壮。

## ※艾卷灸

【取穴】肺俞、膏肓俞、大椎、阴郄、足三里、涌泉。

【操作】按艾卷温盒灸法常规施术。每次选3个穴，每穴每次灸15～20分钟，每天或隔天灸治1次，10次为1个疗程，疗程间隔7～10天。

## ※隔物灸

【取穴】肺俞、膏肓俞、大椎、阴郄、足三里、涌泉、腰眼、关元、肾俞。

【操作】按艾炷隔姜灸法常规操作。每次选用1～3个穴位，每穴每次灸3～10壮，每天或隔天灸治1次，10次为1个疗程。疗程间隔7～10天。

## ※敷灸

【取穴】风门、肺俞、心俞、膏肓俞。

【操作】白芥子适量，炒黄，研细成末，用米醋调成糊状。取白芥子膏2克，摊于直径3～4厘米的膏药中心，贴敷穴位上，每次选1对穴，诸穴交替贴敷。一般贴1～3小时，局部有烧灼感即取下，当时局部皮肤发红、发痒，继而可能出现小水

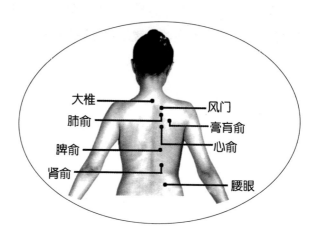

大椎　风门
肺俞　膏肓俞
脾俞　心俞
肾俞　腰眼

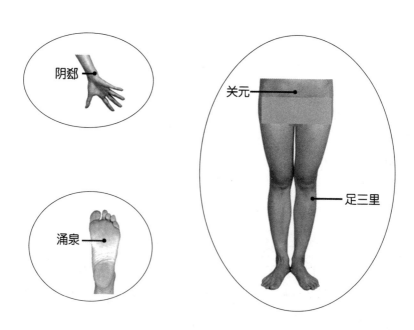

阴郄

涌泉

关元

足三里

泡,每对穴5天贴敷1次,共治疗3个月。

## ※灯火灸

【取穴】肺俞、膏肓俞、足三里、尺泽。

【操作】采用阴灯灼灸法,每天施灸1次,20天为1个疗程。

# 胃 痛

胃痛又称胃脘痛。是以胃脘部近心窝处经常疼痛为主症。引起本病的主要原因有:饮食失调、情志刺激、劳累受寒、脾胃不健等。本病与西医学急性胃炎、慢性胃炎、胃及十二指肠溃疡、胃痉挛、胃神经官能症、胃黏膜脱垂等相类似。

## ※艾炷灸

【取穴】足三里、中脘、胃俞、脾俞。

【操作】按艾炷灸法常规操作。每穴灸5~7壮,隔天1次,10次为1个疗程。

## ※艾卷灸

【取穴】中脘、胃俞、脾俞、梁门、足三里。

【操作】按艾卷温盒灸法操作。每穴每次灸10~15分钟。每天灸1~2次,7天为1个疗程。

## ※温灸

【取穴】上脘、中脘、天枢、神阙、脾俞、胃俞、足三里、关元。

【操作】按温盒灸法常规施术。每天选2～4穴。每次灸治15~20分钟，每天灸治1次。

## ※隔物灸

【取穴】中脘、天枢、气海、内关、足三里、神阙。

【操作】按艾炷隔姜灸常规施术，每次选用2～4个穴位，每穴每次施灸5～7壮，艾炷如枣核大，每天灸治1～2次，5～10次为1个疗程。

## ※灯火灸

【取穴】中脘、内关、大陵、期门、足三里。

【操作】按明灯爆灸法施灸。每穴灸1壮，每天施灸1次，5～7天为1个疗程。

## ※敷灸

【取穴】胃俞、商门、梁丘、阿是穴。

【操作】每次选1～2穴，用大蒜加红糖少许捣烂，敷于穴上，局部发红或有灼热感时去掉，10次为1个疗程。

# 胃下垂

胃下垂是指在站立时，胃下缘达盆腔，胃小弯弧最低点降到髂嵴连线以下的病症，多见于体瘦、肌肉不发达者。病久者，可同时伴有其他脏器下垂现象。本病多见消化不良症状。

## ※艾炷灸

【取穴】梁门、中脘、关元、气海、足三里。

【操作】按艾炷常规操作。每天施灸2次，每穴5～10壮，10天为1个疗程。

## ※艾卷灸

【取穴】百会、足三里、关元、脾俞、胃俞、中脘。

【操作】按艾卷温盒灸常规施术。每次选用2~4个穴位，每穴每次灸治15～30分钟，每天施灸1次，10次为1个疗程。疗程间隔5～7天。

## ※温灸

【取穴】百会、足三里、关元、脾俞、胃俞、中脘。

【操作】按温盒灸法常规施灸。每次选用3～5穴，多取俞穴，每次灸治15～30分钟，10次为1个疗程。疗程间隔5～7天。

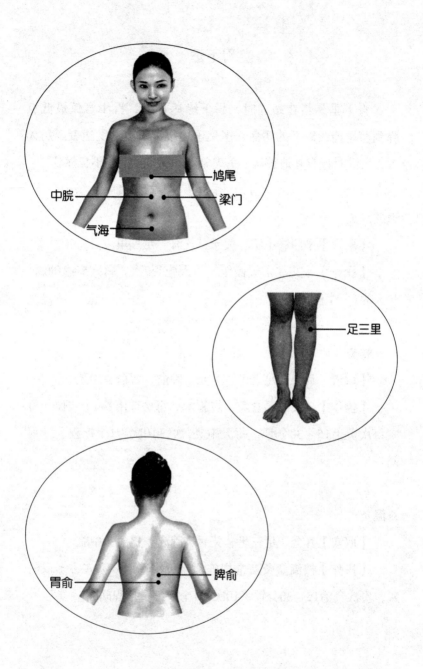

鸠尾

中脘

梁门

气海

足三里

胃俞

脾俞

## ※敷灸

【取穴】百会、鸠尾。

【操作】取附子24克、蓖麻子仁10克、五倍子18克，共捣烂。敷于百会及鸠尾穴。

# 呕　吐

呕吐是由于胃失和降，气逆于上，饮食物和痰涎等胃内容物上涌，经由口而出的病症。呕吐常见于西医学中的神经性呕吐、胃炎、幽门痉挛或梗阻、胰腺炎、某些急性传染病等。

## ※艾炷灸

【取穴】内关、中脘、足三里、公孙。

【操作】按艾炷隔姜灸常规操作。隔天灸1次，每次3～5壮，10次为1个疗程。

## ※艾卷灸

【取穴】选穴分：①组：中脘、上脘、足三里。②组：脾俞、胃俞、内关。

【操作】两组穴位交替使用，采用艾卷温盒灸法操作。每穴每次灸治10～30分钟，每天1次，6次为1个疗程。

## ※温灸

【取穴】中脘、足三里（双）、胃俞、内关（双）。

【操作】采用温针灸法施术，每次灸治20分钟，每天1次，6次为1个疗程。

## ※灯火灸

【取穴】前胸及剑突下部位。

【操作】先用体积分数为75％的酒精药棉在胸前及剑突下揉擦须臾，揉擦部位即可出现皮肤异常点数颗，从上至下逐点爆灸。操作时左手持有方孔古币一枚按于穴位上，右手持粗灯芯草一根，蘸以茶油或菜油，以尖端在酒精灯上点燃。趁火势炎炎之际，对准币眼的穴位上迅速灼灸，当灼及皮肤时，发出"啪"的声响，叫作1壮，每穴每次只灸1壮。

## ※敷灸

【取穴】中脘、膻中、期门（双）。

【操作】取胡椒10克、绿茶3克、酒曲2克、葱白20克，共捣烂成糊状，分别摊于4块直径3厘米的圆形塑料布或油纸上，敷贴于上述各穴处，以胶布固定，每次敷贴6～12小时，每天1次。

# 腹　痛

腹痛是指胃脘部以下、耻骨以上部位发生的疼痛。引起腹痛的常见病因有情志刺激、饮食不节、寒温失调、虫积等。其基本病机为实邪内阻、气血壅滞，或气血亏虚、经脉失荣。腹痛大致包括现代医学的急性胰腺炎、慢性胰腺炎、急性肠炎、慢性肠炎、肠痉挛、胃肠神经官能症等。

## ※艾炷灸

【取穴】中脘、神阙、天枢、足三里。

【操作】按艾炷灸法常规施术。每天施灸1~2次，每穴灸3~5壮。

## ※隔物灸

【取穴】中泉穴（手背腕上部，即阳池与阳溪之间是穴）、关仪穴（膝盖骨外侧，稍凹陷处是穴）。

【操作】按隔药（生姜）灸法常规操作。每天1~2次，每次每穴灸5~10壮。

## ※艾卷灸

【取穴】中脘、气海、神阙、足三里、阿是穴。

【操作】按太乙神针灸法常规操作。每天1次，每次每穴5~10分钟，7次为1个疗程。

## ※灯火灸

【取穴】中脘、内关、足三里。

【操作】采用明灯火爆灸法。每天施灸1次，每穴灸1壮。必要时可灸2次，但要避开原灸点，以免过度灼伤。

## ※敷灸

【取穴】神阙、关元、天枢。

【操作】取药膏面积比5分硬币略大而稍厚，敷于上述穴位上，盖以纱布，用胶布固定，每天1次。

# 腹　泻

腹泻又称泄泻，是指排便次数增多，粪便稀薄，甚至如水样而言。多由湿邪所伤和内伤食滞所引起，其病变主要在肠、胃、脾。一年四季均可发病，多见于夏秋季节。它可包括西医学胃肠、肝胆、胰腺等器官某些病变引起的腹泻，如急性肠炎、慢性肠炎、肠结核、胃肠神经官能症、食物中毒等。

## ※艾卷灸

【取穴】大肠俞（双）、关元、神阙、足三里（双）。

【操作】按艾条灸法常规操作。可先灸大肠俞（双）10分钟，然后再灸其余穴位各10分钟，每天1次。

## ※隔物灸

【取穴】天枢、足三里、阴陵泉。

【操作】按艾炷隔姜灸法操作。每天施灸2次，每次每穴灸3~5壮，10次为1个疗程。

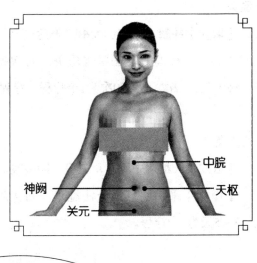

中脘

神阙 —— 天枢

关元

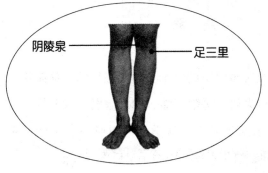

阴陵泉 —— 足三里

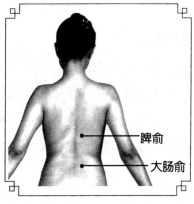

脾俞

大肠俞

## ※温灸

【取穴】神阙、中脘、天枢、脾俞。

【操作】按温盒灸法常规施灸。每次每穴施灸15~30分钟，每天灸1~2次，5~10次为1个疗程，疗程间隔3~5天。

## ※灯火灸

【取穴】天枢、中脘、足三里、阴陵泉。

【操作】采用明灯爆灸法施术。每天施灸1次，每穴灸1次，3~5天为1个疗程。

# 腹　胀

腹胀是指脘腹及脘腹以下的整个下腹部胀满的一种症状。多由饮食失节、起居失调、湿阻气滞、脾胃虚弱，以及外伤、术后等原因引起。本病多见于西医学急性胃肠炎、慢性胃肠炎、胃肠神经官能症、消化不良、腹腔手术后出现腹胀者。

## ※隔物灸

【取穴】天枢（双）、上巨虚（双）。

【操作】按艾炷隔物（药饼）灸法施术。将药饼置穴位上，上放艾炷点燃施灸，至局部皮肤微红充血以能忍耐为度。每天1~2次，灸治次数根据病情，轻者少灸，重者多灸。

## ※艾卷灸

【取穴】胃俞、脾俞、中脘、天枢、足三里。

【操作】按太乙神针灸法施术。每天施灸1次，每次每穴5~10壮，10次为1个疗程。

## ※敷灸

【取穴】神阙。

【操作】将冰片0.2克研成细末，纳入脐中，用胶布固定，上用松节油适量热敷（或用热水袋热敷），每次30分钟，每天1换。

# 冠心病

冠心病是指冠状动脉因发生粥样硬化所致的心脏病。与中医学"胸痹""胸痛""真心痛""厥心痛"等相类似。

## ※艾炷灸

【取穴】内关、膻中、心俞、关元、厥阴俞、足三里。

【操作】按艾炷灸法常规操作。每次选用2~4个穴位，每穴每次灸治15~30分钟，每天灸治1次，10次为1个疗程，疗程间隔5天。

## ※温灸

【取穴】内关、膻中、心俞、关元、足三里、厥阴俞。

【操作】按艾卷温盒灸法施术。每次选用2~4个穴位，每

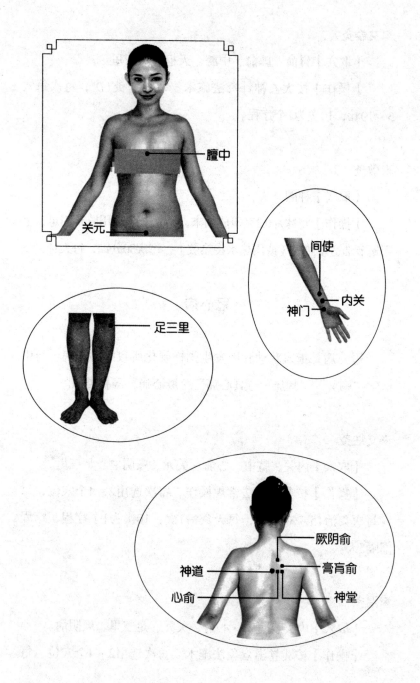

膻中

关元

间使

内关

神门

足三里

厥阴俞

神道

膏肓俞

心俞

神堂

次施灸15~20分钟，每天灸治1次，10次为1个疗程，疗程间隔5~7天。

## ※灯火灸

【取穴】厥阴俞、心俞、膏肓俞、神堂、神道、心前区阿是穴、内关、间使、神门。

【操作】按灯火灸法常规操作。每次选用6~7个穴位，每穴灸1壮，每天1次，10天为1个疗程。

# 心　悸

心悸是由贫血、心脏病等引起心脏跳动加速、加强和节律不齐。

## ※艾卷灸

【取穴】心俞、内关、神门、巨阙。

【操作】按艾卷温和法操作。每天1~2次，每次灸10~15分钟，10次为1个疗程。

## ※敷灸

【取穴】膻中、心俞、虚里。

【操作】按敷灸法常规施术。每次任选2穴交替贴敷冠心膏，每处1张，每张贴12~24小时。有效者可连续使用15~30天为1个疗程。

# 癫 痫

癫痫是一种临床综合征，以在病程中有反复发作的神经元异常放电导致暂时性突发性大脑功能失常为特征。功能失常可表现为运动、感觉、意识、行为、自主神经等不同障碍，或兼而有之。本病属于中医"痫证"范畴。

## ※艾卷灸

【取穴】心俞、百会、中脘、身柱。

【操作】按艾卷温盒灸法常规施术。每穴每次施灸10~20分钟，每天灸治1次，10次为1个疗程，疗程间隔3~5天。

## ※艾炷灸

【取穴】长强、会阴、太溪、太冲。

【操作】按艾炷隔物（姜片）灸法常规施术。每穴上放姜片约0.3厘米厚，上置艾炷如黄豆大，每天灸治1次，7~10次为1个疗程。疗程间隔3~5天。

## ※灯火灸

【取穴】百会、崇骨、会阴。

【操作】按明灯爆灸法施灸。每穴每次只灸1壮，根据病情10天灼灸1次。

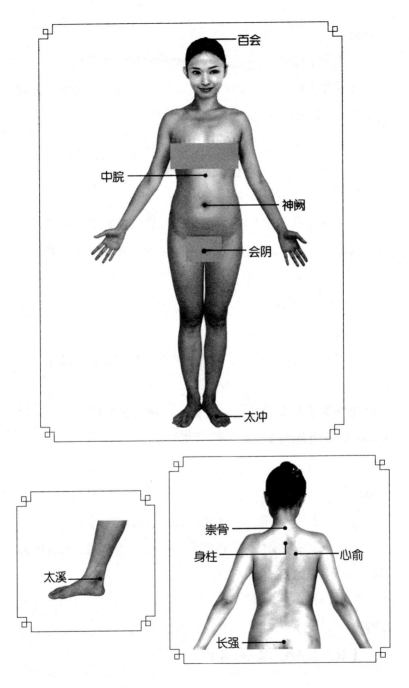

百会

中脘

神阙

会阴

太冲

太溪

崇骨

身柱

心俞

长强

## ※敷灸

【取穴】神阙。

【操作】按敷灸法常规施术。将吴茱萸适量研为细末，撒入脐窝内，外用膏药固定，7~10天换1次。

# 坐骨神经痛

坐骨神经痛是由坐骨神经本身或其邻近组织的病变所引起。临床上有真性、假性坐骨神经痛之分。中医学属"痹证"范畴。

## ※艾灸法

【取穴】夹脊、秩边、环跳、委中、腰阳关、阳陵泉、承山、悬钟。

【操作】按艾炷灸法常规施术。每天施灸1~2次，每穴3~5壮，连用至愈。

## ※灯火灸

【取穴】环跳、殷门、承山、委中、足三里、阿是穴。

【操作】采用明灯爆灸法施术。每穴灸1壮即可，每天施灸1次，10天为1个疗程。

## ※敷灸

【取穴】环跳、委中、承山。

【操作】按敷灸法常规操作。取鲜姜汁500克、明亮水胶120克，用文火同熬成稀膏，摊涂布上，临用时将研细的肉桂、细辛末掺于膏药中，敷于穴位上，每天换药1次，5天为1个疗程。

# 三叉神经痛

三叉神经痛是指面部三叉神经支配区域反复发生阵发性、短暂性剧烈疼痛，但无感觉缺失和运动障碍。属中医学的"头痛""偏头痛""面痛"范畴。

## ※艾灸法

【取穴】下关、合谷、颊车、翳风、阳白、颧髎。

【操作】按艾条悬灸法操作施术。每天施灸2次，每次5~10分钟。

## ※灯火灸

【取穴】太阳、攒竹、阳白、耳门、承浆、颊车、翳风。

【操作】按灯火隔艾叶灸法施术。每2天施灸1次，每穴爆1壮，10次为1个疗程。

## ※敷灸

【取穴】太阳（双）。

【操作】按敷灸法施术。将药饼敷于穴位上，每天1次，每次20~30分钟，7天为1个疗程。

# 面神经炎

面神经炎是颞骨内面神经管内段的面神经急性非化脓性炎症，造成病侧面部肌肉瘫痪和口眼㖞斜的一种急性周围神经疾病。中医学的"歪嘴风""口眼㖞斜""面瘫"与之类似。

## ※艾炷灸

【取穴】翳风、颊车、地仓、合谷、阳白。

【操作】按艾炷灸法常规施术。每天施灸1~2次，每穴3~5壮。

## ※艾卷灸

【取穴】翳风、颊车、地仓、合谷、阳白。

【操作】按艾卷悬灸法施术。每天施灸1~2次，每穴3~5壮。

## ※温灸

【取穴】风池、颊车、地仓、阳白、下关、翳风、合谷、足三里。

【操作】按温灸针法施术。每次选四个腧穴毫针行刺，得气后留针，取四块4厘米见方的硬纸板，中心扎一小孔，将四块纸板分套在四根针上，再取四节约2厘米长的艾条段，分别套在四根针柄上；距纸板2~5厘米处，点燃（无焰）穴端上段，每次每穴灸1壮，每天或隔天1次，10次为1个疗程。

## ※灯火灸

【取穴】翳风、地仓、阳白、颊车、合谷。

【操作】采用阴灯灼灸法施灸，每天施灸1~2次，每穴灸1壮，15天为1个疗程。复灸时应避开原灸点，以免灼伤皮肤。

## ※敷灸

【取穴】下关、太阳、颊车。

【操作】按敷灸法施术。取斑蝥2个、巴豆3个、麝香0.2克、鲜柳枝头1枝或带叶5片、鲜生姜10克，共捣如泥，贴于患侧的穴位上。当敷药处有热性刺痛感时，即将药物除去。每隔7~10天敷药1次，一般1~3次痊愈。

# 急性肠梗阻

急性肠梗阻是由多种原因所致的肠内容物通过障碍的常见急腹症之一。其临床特点是腹痛、呕吐、腹胀、排便和排气停止等。属中医学的"关格""肠结""腹痛"等范畴。

## ※艾灸法

【取穴】中脘、大横、天枢、足三里、神阙、关元。

【操作】将艾炷隔姜灸法施术。每次灸3~7壮，每天灸2~3次，病愈为止。

## ※敷灸

【取穴】神阙、阿是穴。

【操作】按敷灸法施术。取大蒜120克、芒硝30克，共捣为糊膏，敷于穴位上。敷药前，用2～4层油纱布作底垫。2小时后，去掉蒜泥，用温水洗净蒜汁，然后将大黄120克研为细末，过筛，用醋60毫升调成糊状，直接敷。1次8小时。

# 更年期综合征

更年期综合征，是指妇女在绝经期前后，因卵巢功能开始退化，而发生的一系列证候。临床表现以月经紊乱、阴道不规则出血、经量增多或减少，以及外阴、阴道、子宫内膜萎缩；伴见头晕、失眠、烦躁易怒、心悸、面色潮红、出汗、血压升高，以及水肿等。

## ※针灸

取三阴交、太溪、肾俞穴。肝阳上亢者配太冲、百会、风池；心血亏损者配心俞、脾俞；脾胃虚弱者配脾俞、胃俞、中脘、章门、足三里；痰气郁结者配膻中、中脘、气海、丰隆、支沟；神志失常者加人中、大陵；水肿者加关元、水分、足三里、阴陵泉。针刺补泄兼施，酌情用灸。

# 腱鞘炎

腱鞘炎是一种腱鞘损伤性疾病，常发生于肘、腕及手指等部位，多见于青壮年。本病临床主要表现为病变局部皮肤微红、轻度肿胀疼痛、患肢活动受限等。若发于肘部，用力握拳及作前臂旋转动作时，肱骨外上髁等处疼痛加剧；若发于手指部，当手指伸屈时，其疼痛可向腕部放散，常可发出弹响指。在其病变局部，均可找到压痛点。本病属祖国医学的"伤筋""筋痹"范畴。

## ※艾灸法

【取穴】阿是穴、肘髎、曲池、列缺。

【操作】按艾炷隔姜灸法程序操作。用如硬币厚的老姜片置于穴位上，然后以艾绒捏成枣核大的圆锥形艾炷，放在姜片上点燃，待患者感到灼热不能耐受时将姜片向上提1~2厘米，使保持其适宜的温度。燃毕另换1炷，一般每次灸5~7壮，病程较长，疼痛较甚者可酌情增加到10壮。每天或隔天治疗1次，连续治疗5次以上。

## ※灯火灸

【取穴】阿是穴、列缺、阳池、腕骨、合谷、曲池。

【操作】按灯火灸法常规施术。每次选用4个穴位，并标记出来，用3~4厘米的灯芯草蘸油（香油、菜油均可）点燃后快速按在穴位上进行熨烫。一般3~5天施灸1次，亦可每天施灸1

次，3~5次为1个疗程。

## ※敷灸

【取穴】患处阿是穴（疼痛明显处）。

【操作】按敷灸法程序操作。取干姜4.5克、炒草乌24克、肉桂30克、香白芷90克、煨南星30克、炒赤芍10克、没药30克、乳香15克、细辛15克、炒大黄4.5克。上药共研细末，再加入麝香3克（也可用冰片代替），混匀后，用凡士林调成糊膏状，密贮备用。用时取药膏适量贴于患处压痛最明显的部位，上盖油纸，纱布包扎即可。隔天换敷1次。

# 颈椎病

颈椎病又称颈椎综合征，是由于颈部长期劳损，椎间盘组织或骨与关节发生退行性病变，影响邻近的神经、脊髓、椎动脉而导致的以颈项及肩背疼痛、麻木、活动受限等症状为特点的综合征。属中医学的"痹证""痿证""颈筋急"等范畴。

## ※艾灸法

【取穴】夹脊、阿是穴、大椎、肩井、风池、肩贞、合谷、足三里。

【操作】按艾炷隔姜灸法程序施术。每次3~6个穴位，每次3~6壮，每天灸治1次，7~10次为1个疗程。

## ※药熏蒸气灸

【取穴】患处。

【操作】按药熏蒸气灸法操作施术。取独活9克、秦艽9克、防风9克、艾叶9克、透骨草9克、刘寄奴9克、苏木9克、赤芍9克、红花9克、甲珠9克、灵仙9克、乌梅9克、木瓜9克。将上述药物水煎，趁热熏灸患处，待温（皮肤能忍受为度）浸洗患处，每次30~40分钟，每天2~3次，10天为1个疗程。

## ※敷灸

【取穴】患处。

【操作】按敷灸法常规施术。取三七10克、川芎15克、血竭15克、乳香15克、姜黄15克、没药15克、杜仲15克、天麻15克、白芷15克、川椒5克、麝香2克。将上药前10味共研细粉，放入150毫升白酒微火煎成糊状，或用米醋拌成糊状，摊在纱布上，并将麝香搽在上面，敷于患处。

# 腰椎间盘突出症

腰椎间盘突出症指腰椎间盘退行性变化或外伤后腰椎间盘纤维破坏引起间盘向椎管内后方突出，压迫神经根所导致的以腰痛及一系列神经根症状为特点的病症。属中医学的"腰腿痛""腰脚痛""腰痛连膝"等范畴。

## ※艾灸法

【取穴】阿是穴、秩边、足三里、阳陵泉、昆仑。

【操作】按艾炷隔姜灸法程序操作。每次选用3~5个穴位，每穴施灸5~7壮，每天灸法1次，7~10次为1个疗程，疗程间隔3~5天。

## ※药熏蒸气灸

【取穴】患处。

【操作】按药熏蒸气灸法操作施灸。取红花、透骨草、刘寄奴、土鳖虫、秦艽、荜拨、川芎、艾叶各10克。上述药物加水置于功率700瓦的电炉上加温，并将其放在治疗床下，相距治疗洞口（直径25厘米）30~50厘米。患者卧于治疗床上接受蒸气熏蒸，每天30分钟，每天1次，6次为1个疗程。

## ※敷灸

【取穴】患处。

【操作】按敷灸法常规施术。取乳香12克，没药12克，麻黄10克，马钱子6克，生草乌6克，生川乌6克，骨碎补20克，自然铜10克，杜仲12克。上药炼制成膏备用。取适量敷贴患处，1天1次，10天为1个疗程。

# 肩周炎

肩关节周围炎简称肩周炎，是指肩关节周围的肌肉、肌腱、滑囊及关节囊等组织病变而引起以肩部疼痛、功能受限为特点的病症。属中医学的"肩痹""漏肩风"等范畴。

## ※艾炷灸

【取穴】肩髃、肩贞、肩髎、臂臑、肩井、曲池。

【操作】按艾炷隔姜灸法常规程序操作施术。每次选用2~4个穴位，将姜洗净后切成厚为1~2毫米的薄片，放置在穴位上，将艾炷制成如枣核大，点燃上端后置于姜片之上，待燃至下端后，换置另一艾炷，每次施灸5~10壮。每天或隔天灸治1次，5~10次为1个疗程，疗程间隔3~5天。

## ※艾卷灸

【取穴】肩髃、肩贞、肩髎、臂臑、肩井、曲池。

【操作】按艾卷温盒灸法施灸。每次选用2~4个穴位，每穴每次施灸10~20分钟，每天或隔天灸治1次，10次为1个疗程，疗程间隔5天。

## ※温灸

【取穴】抬肩、肩贞、膈俞、肩髎、臂臑、肩井、阿是穴。

【操作】按温灸器灸法操作施术。取艾绒适量掺入中药粉，装入温灸器内点燃施灸，每次灸治可选3~4个穴位，每次灸30分钟，隔天灸治1次，10次为1个疗程。疗程间无须间隔。

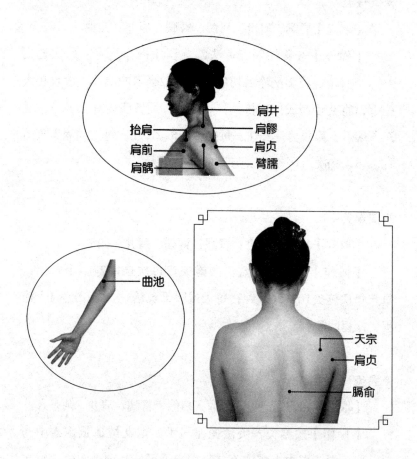

肩井
抬肩
肩髎
肩前
肩贞
肩髃
臂臑

曲池

天宗
肩贞
膈俞

## ※灯火灸

【取穴】肩前、肩髃、肩髎、肩井、阿是穴。

【操作】采用灯火隔艾叶灸法施术。每天施灸1次，每穴1~2壮，10天为1个疗程。

## ※敷灸

【取穴】肩髃、肩髎、曲池、天宗。

【操作】按敷灸法常规施灸。先取葱汁、蒜汁、姜汁各300毫升与米醋300毫升混合，放锅内加热，熬至极浓时，加入皮胶120克融化，再入飞箩面60克搅匀，略熬成膏状，备用。敷灸时取8平方厘米胶布数块，再取药膏适量摊于中央，分别敷贴在上述诸穴位上，每天敷贴1次，

# 腰肌劳损

腰肌劳损又称功能性腰痛，指腰部的累积性肌纤维、筋膜及韧带等软组织损伤，以发病缓慢、腰部酸痛为特点的病症。属中医学的"痹证""痿证"等范畴。

## ※艾灸法

【取穴】肾俞、大肠俞、阿是穴。

【操作】按艾卷温盒灸法施术。每次选2~4个穴位，将艾卷的一端燃着，先靠近皮肤，以后慢慢提高，直到患者感到舒服时就固定在这一部位。连续熏灸10~15分钟，至局部发红为

度。每天灸治1~2次、10次为1个疗程。

## ※敷灸

【取穴】肾俞、阿是穴。

【操作】按敷灸法操作施灸。取生马钱、透骨草、生穿山甲、汉防己、生乳香、生没药、王不留行、辽细辛、五加皮、豨莶草、独活、生草乌、五倍子、上肉桂、枳实、牛蒡子、血余、干姜各10克，全蝎虫、威灵仙、生川军、泽兰叶、丝瓜络、生麻黄、土鳖虫、全僵蚕、防风各12克，当归尾15克，蜈蚣4条，功劳叶、生甘遂各30克。上述药物经香油2升煎枯去渣，再熬药油至点水成珠时下黄丹1千克制成膏备用。敷贴于上述穴位上，3~5天换1次，1个月为1个疗程。

## ※药熏蒸气灸

【取穴】腰部。

【操作】按药熏蒸气灸法操作施灸。取红花15克、当归90克、活血龙90克、五加皮90克、防风120克、川牛膝120克、金刚刺120克、红藤120克。上述药物加水过药面，煎煮沸20分钟，置于治疗的洞孔（直径约30厘米）下15~20厘米处。患者卧床上，腰部对准治疗洞口直接蒸熏，每次治疗20~30分钟，每天1次，15~20次为1个疗程。

# 按　摩

## 慢性支气管炎

慢性支气管炎是一种反复发作的慢性咳嗽、咳痰或伴气喘的疾病。

慢性支气管炎的发生与反复感染和某些理化因素长期刺激有关。如寒冷、烟雾、灰尘等长期的刺激，以及体内免疫球蛋白的黏液腺分泌增多等，均可导致本病的发生。

本病主要症状为慢性或反复性咳嗽、咳痰，病情常在冬春季节或呼吸道感染时加重，夏季缓解。咳嗽以清晨或夜间为甚，痰量多少不一，痰液一般为黏液或泡沫状。若伴有感染可为黏液脓性痰，痰量也随之增多，可伴有不规则发热。

由于慢性支气管炎的影响，患者体质减弱，免疫力逐渐下降，遇寒冷天气或天气变化，容易患感冒，而感冒又会诱发慢性支气管炎的急性发作，形成恶性循环。

慢性支气管炎的治疗，应以增强患者体质，提高机体免疫力，调节各脏腑功能为主。长期运用手部按摩可显著改善慢性支气管炎的症状，减少或减轻该病的发作。急性发作、合并明显的心肺病变或哮喘者，应以药物治疗为主，手部按摩为辅。

※**手部按摩**

【按摩穴位】慢性支气管炎主要与肺功能失调有关，按摩手太阴肺经上的穴位有较好的防治肺及气管疾病的作用。因此可按摩太渊、鱼际等穴。同时，配合按摩感冒点以加强疗效。

【按摩反射区】按揉肺、支气管、喉、扁桃体、头颈淋巴结、鼻、肾、肾上腺、上下身淋巴结等反射区，重点按摩肺、支气管、扁桃体、头颈淋巴结反射区。

【专家提醒】治疗期间应不吃刺激性食物，戒烟酒，防寒保暖；平时应少吃油腻食物，以免滋生痰湿，加重或引发本病。

# 支气管哮喘

支气管哮喘是由于遗传、过敏、大气污染、精神等因素交织在一起，以小支气管痉挛为主的变态反应性疾病，以呼气性呼吸困难为主要表现。本病临床特点是反复发作的、伴有哮鸣音的呼气性呼吸困难，持续数分钟至数小时或更长时间。可发生于任何年龄，但12岁以前开始发病者居多，约20%患者有家族史。好发于秋冬季节，春季次之。部分患者有发作先兆、鼻痒、打喷嚏、咳嗽、胸中不适等。

本病由于支气管对抗原性或非抗原性刺激反应性过度增高，导致支气管平滑肌痉挛、黏膜水肿、黏液分泌过多，使得支气管发生可逆性阻塞。如果支气管哮喘反复发作，最终可并发慢性支气管炎和阻塞性肺气肿，进而发展成肺源性心脏病，成为痼疾。

本病的治疗应重在预防发作。手部按摩是防治哮喘常用的辅助方法。对于慢性患者来说，要坚持较长时间的治疗，如能在季节变化之前给予预防性治疗，常能使发作减轻、减少或不出现急性发作。

### ※手部按摩

【按摩穴位】可选择手太阴肺经上的太渊、少商、鱼际及经外奇穴劳宫、八邪、中魁等进行按摩，通过经络的作用，能收到止咳平喘的效果，可防治支气管哮喘。同时，可揉按胸痛点、咽喉点、感冒点，加强疗效。

【按摩反射区】按揉肺、支气管、气管；喉、胸腺淋巴结、甲状腺、垂体、头颈淋巴结、上下身淋巴结、肾、肾上腺、膀胱、输尿管等反射区，重点按摩肺、支气管、喉、胸腺淋巴结反射区。

【专家提醒】哮喘急性发作时，尤其是哮喘持续状态时，应以药物平喘解痉、抗感染为主，反射区治疗为辅。平时避免接触过敏者，注意防寒保暖，预防感冒发生；不吃生冷食物；少吃生痰的食物，如油腻及糯米等不易消化的食物。

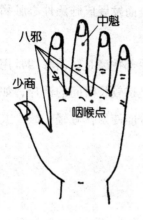

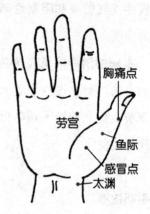

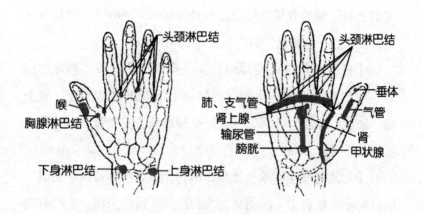

# 慢性胃炎

慢性胃炎是胃黏膜的慢性炎症，可分为浅表性胃炎及萎缩性胃炎两大类。慢性胃炎起病缓慢，反复发作，临床表现除胃部不适或疼痛外，各类慢性胃炎临床表现有所不同。

浅表性胃炎一般表现为饭后上腹部感觉不适，有饱闷及压迫感，嗳气后自觉舒服，有时还有恶心、呕吐、泛酸及一时性胃痛，无明显体征。

萎缩性胃炎的主要症状是食欲减退、饭后饱胀、上腹部钝痛，以及贫血、消瘦、疲倦、腹泻等全身虚弱的表现。

慢性胃炎病因未明，可能由营养缺乏、长期服用刺激性食物、急性胃炎胃黏膜的遗患，以及口腔、鼻咽部慢性病灶的病菌或毒素吞入胃内等因素引起。

手部按摩对慢性胃炎有较好的疗效，可加强药物的治疗效果，明显改善症状。


## ※手部按摩

【按摩穴位】按摩内关、大陵、劳宫、合谷、中魁等穴位，并配以胸痛点、呃逆点以加强疗效。

【按摩反射区】揉按胃、胰、十二指肠、腹腔神经丛、肾、胆、膀胱、输尿管等反射区，尤其是胃、胰、十二指肠、腹腔神经丛反射区。

【专家提醒】慢性胃炎病程长、反复发作，手部按摩可以

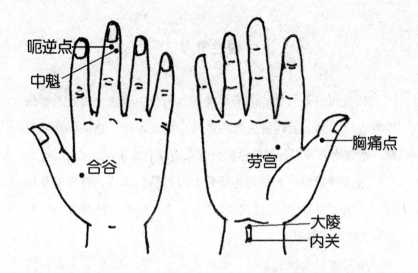

呃逆点

中魁

合谷

劳宫

胸痛点

大陵

内关

缓解或减轻症状，但需具有恒心，持续治疗，并保持乐观的情绪，避免精神过度紧张和疲劳，定能收到良好的效果。

胃炎急性发作时，应及时就医用药，防止出现溃疡及穿孔等情况。平时注意饮食调养，不吃生冷及刺激性食物，起居有规律，不可过饥过饱，养成细嚼慢咽的习惯。

## 消化性溃疡

胃与十二指肠溃疡又称溃疡病，简单地说，胃、十二指肠的黏膜，受到胃酸和胃蛋白酶的刺激而溶解，甚至穿孔的疾病，就是消化性溃疡。本病以慢性周期性发作并伴有节律性的上腹部疼痛为特点。

消化性溃疡的发病，常因不良的饮食习惯、吸烟酗酒、长期服用某些药物所致。另外，持续强烈的精神刺激、遗传因素及地理环境因素等均可导致本病的发生。本病可发生于任何年龄，但以青壮年为多，男性多于女性。十二指肠溃疡的发病率高于胃溃疡。

胃溃疡疼痛多在上腹部正中或稍偏左，多在进食后半小时到1小时发生疼痛，持续1～2小时后缓解，下次进食后又可重复出现，故有进食—疼痛—缓解的规律。

十二指肠溃疡疼痛多在上腹部偏右，多在进食后2～4小时发生疼痛，呈空腹痛或饥饿样痛，进食后疼痛缓解，故有疼痛—进食—缓解的规律。轻微的溃疡，疼痛发生之后会自然地消失。但若严重时，防治不当就会引起大出血、穿孔或幽门梗阻等严重并发症。此时，就有必要做手术治疗了。所以，在疼痛感一开始时，就应及早诊治。

## ※手部按摩

【按摩穴位】溃疡病是胃酸分泌过多所致，所以必须抑制胃的功能，减少胃酸的分泌。

初期的溃疡病的最有效治疗法，就是刺激胃肠点。刺激前谷、二间、中魁、中泉及食指第二关节上的前头点也可以治疗溃疡病。刺激一定要有足够的强度，若只是轻揉穴道，反而会促进胃酸的分泌。另外，应按摩胸痛点、止痛点，以加强疗效。

【按摩反射区】揉按胃、胰、十二指肠、腹腔神经丛、肾、胆、肝、膀胱、输尿管等反射区；重点按摩胃、胰、十二指肠、腹腔神经丛反射区。

【专家提醒】本病在急性发作时，可出现剧烈疼痛，应及时送医院诊治，防止出现胃出血、穿孔等严重并发症。平时应注意饮食调养，少吃多餐，不吃生冷及刺激性食物，进食时细嚼慢咽，起居有规律，不可暴饮暴食，戒酒，保持情绪乐观。

# 慢性结肠炎

慢性结肠炎又称慢性非特异性溃疡性结肠炎，病变主要累及直肠和乙状结肠，也可涉及降结肠和整个结肠，病理改变常局限于黏膜和黏膜下层。

慢性结肠炎临床表现以腹泻为主，排出含有血、脓和黏液的粪便，常伴有阵发性结肠痉挛性疼痛，并有里急后重，排便后可获缓解。患者腹部常有不同程度的压痛，尤其是左下腹。病情反复发作后，患者可表现出消瘦、贫血、低热等症状。

## ※手部按摩

【按摩穴位】可揉按合谷、三间、后溪、少府、四缝、中魁、便秘点、安眠点等。

【按摩反射区】按摩升结肠、横结肠、降结肠、乙状结肠、直肠、腹腔神经丛、小肠、十二指肠、胃脾大肠区、肾上腺等反射区，重点按摩乙状结肠、直肠、腹腔神经丛反射区。

【专家提醒】治疗期间，应注意饮食调养及休息，避免情绪过度紧张及外感风寒，忌食生冷及刺激性食物。另外，本病需与痢疾（细菌性或阿米巴性）相鉴别，属后者应以药物治疗为主，辅以手部按摩。

## 冠心病

冠心病全称为冠状动脉粥样硬化性心脏病，是指冠状动脉因发生了粥样硬化而产生了管腔狭窄或闭塞，导致心肌缺血缺氧而引起的心脏病，又称缺血性心脏病。

冠心病有多种类型，最为常见的是心绞痛和心肌梗死。典型心绞痛表现为胸骨上、中段后方或心前区突然疼痛，可放射至左肩背及上肢，甚至达到无名指和小指。

疼痛呈压榨样紧迫感，有时有濒死的恐惧感，重者可伴有面色苍白和出汗。发作时间一般为1～5分钟，休息或含服硝酸甘油后迅速得到缓解。

老年心绞痛多不典型，有时仅表现为不规则的胸闷、憋气或胸部不适，疼痛可见于上腹部、左或右前胸部、颈或下颌等部位。

典型的心肌梗死表现为心绞痛发作频繁，程度加重，持续时间延长，可达数小时至十余小时，疼痛范围可扩大到整个心前区，有时可达上腹部或颈、背部，常伴有大汗淋漓、恶心呕吐、烦躁不安，休息及服用硝酸甘油无效。

个别患者疼痛症状不典型，但常突然出现低血压、休克、心律不齐或心功能不全，表现为面色苍白、冷汗、神情淡漠、四肢湿冷、脉象细弱而快速不齐、胸憋、气急、呼吸困难、不能平躺等。

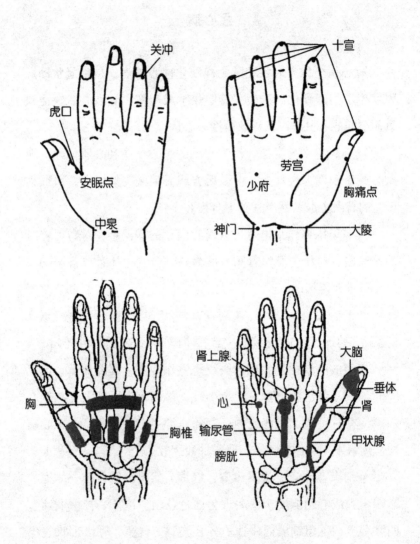

关冲
虎口
安眠点
中泉
十宣
劳宫
少府
胸痛点
神门
大陵
胸
胸椎
肾上腺
大脑
垂体
心
肾
输尿管
膀胱
甲状腺

**※手部按摩**

【按摩穴位】揉按劳宫、少府、神门、关冲、大陵、中泉、虎口、十宣、胸痛点、安眠点。

【按摩反射区】按摩心、肾、膀胱、输尿管、肾上腺、胸、垂体、甲状腺、胸椎等反射区，重点按摩心、肾、垂体、胸反射区。

【专家提醒】病情较重及反复发作者，应以药物治疗为主。手部按摩时，用力要轻，时间要短，并严密观察病情变化。平时应保持心情愉快，保证充足的睡眠，避免激动与剧烈运动，宜低脂清淡饮食，忌烟酒。

# 三叉神经痛

三叉神经痛是一种以三叉神经支配区内反复出现的阵发性短暂性剧烈疼痛为临床特征的神经系统疾病，多发生在40岁以上的中老年或老年人。本病可分为原发性和继发性两种，原发性三叉神经痛的发病原因未明，继发性多由头面部疾病累及三叉神经所致。

三叉神经痛发作突然，痛如针刺、刀割、火灼或撕裂，可反射性地引起同侧面部抽搐、皮肤潮红等。疼痛的间歇期长短不定，短者仅数秒，长者数小时。患者面部常有疼痛敏感点，在谈话、进食、刷牙、洗脸等动作时触发。

三叉神经痛是一种顽固难治之症，至今还无特效疗法。手部按摩治疗原发性三叉神经痛有一定的疗效，可减少疼痛的程度和发作次数。对于继发性三叉神经痛，手部按摩可作为其辅助疗法，以增强止痛效果。

### ※手部按摩

【按摩穴位】揉按合谷、列缺、大陵、虎口、八邪、头痛点等穴位。

【按摩反射区】按摩三叉神经、口腔、眼、耳、大脑、脑干、颈项、肾、膀胱、输尿管等反射区，重点按摩三叉神经、脑干、颈项反射区。

【专家提醒】治疗期间，应注意休息与面部保暖，戒辛辣之品。继发性三叉神经痛需根治原发病。

## 糖尿病

糖尿病是一种有遗传倾向的、内分泌失常的慢性代谢性疾病，由于体内胰岛素的相对或绝对不足，导致糖、脂肪和蛋白质代谢紊乱，主要表现为血糖升高和糖尿。临床表现以多

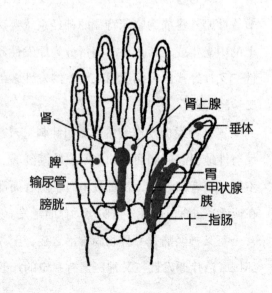

饮、多尿、多食和体重减轻为主要特征。

糖尿病患者由于血糖利用障碍，易发生酮症酸中毒和高渗性昏迷，常常危及患者的生命。如果血糖长期得不到有效控制，将会引起血管损伤，尤其是小血管，从而产生各种并发症，导致心、脑、肾等器官的功能障碍。

手部按摩对轻型或中型糖尿病具有满意的疗效，但需坚持长期治疗。

对重型糖尿病或用药患者，不可随意停药，必须听从医师的安排。


※**手部按摩**

【按摩穴位】揉按曲泽、间使、内关、曲池、合谷、劳宫、四缝、中泉、夜尿点等穴位。

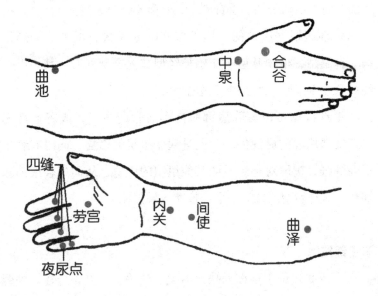

【按摩反射区】按摩胰、垂体、甲状腺、胃、十二指肠、肾上腺、脾、肾、膀胱、输尿管等反射区，尤其是胰、垂体、甲状腺、十二指肠反射区。

【专家提醒】养成良好的生活规律，适当参加力所能及的体力活动，避免过劳；饮食宜清淡，多吃新鲜蔬菜水果；控制糖的摄入，忌食肥甘厚味；避免精神紧张，保持皮肤清洁，预防各种感染。

## 颈椎病

颈椎病又称颈椎综合征，是中年人的常见病、多发病，是由颈椎间盘退行性病变及颈椎骨质增生刺激或压迫颈部神经根、脊髓、椎动脉或交感神经而引起的综合征，临床表现以颈肩部疼痛、活动受限、手臂麻木、肌肉萎缩等为特征。

颈椎病根据压迫的不同部位和临床症状，可分为神经根型、脊髓型、椎动脉型、交感神经型和混合型五型。其中以神经根型最为多见，约占颈椎病的65%。

手部按摩可以解除患部肌肉和血管的痉挛，改善血液循环，增强局部的血液供应，促进病变组织的修复，同时有利于消除肿胀，缓解对神经根或其他组织的压迫，从而减轻或消除症状。对脊髓型颈椎病，手部按摩效果欠佳。

**※手部按摩**

【按摩穴位】揉按列缺、内关、外关、后溪、合谷、外劳

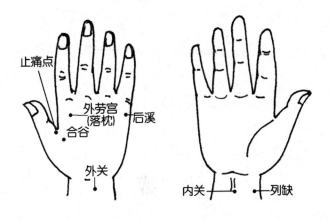

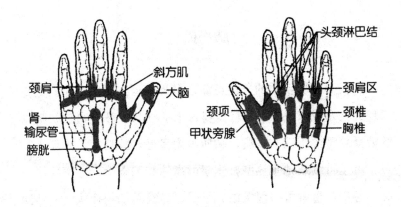

宫、止痛点等穴位。

【按摩反射区】按摩颈椎、颈项、斜方肌、颈肩、肾、头颈淋巴结、胸椎、甲状旁腺、输尿管、膀胱等反射区，尤其是颈椎、颈项、斜方肌反射区。

【专家提醒】治疗过程中应配合颈部的功能锻炼，如颈部的前屈、后伸、侧屈等，但幅度不宜过大，特别是颈部转动时。同时，应注意局部保暖，若能配合颈椎牵引或使用颈托，则效果更佳。

# 拔　罐

## 肺　炎

　　肺炎是指肺实质的急性炎症，多为细菌感染所引起。主要表现为畏寒或寒战、发热等全身毒血症症状。呼吸道症状则以咳嗽呈刺激性干咳、咳痰、胸痛等为多见。肺炎常见体征有发热，可呈持续或弛张热型，体温可高达40℃以上，心率增快。肺部感染严重者可出现发绀、气促、鼻翼翕动等症状。一年四季皆可发病，多发于冬春，以青壮年多见。

　　【拔罐部位】

　　1.背部：风门、肺俞。

　　2.腹部：中脘。

　　3.上肢部：曲池、列缺、太渊。

　　4.下肢部：丰隆、复溜。

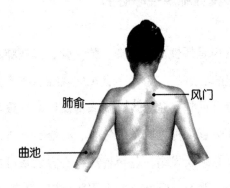

肺俞 —— 风门

曲池 ——

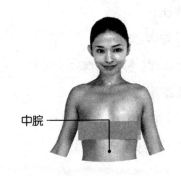

中脘 ——

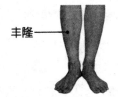

丰隆 ——

列缺 —— 太渊

# 慢性肺源性心脏病

慢性肺源性心脏病是慢性支气管炎、肺气肿、其他肺胸疾病或肺血管病变引起的心脏病。患者多有长期咳嗽、咳痰史，逐渐出现气短，体检可见肺气肿体征。随病情发展，导致呼吸衰竭和心力衰竭。呼吸衰竭可见胸闷、气短、心悸、乏力，甚则可见口唇、舌或口腔黏膜发绀，甚至昏迷。心力衰竭可见呼吸困难、心悸、尿少、恶心、呕吐、右上腹胀痛以及右心室扩张的体征。

【拔罐部位】

1.背部：肺俞、脾俞、肾俞。

2.腹部：气海。

3.上肢部：内关、神门。

4.下肢部：足三里。

# 肺气肿

肺气肿是指终末细支气管远端部分，包括呼吸细支气管、肺泡管、肺泡囊和肺泡的持久性扩大，并伴有肺泡壁的破坏。患者常有反复咳嗽、咳痰或喘息的病史，随病情发展可出现气短、气促、胸闷、疲乏无力、纳差，寒冷季节或呼吸道感染时，咳嗽、咳痰和气急加重。最后可导致呼吸衰竭和右心衰竭。

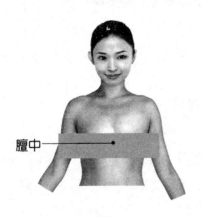

膻中

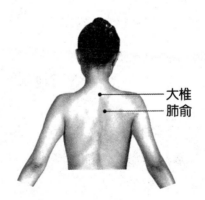

大椎
肺俞

【拔罐部位】

1.背部：大椎、肺俞。

2.胸部：膻中。

3.下肢部：足三里。

# 慢性支气管炎

慢性支气管炎是指气管、支气管黏膜及其周围组织的慢性炎症。临床上以咳嗽、咳痰反复发作为特点。寒冷地区多见此病，其病发生年龄多在40岁以上，且病程较长。

【拔罐部位】

1.头颈部：风池、天柱、大椎。

2.背部：大杼、肺俞。

3.胸腹部：中府、膻中、中脘。

4.上肢部：列缺、合谷。

# 支气管哮喘

支气管哮喘是一种由变应原或其他因素引起的变态反应性疾病，临床常表现为发作性带有哮鸣音的呼吸困难，兼见胸闷、气急、咳嗽多痰。本病好发于秋冬季节，且患者多于12岁前开始发病。

【拔罐部位】

1.背部：定喘（为经外奇穴，在大椎穴旁开0.5寸处）、肺俞。

2.胸部：天突、膻中、中府。

3.上肢部：天府、尺泽、列缺。

4.下肢部：足三里。

# 低血压

低血压是指肱动脉血压低于12/8千帕，65岁以上的人低于13.33/8千帕者。原发性低血压可无任何自觉症状，只是在体检中发现，部分人有头晕、眼花、健忘、乏力或胸闷，甚至晕厥等。体位性低血压及症状性低血压除有头晕、头痛、乏力、健忘、晕厥等低血压和脑缺血症状外，并有引起低血压原发病的各种症状、体征。引起低血压的原发病包括一些心血管疾病以及使用某些药物，如扩血管药、降压药、镇静剂等。

**【拔罐部位】**

1.腹部：关元。

2.上肢部：内关。

3.下肢部：足三里、涌泉。

# 心肌梗死

心肌梗死是由于部分心肌迅速发生严重而持久的缺血、缺氧而导致的心肌坏死，是内科常见的危重病症之一。主要症状为疼痛，一般都突然发生，持续半小时乃至几小时，甚至可十几个小时不缓解。疼痛多剧烈难忍，常伴紧闷或压迫感，有的可呈压榨性伴有窒息感。疼痛部位常位于胸骨中上后部。疼痛时可伴呕吐、恶心、腹胀、大便不通。急性心肌梗死可见并发症，如心律失常、心力衰竭、休克等。

【拔罐部位】

1.背部：厥阴俞、心俞。

2.胸部：膻中。

3.上肢部：间使、内关。

4.下肢部：足三里。

## 风湿性心瓣膜病

风湿性心瓣膜病是急性风湿热引发心肌炎后遗留下来的以瓣膜病变为主的心脏病，主要侵犯主动脉瓣和二尖瓣。主要表现为二尖瓣狭窄或关闭不全、主动脉瓣狭窄或关闭不全的症状和体征。如表现为呼吸困难、咯血、胸痛、头晕、耳鸣、眩晕、昏厥、心绞痛及左心室衰竭等，容易发生猝死。

【拔罐部位】

1.背部：心俞、肺俞。

2.胸腹部：膻中、水分、中极。

3.上肢部：曲泽、间使、通里、神门。

4.下肢部：阳陵泉、飞扬。

## 心肌病

心肌病泛指不是由于心瓣膜病、先天性畸形、冠状动脉粥

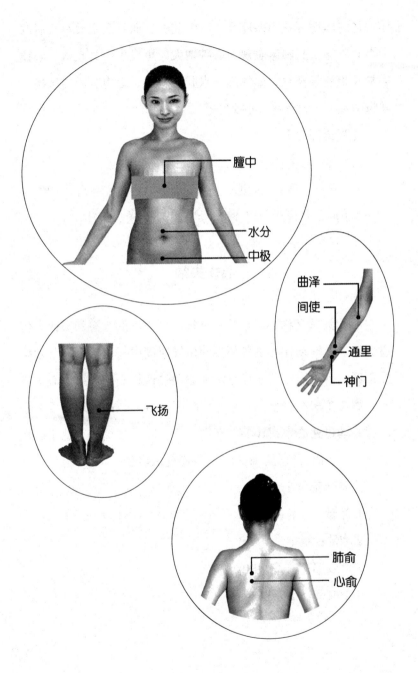

膻中

水分

中极

曲泽

间使

通里

神门

飞扬

肺俞

心俞

样硬化、体循环或肺循环高压等引起的，而病变主要在心肌的一类心脏病。其临床表现为心脏增大，可发生心力衰竭、心律失常及栓塞等现象，如气急、水肿、头晕、乏力、心前区痛、呼吸困难、心力衰竭、心绞痛等。

【拔罐部位】

1.背部：心俞。

2.上肢部：肩髃、曲池、外关、合谷、内关、神门、少府。

3.下肢部：环跳、阳陵泉、足三里、解溪、太冲。

## 心律失常

心律失常又称心律紊乱，是指心脏搏动的起源和节律、传递顺序以及搏动在心脏各部位的传导速度中任何一个环节发生异常者。常见病因、病理有窦性心动过速、心动过缓、心律不齐、病态窦房结综合征、房室传导阻滞等。临床表现主要有心悸（心动过速心率在100~150次/分，心动过缓心率低于60次/分）、胸闷、气急、眩晕，甚则心前区疼痛。

【拔罐部位】

1.背部：心俞、膈俞。

2.胸部：膻中。

3.上肢部：内关、神门。

4.下肢部：足三里。

# 慢性胃炎

慢性胃炎为胃黏膜非特异性慢性炎症。临床表现多无特异性症状，一般有阵发性或持续性上腹部不适、胀痛或烧灼感，及持久的轻度恶心、食欲不振、口苦、进食易饱、呕吐等症状。常反复发作，以20～40岁的男性多见。但萎缩性胃炎则以40岁以上为多见。本病为临床常见病、多发病之一。

【拔罐部位】

1.背部：膈俞、肝俞、胆俞、脾俞、胃俞、三焦俞、肾俞、气海俞、大肠俞。

2.腹部：中脘、天枢。

3.下肢部：足三里、阴陵泉。

# 胃肠神经官能症

胃肠神经官能症是由于高级神经功能紊乱所引起的胃肠功能障碍，主要为肠胃分泌与运动功能紊乱，患者并无器质性病变。临床表现胃部症状可出现呕吐、恶心、畏食、反酸、嗳气、食后饱胀、上腹不适或疼痛。肠部症状可出现腹痛或不适、腹胀、肠鸣、腹泻或便秘。但常伴失眠、焦虑、精神涣散、精神失常、头痛等其他功能性症状。该病多见于青壮年，且女性高于男性。

【拔罐部位】

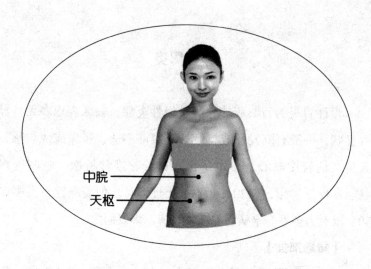

中脘

天枢

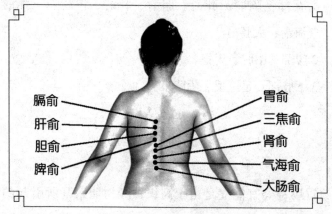

膈俞
肝俞
胆俞
脾俞

胃俞
三焦俞
肾俞
气海俞
大肠俞

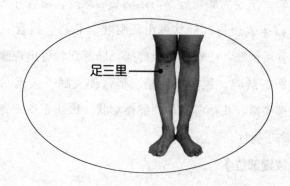

足三里

1.头部：风池、天柱。

2.背部：脾俞、胃俞。

3.胸腹部：缺盆、屋翳、期门、梁门、章门、滑肉门。

4.下肢部：足三里。

# 胃与十二指肠溃疡病

胃与十二指肠溃疡病统称为消化性溃疡。临床以慢性反复发作性上腹部疼痛为特点。胃溃疡多在饭后痛，而十二指肠溃疡则多在空腹时痛，腹痛性质多为隐痛、烧灼样痛、钝痛、饥饿痛或剧痛，同时还可伴有嗳气、反酸、流涎、恶心、呕吐等症状。本病可发生于任何年龄，但以青壮年为多，且男性多于女性，二者之比为3：1。

【拔罐部位】

1.肩背部：肩井、脾俞、胃俞。

2.胸腹部：膻中、中脘、章门、天枢。

3.上肢部：内关、手三里、合谷。

4.下肢部：足三里。

# 溃疡性结肠炎

溃疡性结肠炎又称慢性非特异性溃疡性结肠炎，是以结肠黏膜广泛溃疡为主要特征的结肠炎症。本病起病可急可缓，症状轻重不一。主要症状为腹泻（每天数次到十数次，可为稀

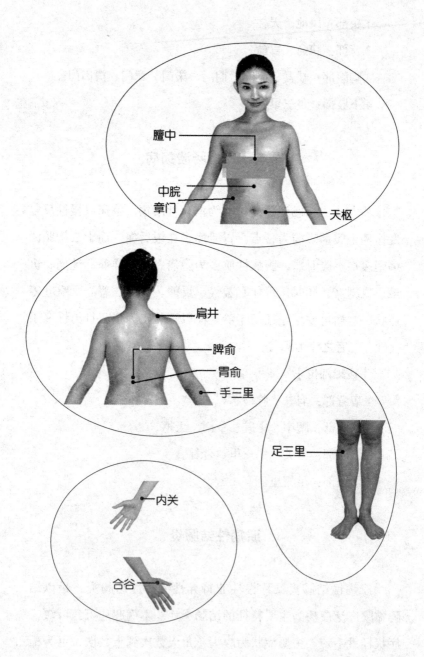

膻中

中脘
章门
天枢

肩井

脾俞
胃俞
手三里

足三里

内关

合谷

水便、黏液血便、脓血便或血便），腹痛（多为隐痛或下腹绞痛，时有里急后重），可伴有食欲减退、上腹饱胀、恶心呕吐及消瘦贫血、失水、急性期发热等全身症状。该病可发生于任何年龄，但以青壮年为多。

**【拔罐部位】**

1.腰背部：脾俞、肾俞、命门、志室、大肠俞。

2.腹部：中脘、章门、天枢、气海、关元。

3.上肢部：手三里、合谷。

4.下肢部：足三里。

## 慢性胰腺炎

慢性胰腺炎是指胰腺组织反复发作性或持续性炎性病变。早期仅见上腹部不适、食欲不振、阵发性上腹部痛，放射到上腰区，食后加重，身体坐位前屈时减轻。疼痛加剧且成持续性，常伴有恶心、呕吐、脂肪泻，或有持续性、间歇性黄疸，或发热，或呕血，久病以后可有消瘦、衰弱及营养不良。本病男性发病多于女性。

**【拔罐部位】**

1.背腰部：肝俞、脾俞、筋缩、脊中、魂门、意舍。

2.腹部：中脘、天枢。

3.下肢部：足三里、丰隆、丘墟。

# 慢性阑尾炎

慢性阑尾炎是指因阑尾壁纤维组织增多，管腔部分狭窄或闭合，周围粘连形成等病理变化引起的慢性炎症性疾病。其临床表现以反复发作的右下腹疼痛伴有恶心、腹胀、腹泻、便秘等常见消化系统症状为特征。

【拔罐部位】

1.背部：大肠俞、关元俞、次髎。

2.腹部：大横、天枢。

3.上肢部：合谷。

4.下肢部：足三里、阑尾穴（为经外奇穴，在足三里穴下1.5~2.0寸压痛最明显处）、阴陵泉、三阴交。

# 慢性腹泻

慢性腹泻是临床消化系统疾病中的常见疾病，以排便次数增多、粪便稀薄为主要临床表现。持续或反复超过2个月者，称慢性腹泻。

【拔罐部位】

1.腰背部：脾俞、肾俞、大肠俞、次髎。

2.胸腹部：下脘、气海、关元。

3.下肢部：足三里。

# 便　秘

便秘是指大便秘结，排便时间延长，或虽有便意，而排便困难。

【拔罐部位】

1.背部：脾俞、胃俞、肾俞、大肠俞、八髎。

2.腹部：中脘、天枢、大横、关元。

3.下肢部：足三里。

# 慢性胆囊炎

慢性胆囊炎是胆囊纤维组织增生及慢性炎性细胞浸润性疾病，是最常见的胆囊疾病。临床表现为上腹或右上腹不适感，持续性钝痛或右肩胛区疼痛、腹胀、胃灼热、嗳气、反酸和恶心顽固不愈，在进食油煎或脂肪类食物后可加剧，也可有餐后发作的胆绞痛。

【拔罐部位】

1.背部：曲垣、膈俞、肝俞、胆俞。

2.胸腹部：日月、梁门、太乙、章门。

3.下肢部：足三里、胆囊穴（为经外奇穴，位于阳陵泉穴直下2寸左右之压痛最明显处）。

# 糖尿病

糖尿病是一种由遗传基因决定的全身慢性代谢性疾病。由于体内胰岛素的相对或绝对不足而引起糖、脂肪和蛋白质代谢的紊乱。其主要特点是高血糖及糖尿。临床表现早期无症状，发展到症状期临床上可出现多尿、多饮、多食、疲乏、消瘦等症，严重时发生酮症酸中毒。常见的并发症及伴随症有急性感染、肺结核、动脉粥样硬化、肾和视网膜等微血管病变等。

【拔罐部位】

1.背部：大椎、肺俞、肝俞、脾俞、肾俞、命门。

2.腹部：中脘、关元。

3.上肢部：太渊、鱼际、曲池、合谷。

4.下肢部：足三里、三阴交、内庭、太溪、太冲。

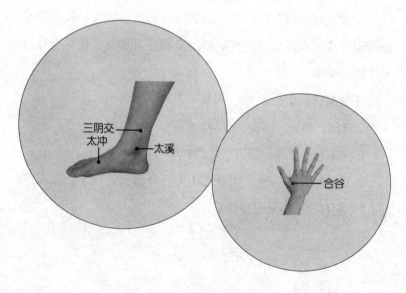

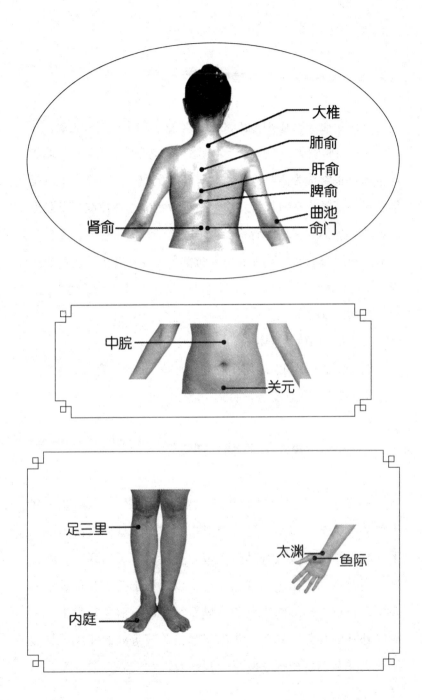

大椎

肺俞

肝俞

脾俞

曲池

肾俞

命门

中脘

关元

足三里

太渊

鱼际

内庭

117

# 高脂血症

血脂是血浆或血清中脂类的统称，包括许多脂溶性物质，其主要成分为胆固醇、三酰甘油、磷脂、游离脂肪酸等。血中脂类含量超过正常称为高脂血症，又称高脂蛋白血症。临床上有反复发作的腹痛，有时伴有发热。出现黄色瘤，在皮肤、黏膜出现黄色丘疹称为疹型黄瘤；发生于眼睑部称为黄色斑；发生于手肘、跟肌腱、膝肌腱等处称为肌腱黄色瘤；发生于皮肤受压部，如膝、肘、臀部，手指、手掌褶皱处称皮下结节黄色瘤。

【拔罐部位】

1.背部：肺俞、厥阴俞、心俞、督俞。

2.上肢部：郄门、间使、内关、通里、曲池、合谷。

3.下肢部：足三里、三阴交、公孙、太冲。

# 痛　风

痛风是由于长期嘌呤代谢紊乱所致的疾病。早期表现为单关节炎症，以第一跖趾及拇指关节为多见，其次为踝、手、腕、膝、肘及足部其他关节。受累关节可出现红、肿、热、痛及活动受限。出现痛风石，以沉积于关节和肾脏较为多见，在皮下结缔组织处的痛风石常形成黄白色赘生物，一般以外耳的耳郭、跖趾、指间和掌指关节等处的痛风石易被发现。关节出现肥大、畸形、强硬及活动受限。常并发肾结石、伴肾绞痛、血尿。

**【拔罐部位】**

1.背部：肝俞、脾俞、三焦俞、肾俞。

2.上肢部：肩髎、肩贞、曲池、手三里、外关、阳池、合谷。

3.下肢部：膝眼、阳陵泉、中封、昆仑、解溪、丘墟。


# 脑血管意外后遗症


脑血管意外后遗症又称急性脑血管疾病，是指脑部局灶性血液循环发生障碍，导致以不同程度的意识障碍及神经系统局部受损为特征的一组疾病。如脑出血、蛛网膜下腔出血、脑血栓、脑栓塞等。本病以一侧上下肢瘫痪无力、口眼㖞斜、舌强语謇为主要特征。兼见口角流涎、吞咽困难等表现。本病多发生在中年以上，尤其多见于高血压和动脉硬化患者。

**【拔罐部位】**

1.头面部：太阳、印堂、睛明、颧髎、下关、颊车。

2.背部：天宗、膈俞、肝俞、胆俞、肾俞。

3.上肢部：尺泽、曲池、手三里、合谷。

4.下肢部：环跳、风市、阳陵泉、委中、承山、伏兔、膝眼（为经外奇穴，位于膝关节伸侧面，髌韧带两侧的凹陷中）、解溪。


# 三叉神经痛


三叉神经痛是一种病因尚未明了的神经系统常见疾患。

多发生于40岁以上的中老年人，大多数为单侧性，少数为双侧性。症状特点是三叉神经分布区出现撕裂样、通电样、切割样、针刺样或犹如拔牙样疼痛，疼痛发生急骤、剧烈，有无痛间歇，间歇期长短不定，短者仅数秒、数分钟，或数小时乃至数日，长者可达数年，突然发作，突然停止。每次发作十几秒至1~2分钟，咀嚼运动、刷牙、洗脸、谈话，甚至简单的张嘴等均可诱发。

【拔罐部位】

1.头部：太阳、阳白、鱼腰（为经外奇穴，位于眉毛中点）、颊车、四白、下关。

2.颈背部：风池、风门。

3.上肢部：外关、合谷。

4.下肢部：足三里、太冲、内庭。

# 肋间神经痛

肋间神经痛是指循着该神经径路出现的疼痛性疾病。由于疼痛多继发于肋间神经炎症，所以又有"肋间神经炎"的别名。临床表现为在一个或几个肋间隙出现阵发性剧痛（针刺样或刀割样疼痛），呈带状分布，有的可放射到背部及肩部，在咳嗽、喷嚏或深吸气时可诱发或加剧疼痛。相应的皮肤有感觉过敏及肋骨缘压痛。

【拔罐部位】

1.背部：膈俞、肝俞、胆俞。

2.胸部：膻中、中府。

3.上肢部：尺泽、鱼际。

## 坐骨神经痛

坐骨神经经臀部而分布于整个下肢。沿坐骨神经径路及其分布区的疼痛综合征，称为坐骨神经痛。男性青壮年多见。以单侧性为多，起病多急骤。急性起病的坐骨神经痛常先出现下背部酸痛和腰部僵直感。病侧下肢疼痛由腰部、臀部开始，向大腿后侧、小腿外侧及足背外侧放散，呈"针刺""刀割""触电"样持续或间歇性疼痛。弯腰、咳嗽、喷嚏、大便时均可加重；病侧下肢微屈可减轻疼痛。病久者下肢无力、肌肉松软，伴有小腿或足部麻木感。

**【拔罐部位】**

1.背部：脾俞、肾俞、大肠俞。

2.下肢部：环跳、风市、秩边、殷门、阳陵泉、委中、承山、悬钟。

## 神经衰弱

神经衰弱是临床上常见的一种神经官能症，是指精神活动长期持续的过度紧张，使脑的兴奋和抑制功能失调，以精神活动易兴奋和脑力与体力易疲劳为特征，伴有多种躯体不适，大致包括过度敏感、容易疲劳、睡眠障碍、自主神经功能紊乱、

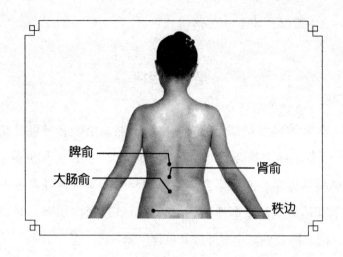

脾俞

大肠俞

肾俞

秩边

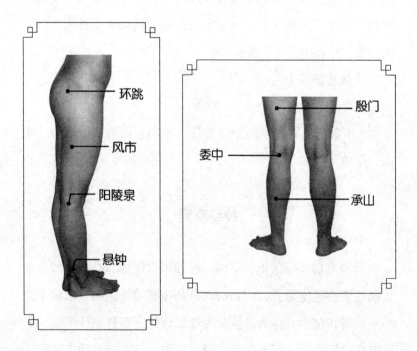

环跳

风市

阳陵泉

悬钟

殷门

委中

承山

疑病和焦虑等5个方面症状。症状特点常表现为失眠、多梦，对躯体细微的不适特别敏感，常感到精神疲乏，注意力不能集中，记忆力减退，用脑稍久即觉头痛、眼花，还常感肢体无力，不愿多活动。

【拔罐部位】

1.头部：太阳、风府、印堂。

2.胸部：膻中、期门、章门。

3.背部：心俞、胆俞、脾俞、肾俞。

4.上肢部：曲池、内关、神门。

5.下肢部：血海、三阴交、行间。

# 呕　吐

呕吐是由于多种原因引起的胃失和降、气逆于上所导致的食物或痰涎等由胃中上逆而出的病症，又称"呕恶"。"有声无物为呕，有物无声为吐"，两者多同时出现，合称呕吐。

【拔罐部位】

1.背部：脾俞、胃俞。

2.腹部：中脘、天枢。

3.上肢部：内关。

4.下肢部：足三里。

# 反　胃

反胃亦称翻胃、胃反，是以脘腹痞胀、宿食不化、朝食暮吐、暮食朝吐为主要临床表现的一种病症。多因饮食不节、酒色过度，或长期忧思郁怒，使脾胃之气损伤，以致气滞、血瘀、痰凝而成。

【拔罐部位】

1.背部：脾俞、胃俞、意舍、胃仓。

2.腹部：中脘、关元、府舍。

3.上肢部：内关。

4.下肢部：足三里。

# 吐　酸

吐酸又称噫醋，凡酸水由胃中上泛，随即咽下者，称为吞酸；不咽入而吐出者，则称吐酸。一般说，吐酸是指泛吐酸水的症状，轻者又称泛酸。本证常与胃痛兼见，但亦可单独出现。本证多由肝火内郁、胃气不和而发；亦可因脾胃虚寒，不能运化而成。

【拔罐部位】

1.背部：脾俞、胃俞。

2.胸腹部：膻中、期门、中脘、章门。

3.下肢部：足三里。

# 胃　痛

胃痛又称胃脘痛，以上腹胃脘部近心窝处经常疼痛为主证。病邪犯胃、肝气犯胃、脾胃虚弱等均可使气机不利，气滞而作痛。

【拔罐部位】

1.背部：脾俞、胃俞。

2.腹部：中脘、天枢。

3.上肢部：内关、手三里。

4.下肢部：足三里。

# 腹　痛

腹痛是泛指胃脘以下、耻骨毛际以上部位发生疼痛的症状。有关脏腑、经脉受外邪侵袭，或内有所伤，以致气血运行受阻，或气血不能温养，均可产生腹痛。

【拔罐部位】

1.背部：膈俞、脾俞。

2.腹部：中脘、关元。

3.上肢部：内关。

4.下肢部：足三里、三阴交。

## 腰　痛

腰痛是指一侧或两侧腰部疼痛而言，亦属患者一种自觉症状。腰的部位在背部第12根肋骨以下至髂嵴以上的空软处，这一部位所出现的疼痛都属于腰痛。主要由于感受寒湿、湿热或肾虚体弱、气滞血瘀所致。

【拔罐部位】

1.背部：肾俞、志室、腰阳关、腰眼、秩边。

2.下肢部：委中、承山、太溪、昆仑。

## 遗　尿

遗尿，是指小便不能控制而自行排出的一种疾病。或是指小便前后，部分小便失去控制，遗留残尿于裤中。主要由于脬气未固、脾肺气虚、下焦虚寒、肝失疏泄所致。

【拔罐部位】

1.背部：肾俞、膀胱俞、命门、志室。

2.腹部：关元、中极。

3.下肢部：阴陵泉、三阴交。

## 失　眠

失眠是指经常不能获得正常睡眠而言。轻者入睡困难或睡中易醒，时睡时醒，重者整夜不能入睡。形成不睡的原因很多，思虑劳倦、内伤心脾、心肾不交、阴虚火旺、肝阳扰动、胃中不和等因素均可影响心神而导致不寐。

**【拔罐部位】**

1.头颈部：印堂、太阳、风池。

2.背部：神道、心俞。

3.上肢部：神门。

4.下肢部：三阴交。

# 黄　疸

黄疸是以肌肤熏黄、目黄、小便黄赤为主证的疾病。尤其以目黄为确定本病的重要依据。多由感受湿热毒邪、饮食失节或脾胃虚寒、内伤不足引起。

**【拔罐部位】**

1.背部：肝俞、胆俞、三焦俞。

2.腹部：日月、中脘、水分、水道。

3.下肢部：足三里、胆囊穴、阳陵泉。

# 眩　晕

目视发黑或眼花、视物模糊为目眩，头如旋转即感觉自身或外界景物旋转，站立不稳为头晕，二者常同时并见，故称眩晕。轻者闭目即止；重者如坐车船，不能站立。或伴有恶心、

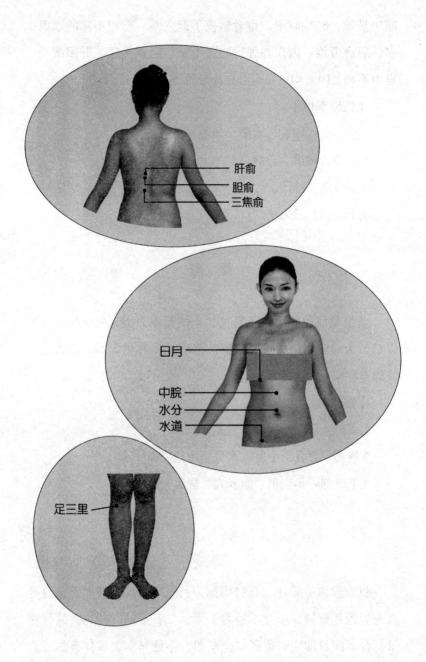

肝俞
胆俞
三焦俞

日月
中脘
水分
水道

足三里

呕吐、出汗，甚至昏倒等症状。眩晕的发生，与脑的关系最为密切，或因各种致病因素侵犯于脑而引起，或因人体气血、精髓空虚，不能充养于脑而致。

【拔罐部位】

1.头颈部：印堂、风府。

2.背部：脾俞、肾俞。

3.腹部：气海、关元。

4.上肢部：合谷、内关。

5.下肢部：足三里。

# 疟 疾

疟疾是以寒战壮热、休作有时为特征的疾病。主要是由感受疟邪所引起，多发于夏秋之间。俗称"打摆子""冷热病"。农村发病率较城市高。

【拔罐部位】

1.背部：大椎、陶道。

2.上肢部：曲池、间使、内关、关冲。

3.下肢部：足三里。

# 中 暑

中暑是发生在夏季或高温作业下的一种急性病。在夏令暑热环境下，人体处于劳倦或饥饿状态时，元气亏虚，暑热乘虚而入，随体质的不同，或燔灼阳明或触犯心包，甚至导致阴阳离决。临床以壮阳、烦渴、出汗、昏迷、肢厥为特征。

【拔罐部位】

1.颈背部：风池、大椎、心俞。

2.胸部：膻中。

3.上肢部：曲泽、曲池。

4.下肢部：委中、涌泉。

## 头　痛

凡整个头部疼痛以及头的前、后、侧部疼痛，总称头痛。头痛是临床上常见的自觉症状。可单独出现亦可见于多种急、慢性疾患。头痛的发病与外感风、寒、湿，内伤肝、脾、肾三脏有关。

【拔罐部位】

1.头颈部：印堂、太阳、风池、风府。

2.背部：大椎、肺俞、肝俞、肾俞。

3.上肢部：合谷、内关、列缺。

4.下肢部：阳陵泉、太冲。

## 更年期综合征

更年期综合征是指更年期妇女（一般在45～52岁年龄），因卵巢功能衰退直至消失，引起内分泌失调和自主神经紊乱的

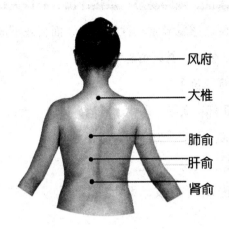

风府

大椎

肺俞

肝俞

肾俞

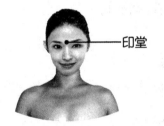

印堂

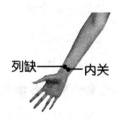

列缺　　内关

合谷

一组症状。临床上出现的症候往往因人而异，轻重不一，但多伴有月经紊乱、烦躁易怒、烘热汗出、心悸失眠、头晕耳鸣、健忘、多疑、感觉异常、性欲减退、面目或下肢水肿、倦怠无力、纳呆、便溏，甚则情志失常。

**【拔罐部位】**

1.头颈部：太阳、印堂、风池、风府、大椎。

2.背部：天宗、脾俞、肾俞。

3.腹部：气海、关元。

4.下肢部：三阴交、太冲。


# 肩周炎

肩周炎又称漏肩风、五十肩、冻结肩。

**【拔罐部位】**

1.颈部：风池、哑门、大椎。

2.肩背部：肩井、天宗。

3.胸部：云门、中府、缺盆。

4.上肢部：肩髎、肩贞、臂臑、臑会、外关、曲池、合谷。

5.下肢部：足三里、条口。

# 刮　痧

## 感　冒

感冒又称伤风，主要是由多种病毒引起的上呼吸道感染性疾病。男女老幼均易感染，四时皆可发生，以冬春季多见，气候骤变时发病增多，受寒冷、淋雨等可诱发。临床主要表现为鼻塞、流涕、打喷嚏、咽痒、咽痛、咳嗽、头痛、周身酸痛、乏力、怕冷、发热等。若不及时治疗，可发展或诱发其他疾病。

**【刮痧部位】**

1.风寒型：刮风池、大椎、风门、肺俞及肩胛部；刮中府及前胸；刮足三里。

2.风热型：放大椎、少商；挟或刮曲池、尺泽；点揉外关、合谷；刮风池、风门、肺俞及肩胛部。

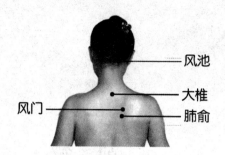

风池
大椎
风门
肺俞

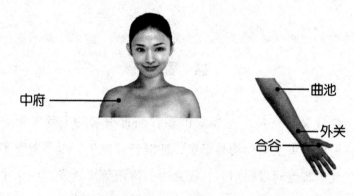

中府
曲池
外关
合谷

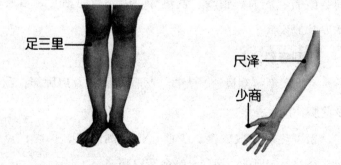

足三里
尺泽
少商

# 支气管炎

支气管炎主要是由病毒、衣原体、支原体或细菌感染所引起的炎症性疾病。急性者起病常有上呼吸道感染症状，如鼻塞、喷嚏、咽痛、头痛、畏寒、发热等，其主要临床表现为咳嗽伴胸骨后疼痛，还可有气急，病程一般不超过1个月。

【刮痧部位】

1.急性期：挤或刮大椎；刮风门、肺俞、身柱；刮膻中、中府。

2.慢性期：刮大椎、风门、肺俞、身柱；刮膻中、中府、尺泽、太渊；刮肾俞。

# 支气管哮喘

支气管哮喘是一种常见的发作性的肺部过敏性疾病。过敏原有细菌、病毒、尘埃、化学气体、花粉等。一般有季节性或季节性加重。常先有喷嚏、咽喉发痒、胸闷等先兆症状，如不能及时治疗，可迅速出现哮喘。急性发作时，有气急、哮鸣、咳嗽、咳痰，甚至张口抬肩，难以平卧，每次发作可达数小时，甚至数日才能缓解。

【刮痧部位】

1.发作期：刮大椎、定喘、肺俞；刮天突、膻中、中府及前胸；刮尺泽及上肢内侧。

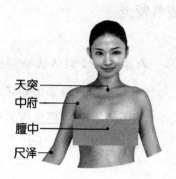

天突—
中府—
膻中—
尺泽—

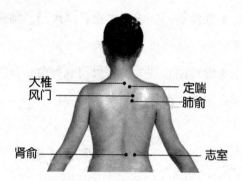

大椎—　　　　　—定喘
风门—　　　　　—肺俞

肾俞—　　　　　—志室

—太渊

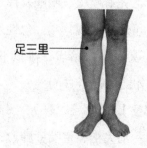

足三里—

2.缓解期：刮定喘、风门、肺俞；刮肾俞、志室及腰部；刮太渊及前臂内侧；刮足三里。

## 肺气肿

肺气肿是指终末细支气管远端的部分过度膨胀充气，导致肺脏容积增加，组织弹力减弱。临床常见且危害性较大者为阻塞性肺气肿，是细小支气管阻塞所致。肺气肿多继发于慢性支气管炎、肺结核、支气管哮喘、支气管扩张、慢性肺化脓症及矽肺等。早期主要表现有气喘，劳则加剧，甚则唇甲发绀，久之呈桶状胸等；晚期可发展为肺源性心脏病，出现心力衰竭、肝脾肿大、下肢水肿，甚至出现腹水，且易并发自发性气胸与肺部急性感染。

**【刮痧部位】**

刮大椎、定喘、肺俞、肾俞；刮膻中；点揉气海、关元；刮尺泽、太渊及上肢前部；刮足三里。

## 肺结核

肺结核是一种慢性消耗性传染病，由结核杆菌经呼吸道感染肺部所致。分为原发性和继发性两类；原发性肺结核全身反应较强，多发生于儿童；继发性肺结核，病灶有局限化的倾向，故以局部反应为主，多发生于成人。常见的肺结核多属于后者。本病临床上以咳嗽、咯血、午后潮热、盗汗、胸痛为主症。初起有咳嗽、乏力、食欲减退、消瘦、胸痛、痰中偶带血丝、长期低热或有不规则高热、颜面潮红；病程长者咳嗽加剧、咯血量增多、失眠、盗汗等。本病不彻底治疗常可复发，最后形成慢性纤维空洞性肺结核。

**【刮痧部位】**

刮百劳、肺俞、膏肓俞、脾俞、胃俞；点揉或刮中脘、列缺；刮足三里、三阴交。

# 肺 炎

肺炎是指肺部的炎症渗出及实变。常因细菌、病毒感染或过敏因素而引起，尤以细菌感染为最多。按其病变部位与性质可分为大叶性肺炎、小叶性肺炎、间质性肺炎及麻疹性肺炎、过敏性肺炎等。临床上最常见的是大叶性肺炎，好发于冬春两季，青壮年多见，男多于女。虽然类型有别，但临床上都以起病急骤、寒战、高热、咳嗽、咳痰（铁锈色痰）、胸痛、气急、呼吸困难、发绀及食欲不振、恶心、呕吐等为主要表现。

**【刮痧部位】**

刮大椎、身柱、肺俞、心俞；刮膻中；刮曲池、尺泽、孔最、合谷；刮丰隆。

# 胸膜炎

胸膜炎是由多种病因引起的胸膜炎症。临床分为两种：一种继发于胸部疾病，是原有病变在胸膜上的一种表现。如感染性、变态反应性、肿瘤性等疾病波及胸膜而致。另一种为独立性的病症，其绝大多数是结核性的，往往由肺结核蔓延而致。临床上以结核性胸膜炎多见。

【刮痧部位】

刮肩井、肺俞、脾俞；刮膻中、期门；刮尺泽、郄门、支沟；刮阳陵泉、外丘、足三里。

## 消化性溃疡

消化性溃疡是指胃肠道与胃液接触部位的慢性溃疡。主要发生在胃和十二指肠，故又称胃、十二指肠溃疡。临床上以十二指肠溃疡最为多见。其形成与胃酸和胃蛋白酶分泌过度、幽门螺杆菌感染等有关，主要表现为慢性周期性的上腹痛。典型的胃溃疡，疼痛多发生于饭后1小时左右，之后逐渐缓解；十二指肠溃疡的疼痛，多发生在夜间或饭前空腹时，少许进食即可缓解。两者均可伴有泛酸、胃灼烧、上腹部胀闷感，以及恶心、呕吐、食欲不振等，溃疡并发出血时可出现黑便。其发作常以寒冷、精神紧张、饮食不慎及服用禁忌药品等为诱因。

【刮痧部位】

刮肝俞、脾俞、胃俞、胃仓；点揉中脘、气海、关元；刮或点揉内关；刮梁丘、阳陵泉。

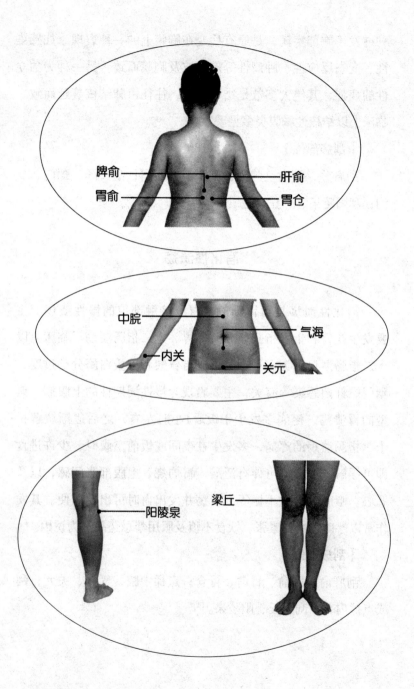

脾俞　　　　　　　　　　肝俞

胃俞　　　　　　　　　　胃仓

中脘　　　　　　　　　　气海

内关　　　　　　　　　　关元

梁丘

阳陵泉

# 呕 吐

呕吐是临床上常见的一组症状，是胃神经官能症的主要表现之一，二者多同时存在。是由于高级神经功能紊乱所引起的胃肠功能失调，但无器质性病变。现代医学认为，本病的发病与不良的精神刺激及饮食失调等有关。

【刮痧部位】

刮肝俞、脾俞、胃俞；点揉天突、中脘、内关、公孙；刮足三里。

# 慢性胃炎

慢性胃炎一般分为浅表性、萎缩性及肥厚性3种，是以胃黏膜的非特异性慢性炎症为主要病理变化的胃病。慢性胃炎可由急性胃炎转变而来，亦可因不良饮食习惯、长期服用胃刺激药物、口腔、鼻咽部慢性感染病灶、幽门螺杆菌感染及自身免疫性疾病等原因所致。临床表现以慢性、反复性的上腹部疼痛、食欲不振、消化不良、饱胀、嗳气为主。多见于20～40岁男性。

【刮痧部位】

刮脾俞、胃俞；点揉或刮中脘、章门、气海；刮足三里。

# 消化不良

消化不良是消化系统本身的疾病或其他疾病所引起的消化功能紊乱综合征。多因暴饮暴食，时饥时饱，偏食辛辣、肥甘或过冷、过热、过硬的食物所致。主要表现为腹胀不适、嗳气、恶心呕吐、食欲不振、腹泻或便秘、完谷不化等。

【刮痧部位】

刮脾俞、胃俞；点揉中脘、天枢；刮足三里、三阴交。

# 胃下垂

胃下垂是由于膈肌悬力不足，支撑内脏器官韧带松弛，或腹内压降低，腹肌松弛，导致胃脏低于正常位置，站立时胃的下缘到达盆腔，胃小弯最低点降到髂嵴连线以下。属胃无力症，多见于消耗性疾病患者及无力型体质者，直接影响消化功能，常伴有一系列消化道症状，如上腹胀满不适、食欲不振、疼痛、消瘦、乏力等。

【刮痧部位】

点揉百会；刮脾俞、胃俞；点揉中脘、大横、气海、关元；刮足三里。

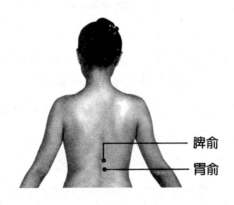

脾俞
胃俞

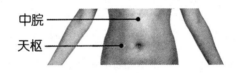

中脘
天枢

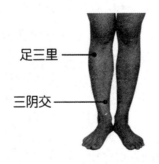

足三里

三阴交

注：治疗消化不良取穴图

143

# 腹　痛

腹痛是泛指胃脘以下、横骨以上范围内的疼痛而言。是临床上常见的一种症状，可伴发于多种脏腑疾病中，如肝、胆、脾、胃、大小肠、子宫等脏腑。虽然腹痛的原因很多、范围很广，但最常见的则以外感寒邪，内入腹中；或过食生冷，中阳受伤，脾胃运化无权。其次是暴饮暴食或进食不洁之物，或脾胃阳虚、气血生化之源不足、经脉脏腑失其濡养而致腹痛。

【刮痧部位】

刮胃俞、肾俞、大肠俞；点揉中脘、天枢、关元；刮梁丘、足三里。

# 慢性结肠炎

慢性结肠炎是指排便次数增多、粪便稀薄，甚至泻下如水样便为主要症状的一种疾病，大多反复发作，病程多在半年以上。胃肠道的分泌、消化、吸收和运动等任何一种功能失常都可能引起肠炎，但大多是由急性肠炎迁延而成。

【刮痧部位】

刮脾俞、肾俞、大肠俞；点揉或刮中脘、天枢；刮足三里。

# 细菌性痢疾

细菌性痢疾简称菌痢，是由痢疾杆菌、侵袭性大肠杆菌等引起的肠道传染病。该病是夏秋季流行的常见疾患，多因饮食生冷、不洁果菜、食物所致。小儿发病率高于成人。临床主要表现为腹痛、腹泻、里急后重、脓血便等。

【刮痧部位】

刮脾俞、大肠俞；点揉天枢、气海；刮曲池、合谷；刮阴陵泉、上巨虚、下巨虚。

# 慢性肝炎

慢性肝炎是指由多种原因引起的肝细胞炎症及坏死。病程在半年以上，多数是由急性肝炎误诊、误治，或由病毒感染、自身免疫功能紊乱及某些药物的作用，使肝炎迁延不愈所致，最常见的是乙型肝炎。其临床表现为全身乏力、食欲不振、肝区闷胀或隐隐作痛、时好时坏等。

【刮痧部位】

刮大椎、至阳、肝俞、胆俞、脾俞；刮膻中、期门、中脘；刮阳陵泉；点揉太冲。

# 便　秘

便秘是由于大肠运动缓慢，水分吸收过多，粪便干燥、坚硬，滞留肠腔，不易排出体外。其特征是排便次数减少，或是由于粪质干燥、坚硬难以排出，腹内有不适感。导致便秘的原因是不规则的排便习惯、久坐少动、食物过于精细、缺少含纤维素较多的食物等。常影响食欲、睡眠，也可并发痔疮、肛裂等疾病。

**【刮痧部位】**

刮大肠俞、小肠俞、次髎；点揉或刮天枢、腹结、气海、关元；刮足三里；点揉公孙。

# 低血压

低血压是指成人上肢动脉收缩压低于12.0千帕、舒张压低于8.0千帕为低血压。患者常有头晕、目眩、耳鸣、乏力、气短、手足发凉、自汗、健忘等症状；严重者出现恶心、呕吐、晕厥等；部分慢性低血压者无自觉症状。

**【刮痧部位】**

刮百会；刮厥阴俞、膈俞、脾俞、志室、肾俞；点揉中脘、关元；刮郄门、风市、足三里；点揉太冲、涌泉。

# 冠心病

冠状动脉粥样硬化性心脏病简称冠心病，主要是指冠状动脉发生粥样硬化，使管腔狭窄或闭塞导致心肌缺血缺氧而引起的心脏病。

【刮痧部位】

刮厥阴俞、心俞、神堂、至阳；点揉天突、膻中、巨阙；刮曲泽、内关及上肢前侧、足三里、三阴交；点揉太溪。

# 肺心病

肺心病即肺源性心脏病，绝大多数继发于严重的肺气肿，少数因肺动脉压力过高所致。由于肺动脉高压，右心室肥大，最后导致心力衰竭。

【刮痧部位】

刮肺俞、厥阴俞、心俞、肾俞；刮膻中、巨阙；点揉气海、关元；刮曲泽、内关及前臂内侧；刮足三里、三阴交。

# 心律失常

心脏收缩的频率或心脏节律的异常，统称为心律失常。心律失常可见于多种器质性病变，或单纯的功能障碍。如自律神经功能障碍，患者可自觉心跳、心慌、心烦，甚至有紧张感。

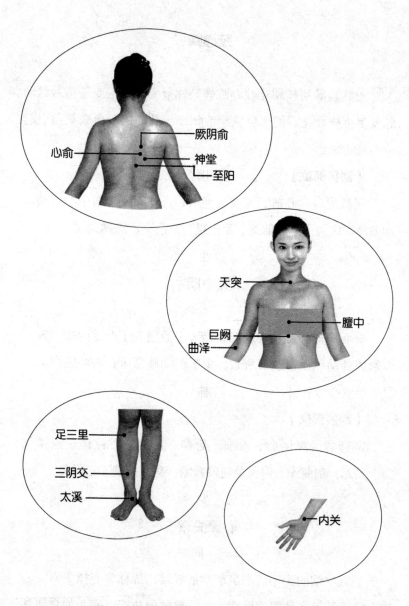

注：治疗冠心病取穴图

【刮痧部位】

刮厥阴俞、心俞、脾俞；刮膻中、巨阙；点揉内关、神门；刮足三里。

# 贫　血

贫血是单位容积血液的红细胞数或血红蛋白量低于正常时的一种病理状态。主要症状有面色苍白、呼吸急促、心悸、疲乏无力等。形成贫血的原因主要有3种：①造血不良，如缺铁性贫血、再生障碍性贫血、巨幼细胞性贫血等；②溶血性贫血，如脾功能亢进等；③急慢性失血。其中以缺铁性贫血最为多见。

【刮痧部位】

刮膏肓俞、肺俞；点揉气海；刮足三里、三阴交；点揉涌泉。

# 慢性肺炎

慢性肾炎是慢性肾小球肾炎的简称。是一组病因不同、病情复杂、原发于肾小球的一种疾病。起病缓慢、病程长，临床表现轻重差异大。初期只有少量蛋白尿或镜下血尿及管型尿，以后可见水肿、高血压、蛋白尿，最后出现贫血、严重高血压、慢性肾功能不全或肾衰。同时可伴有不同程度的腰部酸痛、尿短少、乏力等症状。

【刮痧部位】

刮肝俞、脾俞、命门、三焦俞、肓门、肾俞；点揉中脘、水分、中极；刮阴陵泉、三阴交、复溜、太溪。

# 泌尿系统结石

泌尿系统结石，是肾结石、输尿管结石及膀胱结石的总称。肾结石多因尿液中胶体和晶体物质失调、尿中盐类代谢紊乱所致，另外，尿路梗阻、感染、异物等也可促使结石形成；输尿管结石多因肾结石移入而继发；膀胱结石可继发，但多数为地区性疾病。典型的临床表现为：血尿，剧烈的腰背或下腹部绞痛，呈阵发性剧烈发作，患者可坐立不安、面色苍白、出汗并有恶心呕吐，疼痛可沿输尿管向大腿内侧及外生殖器部位放射。膀胱结石可引起排尿突然中断、剧烈疼痛及尿潴留等。

**【刮痧部位】**

刮肝俞、脾俞、肾俞、膀胱俞、志室、京门；点揉中极，太冲；刮阴陵泉、足三里、三阴交。

# 甲状腺功能亢进症

甲状腺功能亢进症，简称甲亢。系甲状腺体过多分泌甲状腺激素所致。中年女性发病率较高，主要表现有颈前两侧甲状腺部位可见轻度或中度弥漫性肿大，伴有烦躁易怒、心悸失眠、心动过速、畏热多汗、面赤升火、易饥多食、形体消瘦、咽干口燥，部分患者有突眼症。

【刮痧部位】

刮风池、风门、肾俞及膀胱经；挟人迎；点揉天突、内关、神门、手三里、太冲；刮阴陵泉、三阴交。

## 糖尿病

糖尿病是一种以代谢紊乱、血糖增高为主要临床特征的一组疾病。早期可无症状，典型症状为多尿、多饮、多食、疲乏消瘦，即"三多一少"。重症可见神经衰弱症状及继发的急性感染、肺结核、高血压、肾及视网膜等微血管病变。严重时可出现酮症酸中毒、昏迷，甚至死亡。

【刮痧部位】

刮肺俞、胰俞、脾俞、命门、三焦俞、肾俞；点揉阳池、中脘、关元；刮足三里、三阴交、水泉。

## 头 痛

头痛是一个常见的自觉症状，引起的原因非常复杂。头部及五官病可致头痛，头部以外或全身性疾病也可引起头痛。所以每遇头痛，须先辨清发病原因，以便采取适当措施（凡颅内占位性病变和颅外伤所致头痛，不宜用刮痧治疗）。

【刮痧部位】

刮百会、风池、完骨、天柱及后头部；刮肩井、风门；点揉头维、太阳；刮曲池、外关；点揉气海、合谷、列缺；刮丰隆、血海、阴陵泉、足三里、三阴交；点揉太冲、行间。

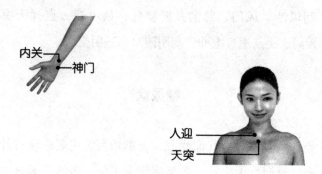

内关

神门

人迎

天突

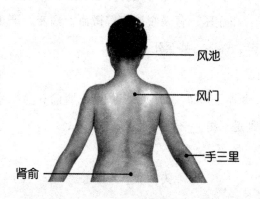

风池

风门

手三里

肾俞

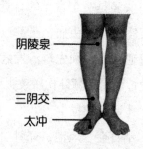

阴陵泉

三阴交

太冲

注：治疗甲状腺功能亢进症取穴图

152

保健养生不求人

# 中医秘方妙用

武志军 / 主编

江西科学技术出版社

**图书在版编目（CIP）数据**

保健养生不求人 . 5，中医秘方妙用 / 武志军主编
. — 南昌：江西科学技术出版社，2020.12
  ISBN 978-7-5390-7519-8

Ⅰ . ①保… Ⅱ . ①武… Ⅲ . ①秘方—汇编 Ⅳ .
① R212

中国版本图书馆 CIP 数据核字（2020）第 175779 号

国际互联网（Internet）地址：http://www.jxkjcbs.com
选题序号：ZK2020271
图书代码：B20292-101


责任编辑　宋　涛
责任印制　夏至裳
封面设计　书心瞬意

保健养生不求人 . 5，中医秘方妙用　　　　　　　　　　　武志军　主编
**BAOJIAN YANGSHENG BUQIUREN.5，ZHONGYI MIFANG MIAOYONG**

| | |
|---|---|
| **出版**<br>**发行** | 江西科学技术出版社 |
| **社址** | 江西省南昌市蓼洲街 2 号附 1 号 |
| | 邮编：330009　电话：（0791）86623491　86639342（传真） |
| **印刷** | 北京一鑫印务有限责任公司 |
| **经销** | 全国各地新华书店 |
| **开本** | 880mm×1230mm　1/32 |
| **字数** | 96 千字 |
| **印张** | 5 |
| **版次** | 2020 年 12 月第 1 版　2020 年 12 月第 1 次印刷 |
| **书号** | ISBN 978-7-5390-7519-8 |
| **定价** | 168.00 元（全 5 册） |

赣版权登字 –03-2020-312

# 前／言

中医学博大精深，其生命力穿越数千年的时空，直到今天仍然活力四射，享誉全球，成为中华文明傲身世界的强大支柱。

中医之所以历久弥新，影响巨大，大量有明文记载的神奇药方功不可没。那些经历代名医、方士历尽千辛万苦，甚至冒着生命之险创制并流传下来的妙方、秘方，没有任何时代局限，其效用千年不移，缔造了中医千年不朽的奇迹。然而，如今西医日盛，加之有系统体例而又通俗易懂的药方书比较少见，使中医的光芒黯淡了许多。

为此，编者针对常见的和罕见的近百种疑难杂症，搜集整理了散见于民间的众多良方、妙方、秘方，同时经过严格的验证，从中筛选出近千个经济、实用的好药方，供广大读者参考使用。书中提及的所有药方，需在专业医师指导下使用。

本书是集科学性、针对性、实用性于一体的普及性读物，既能现用现查，同时又具有收藏的价值。当然，因编者水平有限，书中不尽或不当之处在所难免，希望读者能提供宝贵意见。

# 目 / 录

## 眼 部

## 耳 科

## 鼻 部

## 咽 喉

## 腰、腿、关节肿痛

## 烫伤、烧伤

## 中华秘方

## 综合病症

# 头　部

## 偏头风

**方一**

卤砂末5克，水润鼓心5克，捣丸皂子大，棉纱露出一头，随左右纳鼻中，立效。

**方二**

南星、半夏、白芷三味，等份研末，捣烂生姜、葱头为饼，贴太阳穴上，一夕良已。

**方三**

蓖麻子同乳香、食盐捣贴，一夜痛止，治标妙法也。

## 方四

川楝子加烧酒少许，炒之。入包袱内熨之，左侧熨左，右侧熨右，不数次，便已除根，神效。

# 头 痛

## 方一

远志末不拘多少喷鼻中，虽痛不可忍者亦止。

## 方二

当归100克，酒500毫升，煎取300毫升，饮之，日再服。

## 方三

蕲艾揉为丸，时时嗅之，以黄水出为度。

## 方四

川乌头、天南星等份为末，葱汁调涂太阳穴，即年久头痛亦止（川乌头有毒性，需在专业医师指导下服用）。

# 头 眩

## 方一

【主治】风热上冲，头目晕眩，胸中不利。

【用法】川芎、槐角子各50克，为末，每服15克，用茶汤调下。

## 方二

【主治】头风晕眩，多汗恶风，胸膈痰饮。

【用法】川芎500克，天麻200克，为末，炼蜜丸如弹子大，每嚼1丸，茶汤下。

## 方三

【主治】失血过多，晕眩不醒。

【用法】川芎、当归，酒浸等份，每服20克，水煎温服。

## 方四

生白果肉2个，杵烂，开水冲服，至重者，5次必愈。

# 治头鸣方

【主治】患者头部觉如蛙，其名曰天白蚁。

【组成】大风药叶、黑芝麻、牡丹皮、栀子各等份。

【用法】捣末，以蜜调和丸，梧子大，陈细茶煎汤下20丸。不效，稍稍加至40丸。

## 治偏头痛方一

【组成】川芎、石膏、龙脑各200克，人参、茯苓、甘草（炙）、细辛各100克，生犀角、栀子各50克，阿胶（炒）75

克，麦门冬（去心）150克。

【用法】上药共研为末，蜜丸如弹子大，酒下丸，神效。

### 治偏头痛方二

【用法】将鲜丝瓜根90克，甲蛋2个，水煎服，可治偏头痛。

## 头痛塞鼻散治疗偏头痛

【组成】川芎、白芷、炙远志各50克，冰片7克。

【用法】共研细末，瓶装密贮勿泄气。以消毒纱布一小块，包少许药末，塞入鼻孔，右侧头痛塞左鼻，左侧头痛塞右鼻。

## 治雀斑方

【主治】患者面部不净，状如雀卵者甚多，俗名雀斑。

【用法】苦酒（醋）、黄白术（白术而色黄者堪用），常以拭面，渐渐自去。

或以新生鸡蛋1个，穿去其黄，以朱末（银朱末）50克纳其中，漆固。以鸡孵着（待母鸡孵卵时放在一起），倒出，取涂面，立去其斑。

## 治黑痣方

【组成】荠苨10克，桂心5克。

【用法】上料捣筛，以酢浆水（酢浆草又名酸浆，野生，杀诸小虫，恶疮，可外敷，可内服）拌敷适量，1日，即脱。同时内服栀子散。

## 治面生痤疮

【组成】麝香15克，附子50克，当归、川芎、细辛、杜衡、白芷、芍药各20克。

【用法】上料切碎，以腊月猪膏750克，煎三上三下，去滓，下香膏以敷疱上，1日3次，瘥止。

## 治粉刺妙方

【组成】光明砂（研）20克，麝香10克，牛黄5克，雄黄15克。

【用法】上料捣筛研如粉，以面脂1千克纳药中，和搅令极稠，一如敷面脂法。以香浆水洗，敷药，避风，经宿粉滓落如蔓菁子状。

## 面上瘢痕

### 方一

用白蒺藜、山栀各50克为末，醋调，夜涂旦洗，疤痕渐脱，面目润泽。

## 方二

用真玉日日磨之，久则自减。

# 面上皱纹

## 方一

春取桃花，夏取荷花，秋冬取芙蓉花，以雪水煎汤频洗自效。

## 方二

大母猪蹄4个，洗净，煮成膏，卧时搽面上，次早洗去，半月后即不皱。

# 治面瘫

【组成】番木鳖（即马钱子）500克，白蜜适量。

【用法】将番木鳖加水3.6升，煮沸20分钟，趁热刮去外皮，取净仁切片置瓦上文火烘酥，研筛为细末，白蜜调为稀糊状，文火煮15分钟，待温备用。

将药膏涂患侧面部（向左边斜涂右侧，向右边斜涂左侧），厚约0.2厘米（口、眼部不涂），用纱布覆盖，每日换药1次。搽药处3～5日发生奇痒，6～8日出现粒疹，9～14日若疼痛剧烈，则为向愈先兆，即可停药。

# 治黄褐斑（黧黯、蝴蝶斑）小验方

**方一**

鸡蛋酒浸7日，每晚用蛋白涂之。

**方二**

白僵蚕、白牵牛等份为细末，用蜜调搽。

**方三**

白及、苦参、零陵香等份共研为细末，凡士林调和外搽。

**方四**

白附子、白及、白蔹、白茯苓等份为细末，睡时用乳汁调和搽之。

**方五**

炙黄芪24克，党参18克，炒白术、朱茯神、炒枣仁、炙远志、龙眼肉、当归各15克，木香5克，蝉蜕、炙甘草、大枣各6克，水煎服（用于心脾两虚者）。

**方六**

炙黄芪30克，党参24克，炒白术、朱茯神、炙远志、龙眼肉、当归、熟地、枸杞、女贞子、旱莲草各15克，蝉蜕、炙甘草、大枣各6克，炒枣仁12克，水煎服（用于心脾两虚、肾阴不足者）。

## 方七

柴胡9克，生地15克，白术9克，丹参15克，香附12克，茯苓12克，薄荷3克，煨姜1.5克，蝉蜕6克，水煎服（用于肝郁脾虚者）。

## 方八

柿树叶研细粉，加入焙化的凡士林中，搅拌，成膏状为度，每日外搽3～4次。

# 齿　部

## 虫牙止痛方

【组成】韭菜子25克，研末。

【用法】加25毫升麻油混匀，盛杯内，点火燃烧，即发出香气，再用一根葱管或细竹管，一头放在蛀牙处，另一头置杯口，用嘴吸香气约20分钟，即可止痛。

# 妙治牙痛

【组成】玄参、生地各30克。

【用法】水煎服，每日1剂。

【附注】临证时门牙上下四齿痛者，为心包之火，加黄连5克；门牙旁上下四齿痛者，为肝经之火上，加炒栀子10克；再上下四齿者，属胃经之火，加石膏20克；再上下四齿者，为脾经之火，加知母12克；再上下四齿者，属肾经之火，加熟地30克；大牙亦属肾。

# 治牙痛妙方

【组成】细辛9克，麻绒12克，白芷94克，石膏94克，枯芩24克，粉草12克，粉丹12克，淮牛膝125克（另包，先熬），老姜引。

【用法】连服3剂。第1、第2剂熬水服，第3剂熬好后将药水炖猪前脚或仔鸡公，另加斑鸠子根（又名树地瓜）200克一起炖；炖好后先喝3口噙牙，噙后吐去，然后吃药喝汤。

# 风热牙痛

**方一**

风热上蒸牙痛，此实痛也，用连翘、滑石、金银花各10

克，水煎服有效。

## 方二

淡竹叶15克，石膏15克，煎服即愈。

## 治牙龈肿痛

【组成】大黄、升麻、金银花各20克，黄连、黄芩、竹叶、生甘草各10克。

【用法】以上七味药放暖瓶内，加开水1.5升，加盖1小时后即可服用。

【附注】龋齿者加蜂房20克，阴虚者另服六味地黄丸。

## 生姜止牙痛方

【用法】生姜能止牙痛，一小片生姜咬在痛处即可止痛，可重复使用，睡时也可将其留在口中。

## 虫蛀牙痛

虫蛀牙痛，痛在一处，或有脓者，用明雄末120克，小磨麻油250毫升，调匀搽痛处，漱去再搽，日数次，自愈。

## 牙根肿痛

【主治】牙根肿痛。

【用法】用瓦花、白矾等份水煎漱之，立效。

## 牙痛急解方

【用法】牙痛主要是由于"火"而致，可取生地（切成片）一块，内夹细辛适量（细辛量以夹住为度），放入疼痛部位含服片刻，即可迅速止痛，然后吐出，再服食清热泻火之其他药物，以达治本之目的。

# 眼　部

## 治红眼病验方

【组成】金银花20克，菊花20克，大青叶40克，蛇床子20克。

【用法】水煎滤渣后，用毛巾浸药液热敷双目。1日2次，每次20分钟。敷后避风；同时口服黄连上清丸，1日2次，每次1丸。

## 双目不明

黑豆100粒，黄菊花5朵，皮硝30克，水少许，煎至七成，带热熏洗5日，换药再洗，一年后，可以复明，平日忌茶，并戒恼怒。

## 治夜盲症方

【组成】猪肝50克，花生油少许。

【用法】共炖服，每日1剂，连服3~4次。

## 目昏多泪

【组成】生地、熟地、川椒子各适量。

【用法】闭口者不用，各等分为末，蜜丸梧子大，每服50丸，盐米汤，空腹服下。

## 治青盲方

【用法】以猪胆1具，微火煎之，丸如黍米，纳眼中，食顷。内服用：黄牛肝1具，土瓜根150克，羚羊角屑150克，蕤仁150克，细辛300克，车前子500克，六味药合于瓶中，春夏之月封之15日，冬月封之20日，出曝干，捣下筛，酒服2克。

# 治目昏眼花方

【组成】沙苑14克，鸭肝1个。

【用法】加水同炖熟食之。能治肝肾不足引起的目昏眼花、视力模糊等。

# 治结膜炎方

【组成】麻黄3克，红花6克，茅根12克，炒薏苡仁15克，川乌头6克。

【用法】水煎，服后熏洗双眼，服用6剂痊愈。

【附注】风寒症状明显，不奇痒可忍者，加细辛3克，以睑结膜型为主，结膜表面呈暗滞色者，加川芎6克，云苓9克；角膜周围污秽，有膜高起，侵入角膜缘加木贼9克。

# 复明丸治疗视神经萎缩

【组成】羊肝1具，菟丝子、车前子、麦门冬、草决明、白茯苓、五味子、枸杞子、茺蔚子、苦葶苈、蕤仁（去壳）、地肤子（去壳）、建泽泻、北防风、枯黄芩、炒杏仁（去皮尖）、辽细辛、肉桂心、青葙子、当归、白芍、白术、银柴胡、丹皮、栀子、甘草、丹参各60克，熟地90克。

【用法】以上诸药，共研为细末，炼蜜为丸，每丸重9克。

每日早晚各服1次，每次2丸，饭后温开水送服。忌食辛辣炙煿、生冷油腻之品，戒房事。

# 治疗单纯疱疹性角膜炎方

## 方一

（浅表型）用银翘荆防汤：金银花、板蓝根、蒲公英各20克，连翘、荆芥、防风、柴胡、黄芩、桔梗各10克，薄荷6克，甘草5克。头痛甚者加羌活、白芷各10克。

## 方二

（中层型）用龙胆泻肝汤加减：龙胆草、山栀子、黄芩、柴胡、赤芍、车前子、连翘、大黄各10克，金银花、蒲公英各20克，甘草6克。头痛甚者加白芷、蔓荆子各10克。

## 方三

（深层型）用银翘蓝根汤：金银花、板蓝根、生石膏各30克，蒲公英、生地各20克，连翘、黄芩、防风、知母、赤芍各10克，大黄、玄明粉各15克，黄连6克，甘草5克。头痛甚者加白芷10克。

【附注】各方均水煎服用。

# 耳 科

## 矾冰散治中耳炎

【组成】枯矾5克，冰片3克。

【用法】上药共研极细末，装瓶备用。用时先以过氧化氢冲洗外耳，棉签吸干，再取本药少许，吹入耳内，每日1次，连用3次即愈。

## 治冻耳成疮方

【用法】生姜绞取汁，熬膏涂之。忌用火烘、汤泡，犯之者则肉死。

## 治中耳炎妙方

方一

【组成】猪胆汁30毫升，枯矾30克。

【用法】先将枯矾研为细末，再与胆汁混合拌匀，晾干为面，装瓶备用。用时，将药面少许置于适量清麻油中，调匀滴耳。滴前需将耳内脓水用药棉揩净。

### 方二

【组成】核桃仁500克，冰片15克。

【用法】将核桃仁研细，煮熟（约半小时），趁热用双层纱布包裹榨油，再加研为极细的冰片粉于油内，加温拌匀，装入消毒瓶内备用。先用双氧水洗去耳内分泌物，蘸干，上药2～3滴，每日2～3次，治愈为止。

## 治耳中出血方

【组成】内用：生地50克，麦门冬50克。外用：麝香10克，沉香30克，白矾5克，糯米50粒。

【用法】内用药：加水二碗，煎取一碗，食后顿服。外用药：共研为末，糊丸梧子大，薄绵裹之，如左耳出血塞右鼻，右耳出血塞左鼻，两耳出血塞两鼻。

## 治耳中有脓方

【组成】吴白矾（烧汁尽）40克，麻勃（即大麻花）10克，青木香10克，松脂20克。

【用法】四味捣末，先消松脂，后入药末，做丸如枣核，净拭以塞耳中，取瘥。

# 耳鸣目痒

**方一**

生乌头一个，乘湿削如核枣大塞耳，日换数次，过三五日便愈，不然久则成聋。用棉花绞净脓，沾药2~3次即愈。

**方二**

白矾锻研，入麝香少许，棉裹塞耳中。

**方三**

用头发瓦上烧存性，为细末，每5克，加冰片350毫克。研末，只少许入耳，甚效。

**方四**

用番木鳖磨水滴耳内，即愈。

**方五**

大人、小儿耳内生疗、出毒之后，脓水久久不干，或伤水湿在底，停耳成脓，臭秽之水时流出者，用小麦粉，以醋煎滚，打如糨糊，晚上搽于耳之前后，留出耳上不搽，以纸1张裂缝套耳盖之，免污枕被，次早洗去，晚上再搽。不过3~5次，脓干痊愈。

## 治耳痛方

【组成】菖蒲、附子各10克。

【用法】二味末之。以麻油调和，点耳中，痛立止。

## 治耳痒神方

【组成】生乌头1个。

【用法】削如枣核大，塞入耳内，日换数次，三五日即愈。

# 鼻　部

## 治酒渣鼻方

【组成】麻黄、麻黄根各100克。

【用法】以黄酒2.5升，重汤煮三炷香，露一宿。早晚各饮三五杯。至三五日出脓成疮，十余日脓尽，脓尽则红色退，先黄后白而愈。

# 硫黄苦参煎治酒糟鼻妙方

【用法】将硫黄、百部、蛇床子、桃仁各20克，苦参、白花蛇舌草各30克，黄芩15克，用800毫升水煎至100毫升，过滤，再将四环素3克，甲硝唑2.4克打粉纳入，储瓶备用。用时摇匀，用棉签蘸涂患处，1日数次。

# 治鼻痣方

【主治】鼻痣生于鼻内，形如石榴子，渐大而下垂，令人气不通畅。

【组成】辛夷30克，黄芩、栀子、麦门冬、百合、知母、石膏各5克，升麻15克，甘草25克，枇杷叶3片。

【用法】以水二碗，煮取一碗，食后服。

# 治鼻窒塞不通方

【组成】白芷、当归、川芎、细辛、辛夷、通草、桂心、薰草各15克。

【用法】八味以苦酒渍一宿，用猪膏1千克煎之，以白芷色黄为度。膏成去滓。取少许点鼻中，或绵裹纳鼻中，瘥止。

# 鼻准红赤

### 方一

食盐研细，每早擦牙，噙水漱口，吐入手中洗面，月余自愈。

### 方二

白果嚼融，和甜酒糟，夜敷日洗，甚效。

### 方三

玉蓉粉搽之，极效。

### 方四

荞麦面烧灰存性，研细，麻油敷之。

### 方五

雄黄、硫黄各25克，水粉10克，用头生乳汁调搽，不过3～5次，即愈。

# 治鼻窦炎（鼻渊）妙方

【组成】当归60克，金银花、生地、玄参各30克，苍耳子12克，辛夷、川贝母、炒山栀各10克，白芷、甘草各6克，柴胡、细辛各3克。

【主治】急、慢性鼻窦炎。症见：头痛鼻塞，不识香臭，鼻流黄稠涕或脓涕。

【用法】水煎温服，每日1剂。

## 藕汁治鼻流血妙方

【用法】将 鲜藕连藕节一起捣烂，再用干净纱布包住挤取藕汁。鼻流血时将藕汁滴入2～3滴后流血即止，如感到鼻腔干燥，再用少许甘油涂上即可。

## 辛夷花散塞鼻治鼻窦炎

【组成】辛夷花15克，白芷、苍耳子各10克，桂枝5克。

【用法】将上药烘干研末过筛，装瓶备用。每日晚饭后取药末1克，3厘米见方双纱布2块，将药末分包成2个药球，以棉纱扎紧，并留线头3厘米，先塞1个药球于一侧鼻孔，用另一鼻孔呼吸；1小时后将药球拉出，将另1药球塞入对侧鼻孔。一般5日左右即见好转。10日为1个疗程，轻者2疗程可愈，重者亦可减轻诸症。

## 葱治急、慢性鼻炎妙方

【用法】急、慢性鼻炎：用火葱葱白洗净捣汁，涂抹鼻唇间即通。小儿伤风鼻塞，甚至不能吸奶，也可将葱汁涂抹鼻唇间。

## 治鼻多清涕方

【组成】细辛、蜀椒、干姜、川芎、吴茱萸、皂荚（去皮尖）、附子各150克，猪膏650克。

【用法】先将各药浸苦酒中一宿，次以猪脂煎之，候附子色黄为止，膏成去滓。俟凝，以绵裹少许，导鼻中，并摩顶。

## 治鼻血妙方

用手蘸冷水拍打患者的前额和后颈部。

## 鼻流清涕不止

【用法】生花生适量入锅内，令本人亲手拌炒，炒之数次即愈，神效。

## 各项鼻病

【用法】凡鼻渊，鼻痔，鼻中肉块，鼻塞，鼻疮等症，取辛夷花苞（去赤肉、毛子），用芭蕉水煎泡一夜，焙干为末，加麝香，用葱白蘸入鼻孔，数次极效。

# 咽 喉

## 慢性咽炎

【组成】败酱草30克，全栝楼25克，麦门冬12克，大黄、甘草各3克，苏子、蝉蜕、桔梗、桃仁各10克。

【用法】上药以水煎服，每日1剂。

【附注】慢性咽炎急性发作，咽痛、发热者加金银花30克，板蓝根15克，薄荷6克；伴胸胁胀满，气结郁滞者加服逍遥丸；虚火旺盛，口咽干燥，夜间尤甚，手足心热加服知柏地黄丸。

## 治喉肿方

【组成】豉1.5千克，犀角屑50克，羚羊角屑50克，芍药150克，升麻200克，杏仁（去皮尖）50克，甘草（炙）100克，栀子7个。

【用法】以水7升，煮取1.5升，去滓，分3服。忌海藻、菘菜。

## 治疗咽炎验方

【组成】用新鲜青梅、软体动物蜒蚰、天名精、蒲公英、甘草，以及适量盐、糖制成"咽梅"，治疗慢性咽炎和急性咽炎有一定疗效。

【用法】每次含服1个，可含1小时左右，每日含服3～4次，以1个月为疗程。

## 治喉风方

【组成】天南星30个，大半夏、白矾、白盐、防风、朴硝各200克，桔梗100克，甘草50克，大梅实（择七分熟者）100个。

【用法】先将硝盐水渍24小时，然后将各药研碎，方将梅实置于水，淹过三指为度。浸7日取出曝干，又入水中浸透再曝之，俟药水干为度。方将梅子入瓷罐封密，如霜衣白愈佳。用时绵裹含口中，徐徐咽汁下，痰出即愈。

## 治喉疬方

【主治】初生如梅核，吐之不出，咽之不下，久之渐上于喉结之间。

【组成】焰硝75克，硼砂25克，雄黄10克，白僵蚕5克，龙脑20克。

【用法】上药共研末，含之口中，勿咽下。

# 治咽痛失声方

【组成】栝楼一个，白僵蚕（去头，炒）25克，甘草（炙）100克。

【用法】上药共研为细末，每服15克，温酒或生姜自然汁调下。或用绵裹含化。咽津亦得，日两三服。

# 养胃汤加减治慢性咽炎

【组成】太子参30克，丹参、玉竹各20克，麦门冬、石斛、玄参、乌梅、木瓜各15克，鸡内金、降香、佛手、香橼各10克。

【用法】上药煎汁服之。

# 治咽喉肿痛方

【用法】嫩丝瓜捣汁，每服1汤匙，日服两三次，并可汁水含漱，可治疗咽喉肿痛。

# 治喉病方

【用法】鲜青果20个（去核），鲜芦根4支（切碎），水煎，代茶。二药合用，清解肺胃之热功力大。

# 蜂蜜茶治咽炎

【用法】取适量茶叶用小纱布袋装好，然后置于杯中用沸水泡出茶汁（比饮用的茶汁稍浓），待其稍凉后，再加蜂蜜适量搅匀，每隔30分钟用此溶液漱喉并咽下，一般2日即可痊愈。

## 咽喉声哑

### 方一

硼砂50克，元明粉、胆星各5克，诃子肉10克，冰片3分，共研为末，外捣大乌梅50克，捣如泥，制成丸，丸如龙眼核大，每用1丸，含化数次即愈。

### 方二

猪油1千克，熬去渣，入白蜜500毫升，再炼，少顷沥净入瓷器内，俟成膏，不拘时挑起1匙，兼治肺热声哑。

# 咳嗽　气喘　哮喘

## 治伤寒咳嗽方

【组成】知母100克，川贝母、乾葛、芍药各150克，石膏200克，黄芩150克，杏仁50克（去皮尖）、栀子仁150克。

【用法】上8味切碎，以水7升，煮取至2.5升，去滓，分为3次服。如人行三四千米，再服。忌蒜、面7日。

## 治咳嗽方

【主治】五嗽者，谓上气嗽、饮嗽、燥嗽、冷嗽、邪嗽等是也。

【组成】皂荚（炙）、干姜、桂心等份。

【用法】上药共研为末，以蜂蜜调和为丸，服3丸，酒饮俱可，1日3次。忌葱。

## 治久咳方

【组成】款冬花、干姜、芫花根各100克，五味子、紫菀各150克。

【用法】先以水煮（款冬花、五味子、紫菀）三味，取3.5升，去滓纳芫花、干姜，加白蜜3升，合投汤中，令调于铜器中，微火煎如饴，可1.5升，服枣核大含之，每日3服。曾数用甚良。忌蒜、面食、腥、腻。

## 治热性咳喘方

**方一**

白果7个，薏苡仁5克，冰糖渣30克，煮成粥。

特点：香、甜、软、糯，润肺止咳。

**方二**

生梨丁50克，冰糖30克，加入糯米煮成粥。

**方三**

竹沥油5毫升，拌入粳米粥内，甜、咸自便。

**方四**

水萝卜末50克，粳米粥500克，煮熟后加盐、味精、竹沥油少许。

**方五**

生海蛤10个，沸水中烫熟，去壳，紫菜50克，放入稠粳米粥内，加入盐、味精适量。

### 方六

地梨末50克，冰糖渣30克，放入粥内。

## 治咳嗽唾血方

【组成】钟乳250克，牡蛎（熬）、桂心各300克，射干、桃仁（去皮尖）、川贝母、橘皮、百部根、五味子各150克，生姜300克，白石英、半夏各250克，款冬花、甘草（炙）、厚朴（炙）各100克，羊肺1具。

【用法】先以水23升煮羊肺，取10升，去肺纳药，取3升，分4服，日三夜一。忌羊肉。

## 重剂小青龙汤治疗支气管哮喘

【组成】炙麻黄15克，桂枝、五味子、干姜各9克，制半夏、白芍各30克，细辛6～9克，甘草9～15克。

【用法】每日1剂，水煎2次，分2次服。

【附注】寒痰黏稠者加旋覆花（包煎）、白芥子、苏子各9克，莱菔子30克；痰热壅肺者加鱼腥草、开金锁（金荞麦）、生石膏各30克，象贝母9克，淡鲜竹沥30克。

## 治老年气喘方

【组成】胡桃肉50克，冰糖100克。

【用法】一起捣烂，分5次用开水冲服，每日1次。

## 治咳喘方

【组成】石菖蒲1克，川僵蚕3克，北杏仁、牛蒡子、鱼腥草各15克，马勃、甘草各5克，赤芍10克。

【附注】热重酌加紫花地丁、半枝莲、大青叶、连翘、金银花；营分郁滞者加当归、川芎、桃仁、红花；气虚加党参、远志、陈皮；痰多加冬瓜仁、橘红。

## 治老年哮喘

【组成】熟地、丹皮、泽泻、淮山药、五味子、山萸肉各10克，茯苓20克，枸杞子、补骨脂、巴戟天各15克，胡桃肉12个。

【用法】上药以水煎服，每日1剂，于早晚饭后一个半小时后服。1个月为1个疗程。服药期间忌食生冷油腻，避免受凉。

【附注】偏肾阳虚加熟附子、肉桂各10克，偏肾阴虚加麦门冬、石斛各30克；咳嗽痰多加川贝母粉（冲服）4克，射干、桔梗、杏仁各10克；纳差加白术10克，焦三仙各15克。

## 哮喘验方

【组成】甜葶苈20克，炙苏子15克，川贝母20克，云苓40克，前胡15克，炒白芥子10克，炒萝卜子15克，黄芪15克，党参、川黄连各2.5克。

【用法】以上除川黄连为末冲服外，余水煎服。

## 喘咳验方

【主治】慢性支气管炎、喘急咳嗽、喉中痰声。

【组成】麻黄15克，川贝母10克，桔梗10克，杏仁10克，苏子5克，橘饼1个，茶心15克。

【用法】先冲泡茶心约二碗，然后将上列药品煲茶心茶，橘饼和汤同服，不分量次随时可服用，效果颇佳。

# 高血压

## 白萝卜降血压方

【用法】白萝卜（多汁、不辣者更好），洗净，捣烂，绞汁，每次150克，兑少量蜂蜜顿服，每日2次。

## 大蒜降血压方

【组成】大蒜2～3瓣。

【用法】捣汁冲服或就饭吃，每日3次。

## 糖醋蒜降血压方

【组成】大蒜头。

【用法】放入糖醋中浸泡。数日后每日早晨吃糖醋大蒜头1～2个，同时饮适量糖醋汁。

## 西瓜降血压方

【组成】西瓜。

【用法】绞汁或连瓤吃。每次500克，每日2次。

## 西红柿降血压方

【组成】西红柿适量。

【用法】绞汁，每次饭后服150毫升。

## 海带末降血压方

【组成】海带。

【用法】晾干，研成细末，每次3～4克，开水冲服，连用1～3个月。

## 猪胆汁降血压方

【组成】猪胆汁200毫升，绿豆粉100克。

【用法】拌匀，晾干，研成细末，每次用开水冲服6~8克，每日2次。

## 鲜芹菜降血压方

【组成】鲜芹菜适量。

【用法】用温开水反复洗净，捣烂绞汁，每次10~15滴，每日3次。

## 鲜茼蒿降血压方

【组成】鲜茼蒿一把。

【用法】洗净切碎，捣烂取汁，每次50毫升，温开水冲服，1日2次。

## 苹果降血压方

【组成】成熟苹果适量。

【用法】洗干净后去掉外皮，绞汁，每次100毫升，每日服3次。

# 高血压单纯头晕方

【组成】菊花12克，桑叶、白蒺藜、青葙子、青木香、夏枯草、广地龙、决明子、川牛膝、桑寄生各9克，钩藤（后下）18克。

【用法】水煎2次分服，每日1剂。血压降至正常后，隔日或隔3～5日服1剂。

适用于高血压患者仅有头晕，别无兼症者。

# 高血压验方

### 方一

【组成】牡丹皮10.25克，炒白术15克，泽泻15克，生白芍15克，山萸肉20克，淮山药25克，炙甘草15克，川茯苓15克，川麦门冬25克，川归10.25克，北柴胡10克，生地25克，黄芩10克，元参25克，草决明25克。

【用法】本方主治中老年人高血压、心悸失眠、头眩、耳鸣、血管硬化。

### 方二

【组成】带红衣的花生米。

【用法】在醋中密封浸泡1星期，每晚临睡前，嚼碎吞服2～4粒，连服7日为1个疗程，具有降压作用。

## 柿子降血压

【组成】柿子适量。

【用法】榨汁，用牛奶或米汤调服，每次150毫升，1日3次。

# 胃　病

## 开胃消积妙方

### 方一

山楂糕或条切丁，白糖30克，拌入粥内。

### 方二

麦芽或谷芽50克煎水去渣，与粳米50克煮粥，甜、咸自便。

### 方三

萝卜丁60克加入玉米面粥同煮，加盐、味精、葱、油若干。

### 方四

炒鸡金粉5克，拌入粳米粥内，甜、咸自便。

### 方五

麦片50克，白糖30克煮粥。

## 温胃止痛、寒性胃痛方

### 方一

干姜5克，饴糖30克，煮粳米粥500克。

### 方二

五香粉拌猪肉末30克，酱油、味精、姜末若干，炒熟后拌入粥内。

### 方三

肉桂粉2.5克，丁香2.5克，大茴香、小茴香、酱油、盐若干，熟鸡蛋打碎壳，同煮1小时，取出切片，将原汤拌入粥内。

## 治胃炎妙方

### 方一

冰糖渣30克，红茶菌液30克，拌入粥内。

### 方二

洋葱末30克，紫头萝卜末30克，与粳米煮粥，味精、盐各适量。

## 方三

鲜葡萄50克入沸糯米粥内烫熟，加冰糖渣30克。

## 方四

柚子瓣3片去衣去核，加白糖30克，拌入糯米粥。

## 方五

香橼果酱30克，白糖30克，拌入糯米粥。

## 方六

猪肚1个，紫皮蒜10个（打碎），糯米粉250克，盐、味精、酒、姜各适量，拌匀纳入猪肚，扎口炖烂后切成小块，连汤服几日。

# 治胃、十二指肠溃疡方

## 方一

乌贼骨5个水煎取汁，兑入稠糯米粥，盐、味精各适量。

## 方二

鸡蛋壳（连衣）3个水煎取汁，兑入稠糯米粥，加麻油、盐、味精各适量。

### 方三

百草霜30克,与炒黄豆粉50克煮粥糊,加白糖30克。

### 方四

苏打饼干6块切成小块,加入沸水锅内,鸡蛋1个,烧成蛋花,加盐、味精、麻油各适量。

### 方五

卷心菜丝50克,入沸粥内烫熟,加盐、味精、麻油各适量。

## 噎膈反胃验方

【用法】将韭菜捣汁服可治疗噎膈反胃、咽下困难。韭菜子性温,与韭菜同样有补肝、助阳固精之功,常用来治疗肾阳虚的阳痿、遗精、遗尿、尿频等。

## 治老人脾胃虚弱验方

【用法】食量少而大便溏者,可以每日食健脾胃的粥。用山药、莲子、芡实、薏苡仁各5克,煮烂,加白米10克再煮成粥。当作早饭或午餐均可,宜长期服用。如小儿消化不良,不思食,可再加生山楂5克同煮,一顿吃不完,可分两顿食之。

## 治疗萎缩性胃炎验方

【组成】黄芪30克，肉桂8克，丹参15克，乳香、没药各8克，生蒲黄13克，三棱10克，莪术10克，川芎12克，乌药10克。

【用法】每日1剂，水煎，分2次温服。

## 治胃溃疡偏方

【组成】马铃薯5个（约500克）。

【用法】洗净，除掉芽眼（芽眼有毒），用擦丝板擦成末。将马铃薯汁挤入砂锅中，用慢火熬砂锅里的汁液，但不要搅拌。因蒸掉水分，锅底会出现稀溜溜的淀粉，这时再进一步熬一段时间，直到砂锅里剩下焦黑的炭黑。刮出炭黑，用研钵研碎，用筛子筛出粉末，然后经蒸气消毒后装入干燥、清洁的瓶或罐里。水冲30克，每日1~2次。

## 胃气痛方

【组成】沉香、木香、公丁香、乳香、没药、灵脂、前胡各5克，麝香0.5克。

【用法】共研为末，收入瓷瓶，以蜡封口，不可泄气，每服3.5克，开水下，此方专治男女心胃各种气痛。

## 胃脘隐痛方

【组成】整荷叶一个（烧灰存性），生香附米50克（研），九香虫9枚，甘草6克（研），延胡索15克（酒炒，研），大枣适量（去核、皮），姜50克。

【用法】大枣煮熟，捣烂，入上药为丸，日服5克，开水送下。

## 粟壳银花治疗慢性肠炎方

【组成】金银花60克，罂粟壳10克。

【用法】将金银花（干）炒黄研细末，用罂粟壳加水两碗煎至一碗，冲服金银花末，每次10克，每日3次，1～2剂即效。高血压、冠心病患者慎用。

# 泄　泻

## 治泻验方

【主治】菌痢、慢性肠炎、消化不良出现的腹泻。

【组成】羌活、苍术各90克，川乌头60克，生大黄100克，生苦杏仁70克，颠茄片100片（规格为8毫克或5毫克）。

【用法】苍术用米泔水浸泡一夜，切片，麻油拌和，文火炒之；杏仁去皮尖。六味药共碾细末，装瓶备用，切勿漏气。3岁以下小儿每次服0.3～0.6克，4岁以上小儿每服0.6～0.9克，成人每次服1.0～1.5克。日服3次。

【附注】菌痢白多于红：车前子、生姜各15克，煎汤送服。

红多于白：生、熟山楂各30克，车前子15克，煎汤送服。

消化不良腹泻及水泻不止：车前子、生姜各30克，煎汤送服。

慢性肠炎：小米粥送服。

噤口痢（毒痢）：用生腊肉骨或火腿骨煎汤送服。

## 化湿止痢方

### 方一

玉米须50克煎水去渣，与薏苡仁50克煮粥，加白糖30克。

### 方二

赤小豆25克，茯苓粉30克，与粳米25克煮粥，加白糖30克。

### 方三

绿豆25克，粳米25克，与茯苓粉30克煮粥，加白糖30克。

### 方四

葛花5克，冬瓜丁50克，与粳米25克煮粥，加蒜泥、盐、味精若干。

### 方五

鲜马齿苋50克，与粳米煮粥，加盐、味精若干。

### 方六

鲜紫苋菜50克，与粳米煮粥，加盐、味精若干。

## 涩肠止泻方

### 方一

石榴汁60毫升，红糖30克，拌入炒黄糯米粥内。

### 方二

炒黄糯米50克，与白莲须5克煮粥，加白糖30克。

### 方三

百草霜15克，白糖30克，调入粳米粥。

### 方四

熟柿汁60毫升，白糖30克，调入粳米粥，肠塞者忌。

## 润肠通便方

【组成】炒松子仁30克，蜂蜜30毫升。

【用法】加入糯米粥内服食。

## 治久泻方

【主治】久泻不止，由于有陈积在肠胃之间，积1日不去，则泻1日不止，治宜先去陈积，而后补之。

【组成】厚朴、干姜、甘草、桂心、附子各100克，大黄20克（细锉）。

【用法】先以前五味用水2升半煎八合，并将大黄切碎，水一碗，渍半日，煮汤与前汁相和，再煎取六合，去滓，分3次服，1日服尽。

## 治热泻妙方

【主治】热泻者，夏月热气，乍乘太阴，与湿相合，如水之注，故一名暴泻。其候腹痛自汗，烦渴面垢，脉洪数或虚，肛门热痛，粪出如汤。

【组成】香薷500克，白扁豆250克（微炒），厚朴（去皮，姜汁炙熟）250克。

【用法】上药研末，每服15克，以水煎服。

## 治内消方

【主治】本症之原，当由热中所致，小便多于所饮，令人虚极短气，食物皆消作小便，而又不渴。此病虽稀，极属可畏。

【组成】急用：枸杞枝叶500克，栝蒌根、黄连、石膏各150克，甘草（炙）100克，五味以水10升，煮取3升，去滓分温5服，日三夜五。困重者多喝，渴即饮之。

【用法】上药捣研为散，水服方寸匙，日3服。少壮人一匙半，患一年者，服一日瘥；二年者，2日瘥；丸服亦佳，1服10丸，以瘥为度。此方用之如神。忌海藻、菘菜。

## 治寒泻方

【主治】寒泻，一名鹜溏。其源为脾气衰弱，及寒气在下，遂致水粪并趋大肠，色多青黑，宜温之。

# 痔 疮

## 外痔验方

方一

熊胆（或猪胆）1克放入盛温水（30毫升）的小瓶中，待其溶化后，摇匀即成。以药棉蘸熊胆溶液外涂痔疮，1日2~3次。

### 方二

龙脑片3克，芒硝3克，白矾10克，以开水1升溶化而成。趁热以药棉适量蘸敷，每次20~30分钟。

## 治痔妙方

【组成】牡丹皮、糯米各500克。

【用法】共研为细末，和匀。每日100克，以清水调和，捏成拇指大小饼，用菜油炸成微黄色，早晚两次分吃，连用10日为1个疗程。若嫌硬，可稍蒸软后再吃。一般可用1~2个疗程。

【附注】一、二期内痔及外痔。

## 治内外痔方

【主治】在肛门内外皆有之，遇大便即出血疼痛者。

【组成】用胡黄连25克，血竭、儿茶各10克，熊胆15克，冰片5克。

【用法】同敷极效。

## 治血栓外痔验方

【组成】当归、生地榆、大黄、黄柏各30克，朴硝60克。

【用法】将前四味药加水2升，煎沸稍停，去渣取药液，加入朴硝，置于盆内，坐浴熏洗，每晚1次，严重者每日2～3次。

## 治痔疮出血妙方

【用法】内服：用当归尾5.5克，生地10克，赤芍5克，黄连10克，枳壳5克，炒黄芩5克，炒槐角15克，炒地榆10克，炒荆芥5克，升麻2.5克，天花粉4克，甘草2.5克，生侧柏10克，水煎服三四剂后，即痛止肿消。

外用：地骨皮、槐花、韭菜根、朴硝各100克，白矾、苏叶各25克，葱头7个，用水15大碗，煎百沸，倾净桶内，令患者坐之，四周密闭，勿泄气，先熏后洗，俟痔出黄水为度。

## 治痔偏方

【组成】取皮硝30克，艾叶30克，莲蓬壳4只，加水2升。

【用法】煮沸后倒入搪瓷痰盂内，患者坐在痰盂上，让药液蒸气熏蒸肛门。待药液微温时，即倒入小盆，用毛巾洗肛门周围，每日2次，药液第2日再煎后可重复使用1次。可连续熏洗数日。

## 治痔疮出血症验方

【组成】阿胶珠18克，炒黄芩12克，苦参9克，槐花炭12克，炒地榆12克，防风12克，灶心土18克，甘草9克。

【用法】上药以水煎服，每日1剂，日服2次。

## 熏洗治痔疮病妙方

【组成】冰片、樟脑各2克。

【用法】将上药放入尿罐或痰盂内，冲入适量沸水（约大半容器），患者趁热坐于容器上，每次约30分钟，每日2～3次。

【附注】一般用上法治疗4～6次即可减轻症状，3～6日基本痊愈。

# 糖尿病

## 山药治糖尿病方

【用法】干山药片40～50克，或鲜山药100～120克，洗净切片，粳米100～150克同煮粥。

## 番石榴治糖尿病方

【用法】每日可用鲜果250克，榨汁，分3次饭前服。

## 治糖尿病效方

【用法】每晚用盐热水烫脚（配方：一盆热水加一匙食盐），3个月后，可降低血糖，治疗糖尿病。

## 猪胰治糖尿病验方

【用法】猪胰（也称夹肝、联贴）15克，切成小块，用腐皮包裹，如豌豆大小，置温水中略浸湿，另用生山药、首乌各15克，煎汤送服。或将猪胰1具，山药200克，加适量水炖熟，食盐调味，每日1次，每次食总量的1/4，疗程不限。或将猪胰（牛胰、羊胰均可）数个洗净，切碎，焙干，研成细末，每日3次，每次服3～5克，疗程不限。

## 治糖尿病验方

【用法】在夏季每日喝绿豆汤或煮绿豆粥，即降血糖、尿糖，又止渴消暑。或用西瓜皮（去绿皮）切成片或块，煮汤或炒，同样可起到降血糖、降尿糖、消暑气、治口渴的作用。

## 治慢性糖尿病方

【用法】猪胰1个，淮山药30克，炖汤常食之，专治慢性糖尿病。

## 芹菜治糖尿病方

【用法】取鲜芹菜500克，洗净捣烂挤汁，1日2次分服。连用有效。

## 苦瓜治糖尿病方

【用法】以鲜苦瓜做菜食，每餐100克，1日3次；或将苦瓜制成干粉，每次服10克，每日3次。

## 洋葱治糖尿病方

【用法】每餐可炒食1个洋葱头，1日2次，炒时以嫩脆为佳，不可煮烂。

## 糖尿病验方

方一

【组成】正白水锦根100克。

【用法】酒水炖排骨，服半月除根。

方二

【主治】糖尿病。

【用法】咸半草与猪排骨加盐少许煨服。或牛捆棕炒煎鸡蛋黄加盐少许（用植物油）。初起之糖尿病口渴甚，可用生白茅根蒸汤服。或用地骨皮20克，茯苓皮20克，水煎做茶饮。又或番石榴皮研末服。


方三

【方名】清心莲子饮加减方。

【主治】小儿急慢性肺炎及久热不退、额汗、乳蛾发热、成人心脏病、高血压、糖尿病等症有效。

【组成】人参、石莲、柴胡、赤茯苓、黄芩、黄芪、麦门冬、车前子、地骨皮、桑白皮、粳米、炙甘草各20克，水2升煎至1升。

【用法】成人每次约10毫升，小儿约5毫升，温开水送服。


# 肝 炎

## 肝胆疾病验方

【方名】镇肝熄风汤。

【主治】肝炎、肝硬化、肝风、胆结石、头晕、头痛。

【组成】淮牛膝50克，白龙肝50克，生赭石50克，生龙骨25克，生牡蛎25克，生龟板25克，生芍药25克，玄参25克，天门冬25克，川楝子10克，捣生茵陈15克，生麦芽10克，甘草7.5克。

【用法】水五碗煎存一碗，饭后服。煎时需以瓷土罐器将赭石、龙骨、牡蛎、龟板捣碎先煎后，再纳其他诸药。

【附注】本方适用于肝硬化症患者，皆有速效。

## 肝硬化验方

【组成】大鲫鱼250克，石斛25克，葱白数条，青茶少许，鸡肝1个。

【用法】炖服，每日1剂，忌食盐，三餐再以鸡肝佐膳。

## 肝炎验方

方一

【主治】肝炎。

【组成】黄水茄25克，栀子20克，猫须草25克，龙胆草15克。

【用法】上药以水煎服。

【附注】此方应用于肝胆火所引起之证，效验极佳。

方二

【主治】肝炎、腹水。

【组成】柴胡10克，栀子10克，金银花15克，枳壳15克，厚朴15克，茯苓15克，川连3.5克，甘草5克。

【用法】水二碗煎一碗，温服，日服2次。

【附注】服一周病势好转，略一个月而获良果。

## 方三

【主治】肝炎、小便赤涩、面目黄、全身倦怠。

【组成】黄花蜜菜50克，黄连招花头50克。

【用法】二味用第2次清米泔（即淘米水）炖服之。

## 治黄疸型肝炎验方

【组成】凤尾草60克，大枣10个，冰糖15克。

【用法】水煎，每日1剂，2次分服，连服15日为1个疗程。

## 治肝炎方

### 方一

焦决明子10克煮浓汁，兑入大半碗稠粳米粥内，加麦芽糖30克。

### 方二

嫩马兰头（鸡儿肠、泥鳅串）50克切碎，在稠粳米粥内烫熟，加盐、味精、麻油各适量。

### 方三

青垂盆草叶25克，入粳米粥烫熟，加盐、味精、麻油各适量。

### 方四

金银花露30克，对入大麦片粥500克，葡萄糖50克。

### 方五

嫩茵陈叶25克，入粳米粥内烫熟，加盐、味精各适量。

# 脓疱、冻疱

## 治疗疮疡方

【组成】黄柏15克，马尾黄连10克，大黄10克。

【用法】上药共研细末，取麻油适量调匀，涂擦患处，每日4~5次。

## 冰黄酒外用治疗痱疱验方

【组成】生大黄6克，黄连5克，冰片4克。

【制法】三药装入瓶内，加高度白酒（或体积分数为75%的酒精）150毫升浸泡，加盖徐徐摇动使其充分溶解，即可使用。

【用法】用棉签蘸药酒涂搽于患部，1日3~5次。

## 治疗冻疮验方

【组成】三七5克，企边桂10克。

【用法】企边桂捣细备用，三七泡白酒100毫升。热水洗敷患处后，用企边桂末调三七酒，每日早晚搽患处。4~9次可愈。

## 黄芪五物汤治冻疮方

【组成】黄芪，桂枝，芍药，生姜，大枣，鸡血藤，制附片各20克，加水2升煎至1升。

【用法】病发于面部，加白芷、川芎；发于上肢，加片姜黄、桑枝；发于下肢，加川牛膝、独活；有瘀斑肿胀，加桃仁、炮山甲、当归；有水疱，加茯苓、乌梢蛇、苍术、玉米；痛甚，加细辛、乳香、葱白；麻木不仁，加地龙、海风藤、全蝎；兼红肿热痛，加土茯苓、红藤、败酱草、蒲公英、连翘。

## 治黄水疮方

【组成】生豆腐、煅石膏各适量。

【用法】以生豆腐切片，贴患处，干即易之。7次之后，以煅石膏细末撒其上，3日后，仅撒石膏末，与汁液泥结成片，剥去再易新者。4~5日即愈。

## 治鱼脊疮妙方

【主治】多生筋骨间，坚凝作痛。初起时为白色小泡，渐长成鱼脊状，久则溃流黄水。

【用法】宜于初起时用老蒜切片，置疮上，再以艾一团，如豆大，安蒜片上烧之。蒜坏再换，痛定乃止。内用人参、黄芪、白术、茯苓、川芎、金银花、当归各5克，白芷、皂角刺、甘草、桔梗各2.5克，水二碗煎至一碗，食后服。脾弱者去白芷，倍用人参。

## 治对口疮方

【主治】生后颈正中处之疮。

【组成】以鲜茄子蒂14个，生何首乌100克。

【用法】煎服两三剂，未破即消，已破拔脓生肌，虽根盘宽大者亦效。外用川贝母研末敷之，或寻取韭地蚯蚓捣烂，以凉水调敷。

## 治羊胡疮妙方

【主治】生于下唇及颔下，宜内服做除湿清热之剂。

【组成】茯苓10克，天花粉5.5克，炙甘草、白术、苍术、蒲公英、泽泻、猪苓各5克，白芷、羌活各2.5克。

【用法】上药以水煎服。儿茶、炒黄柏各15克，枯矾2.5克，冰片1.5克，各研为细末，湿则干糁，干则麻油调敷，数日即愈。

## 治坐板疮妙方

【主治】生于臀上，痒而兼痛。

【组成】内服药用白术25克，茯苓15克，泽泻10克，猪苓、黄柏各5克，肉桂1克。

【用法】水煎服。外用萝卜种50克火煅存性，为末，敷于新瓦上，煨微热，坐于其上，数次自愈。或以松香25克，雄黄5克，研末，湿痒则加苍术15克，以棉纸捻成条，豚脂浸透，烧取油搽上立愈。又以灰苋烧为末，擦于疮上亦效。

## 冻疮内服验方

【组成】当归12克，桂枝9克，赤芍9克，生姜5克，大枣10个，甘草5克。

【用法】水煎服，每日1剂。老少皆宜，虽经期、怀孕妇女亦无禁忌。

# 跌打损伤

## 治跌打损伤方

【组成】三七、大黄、丹皮、枳壳、大小蓟各15克，当归、白芍、生地各25克，红花5克，桃仁14个。

【用法】水酒各半，煎服。如日久疼痛，或皮肉不破而疼痛，可用水蛭切碎，以烈火炒焦黑研碎，加入前药中。最多3剂，决不再痛。惟水蛭必须炒黑，万不可半生，否则反有害于人。

## 葱治无名肿毒方

【用法】无名肿毒初起时，用葱白（火葱）捣烂，加蜂蜜适量，调敷患处可消散。

## 生栀子散治疗扭伤

【组成】生栀子30~50克（研细末），鸡蛋清1个，面粉、白酒各适量。

【用法】共调成糊状，贴在扭伤部位，用草纸（或棉垫、布类）覆盖，绷带固定，于扭伤当日敷药后休息，次晨取掉，不必辅用其他疗法。

## 治跌打损伤方

【主治】跌打骨断、骨破、背闪。

【组成】合欢皮200克，白芥子50克。

【用法】炒黑为末，内服。生研为末外敷。内服每次10克，半酒水温和服，外敷酒调。

## 打扑伤验方

【主治】严重性打扑伤。

【用法】姜母汁泡冰醋酸，用酒精外用。

白芷10克，三奈7.5克，白芥子5克，栀子7.5克，五加10克，南香20克，白曲10克，红曲5克。外用。

没药10克，乳香10克，五加皮12.5克，川芎5.5克，牛膝5.5克，木瓜5.5克，白芷10克，川三七5.5克，甘草12.5克，泽兰10克，红花2.5克、血竭5克，地鳖5克，地龙5克，丁香2.5克，马胡2.5克，羌活10克。内服3日。

## 治破口伤方

【用法】血竭12.5克，没药25克，龙骨五花者10克（俱另研），灯芯1束，苏木10克，桔梗2.5克，降真香20克（同苏木另研），当归15克，鸡1只，连毛用醋煮熟烂，捣作团。外用：黄泥封固，以文武火煅干为末；再用红花10克，焙为末；共为细末，掺于创口，立能止血。

## 治伤腰妙方

【组成】续断、大黄、破故纸、没药、红花、赤芍、当归、尾虎骨各10克，鲮鲤甲、刘寄奴、自然铜（火煅醋淬）各5克，丝瓜络半个。

【用法】上药以水和酒合煎，温服。极效。

## 行气散治疗胸胁内伤

【组成】制香附、广郁金、炒枳壳、广陈皮、延胡索、甘草各9克，木香6克，丹参、佩兰、泽兰、金橘叶各9克。

【附注】气滞作痛去丹参、佩兰、泽兰，加路路通、佛手片各9克；瘀血停积去木香、金橘叶，加地鳖虫、制乳香、制没药各9克；气滞血瘀加柴胡6克，当归尾9克；胸痛及背、咳嗽喘气加炒蒌皮12克；食欲不振加白蔻仁3克；痛甚加罂粟壳9克，三七粉2克；咯血加茅根30克。

## 治伤散治疗伤痛症

【主治】行气散瘀，消肿止痛。

【组成】制川乌、制草乌、白芷、山柰各10克，软柴胡、乳香、没药各6克。

【用法】上药共研细末，以每包4克分装。每服1包，每日服2次。

【附注】对多种急性软组织损伤以及骨折、陈旧性损伤有一定疗效。对风湿性股炎、胁膜炎、腱鞘炎等也有明显疗效。

## 急性扭伤、无名肿毒验方

【组成】韭菜头50克，鲜葱头30克，白酒30毫升，面粉适量。

【用法】将韭菜头、鲜葱头捣烂如泥，加入白酒、面粉拌成糊状，敷于患处。

# 腰、腿、关节肿痛

## 治腰痛验方

【用法】杜仲，三七，二药剂量为5：1，研细混匀备用。用时，取鲜猪腰（猪肾）洗净切片，放入碗内，其上面铺放药末，药末上再放些白糖，用碗盖严，置蒸笼或锅内蒸熟内服，1日数次。剂量每日以药末10~30克，猪腰4~6个为宜。1~2日即效。

# 治腰、腿痛方

【主治】腰膝疼痛，酸软乏力，转摇不利，足膝微凉，食欲差，夜难眠，舌黯红，苔薄腻，脉沉细。

【组成】附片30克（先煮），黄芪30克，党参15克，白术20克，白芍6克，茯苓15克，杜仲15克，补骨脂15克，淫羊藿15克，乳香、没药各10克。

【用法】上药以水煎服。

# 治两膝疼痛方

## 方一

【主治】名鹤膝风，风胜则走注作痛，寒胜则锥刺痛，湿胜则肿屈无力，病在筋，则伸不能屈，在骨则移动多艰，久则日肿日粗，大腿口细，痛而无脓，颜色不变，成败症矣，宜早治之。

【用法】用新鲜白芷，酒煮成膏，瓷器收贮，每日取膏10克，陈酒送服，再取18克涂患处，至消乃止。或内服阳和汤，外用大戟、甘遂二味研末，白蜜调敷，数日即消。

## 方二

五圣散、乳香、没药各50克，地骨皮、无名异各25克，麝香0.5克为末，车前草捣汁入煮，酒调敷患处，敷至3日痊愈。

## 方三

大何首乌，煎酒服，以醉为度，更捣渣敷膝头，数次可愈，永远戒食鳅鱼、黑鱼二物。

## 方四

四神煎：生黄芪250克，远志肉、牛膝各150克，石斛200克，用水10碗，煎2碗，再入金银花100克，煎1碗，一气服之。服后觉两腿如火之热，即盖被暖睡，汗出如雨，待汗散后，缓缓去被忌风，一服病去大半，再除根。

## 治膝上生痈妙方

【用法】名牛头痈，肿而红者，连须葱头切碎，用糯米饭趁热拌敷，重者5～6次必消。

## 治腿膝疼痛不能举步妙方

【组成】山楂肉、白蒺藜各等份。

【用法】蒸晒为末，蜜丸梧子大，每服15克，白汤送下，服3斛无不愈者。

## 治腰痛方

【组成】桑寄生、独活、桂心各200克，黑狗脊、杜仲各

250克，附子（炮）、芍药、石斛、牛膝、白术、人参各150克，甘草（炙）100克，川芎50克。

【用法】以水10升，煮取3升，分3服。

## 治肾虚腰痛方

【组成】丹皮（去心）1克，萆薢、白术各1.5克。

【用法】为散，以酒服2克。亦可做汤服之。

## 治虚寒腰痛妙方

【用法】糯米炒热袋盛之，熨痛处。内用八角研末，以酒服下。

## 治风湿腰痛方

【组成】麻黄（去节）、甘草（炙）各100克，独活、防风、桂心、栝楼、干葛各150克，芍药200克，干地黄250克，生姜300克。

【用法】以水8升，酒2升，煎取3升，分3服。不瘥重作。

## 治疗骨结核方

【组成】皂角刺120克（以新鲜者为佳），老母鸡1只（1.5

千克以上）。

【用法】将老母鸡去毛及内脏，洗净，将皂角刺戳满鸡身，放锅中文火煨烂，去皂角刺食肉喝汤，2～3日吃1只，连服5～7只为1个疗程，一般1个疗程即能治愈或改善症状。

## 治急性踝关节扭伤验方

【组成】五倍子50克（炒黄），栀子30克（微炒），石膏20克。

【用法】上药研成细末。将药末用蜂蜜、醋各30毫升，白酒少许，调成糊状备用。将上述制备的药糊涂于患处，再覆盖铝箔纸，绷带固定，隔日或3日换药1次。

本方对足踝扭伤疗效显著，但对足踝旧伤或其他部位扭伤效果则较差。

## 治关节炎方

**方一**

【主治】脚、手关节发炎肿痛。

【组成】带筋猪脚1个，黑大豆250克，防己25克。

【用法】用砂锅炖食。1次见效，至重者3次即愈。

**方二**

【主治】肩关节周围炎，上肢不能上举、无力。

【组成】桂枝5.5克，葛根10克，赤芍10克，麻黄5克，独活5.5克，生地10克，甘草5克，大枣2个，生姜3片。

【用法】水煎，饭前温服之。服15贴痊愈，兼上肢关节运动，其效更速。

# 烫伤、烧伤

## 治水火烫伤验方

方一

【组成】净茶油120毫升，鱼胆汁60毫升。

【制法】将胆汁加入油内搅匀待用，越久越好，待油变成白色，用之更妙。

【用法】频频涂抹患处，干后再涂，至愈为止。

方二

【组成】地榆粉6克，黄柏粉18克，甘草粉12克，木通粉18克，冰片9克，共研为细粉和匀。

【用法】铁火烧伤用鸡蛋调匀，烫伤用麻油调匀，用鸭毛把药扫于患处，每日上药多次，干后即加，如有水疱可以挑破。

**方三**

【组成】黑醋250毫升，五倍子100克，蜈蚣1条，蜂蜜18毫升。

【用法】以上各药混合拌匀，推于黑布上，外敷瘢痕，3~5日更换1次，至瘢痕软化变平，症状消失，功能恢复正常。主治烧伤疤痕。

**方四**

【组成】大麦面适量。

【用法】大量的麦面向局部上敷，大约至3.5厘米厚，即时止痛，待半日可揭去面壳。主治滚水烫伤。

## 救汤火伤方

【用法】外用：未熬麻油，和栀子仁末涂之，以厚为佳。已成疮者，筛灰粉之，即瘥。内服：大黄、生甘草各25克，荆芥、黄芩、防风各15克，黄芪、茯苓各150克，当归200克，水煎服，一、二剂即愈。

## 治火伤验方

【主治】火伤、烫伤。

【组成】生三黄各25克，生石膏粉60克，梅片15克，印度癀1.5克。

【用法】茶油调，敷于伤处，1日换药1~2次。

【附注】一敷痛即止，3日即愈。

# 治灼伤验方

【主治】油、滚汤、火灼伤。

【组成】糠油、面粉（或米糠亦可）各适量。

【用法】按照灼伤面积，以糠油拌面粉，或拌米糠敷之，随即感觉清凉。倘药燥觉痛时再更敷之，不痛为止。多则连更敷3~5次即愈。糠油1.5毫升，凉水3.5毫升入盆内将灼伤处渍之，即觉清凉不痛，而伸出该水面而觉痛者即再渍之，渍而不痛为止。轻则渍敷数分钟，重则渍20~30分钟，则愈。

【禁忌】灼伤时间过久，皮肤表面水泡既溃烂见赤肉者忌用。

# 白糖治烫伤验方

【用法】白糖1份，用3份冷开水配成浓糖溶液，用清洁的毛笔或药棉蘸糖水轻轻地不断涂抹患处，或用纱布剪成烫伤大小，在糖水液内浸湿敷于患处，保持湿润1~2小时即可。如手指、足趾烫伤可以浸于糖水中半小时到1小时即可。如果来不及配糖水，可以直接用手抓糖放于患处，用冷水（自来水也可）滴于糖上，使该处湿润，2小时后就可以洗净，如还不行，再如上法重复1次。

## 马铃薯皮治烧伤方

【用法】用前先把马铃薯煮20分钟，然后在无菌条件下把马铃薯皮剥下，保存在4℃的环境中达数月。治疗烧伤时，只需把马铃薯皮裁得与伤口同样大小，敷在伤口表面，然后用绷带固定。

## 烧伤便方

【组成】食醋100毫升，食盐50克，鸡蛋2个（取蛋清）。

【用法】放碗内搅拌，用鸡毛帚蘸药搽患处。2日结痂，3日痛减，7日脱痂而愈，无疤痕。

## 治烫伤良方

【用法】剖鱼时，取出鱼胆装入瓶内，盖好备用。治疗汤、火烫伤，取胆汁外搽患处，1日数次。

【功效】消炎止痛，促进伤口痊愈。

## 麻油治疗烧、烫伤方

【用法】用新鲜漏芦花30克，泡麻油250毫升，时间愈长效果愈显著。用漏芦花麻油搽患处，3～4日即愈。无疤痕。

# 烫火伤妙方

【组成】苦参90克，连翘30克，地榆90克，黄连90克。

【用法】上药研成极细粉，装入瓶内备用。用时以麻油300毫升，将药粉浸入油中调匀。也可将上药直接涂于创面，起泡者可用无菌针头穿破。Ⅰ度烫火伤未感染者，可很快止痛，一般在7日左右痊愈。轻度感染者、深Ⅱ度烫火伤者均可在9～11日创面结痂脱落，疗效满意。

# 水火烫伤验方

【组成】大黄、黄柏、寒水石、地榆炭等各适量研为末（若加用青黛及珠粉少许效更佳）。

【用法】用时以麻油（或热菜油）调成糊状，涂敷于烫伤局部，如局部水疱破溃者，可先以新洁尔液消毒再涂敷，然后用纱布等敷料包扎，每日1次；如烫伤在四肢暴露部位，上药后不包也可，每日换药1～2次。

# 石麻乳剂治烧烫伤方

【组成】石灰1千克，开水3升。

【用法】石灰加水浸泡备用。用时取石灰浸液100毫升加麻油适量调成乳剂，用消毒羽毛蘸液涂患处，每日3～4次，待结痂后停药，如仍有发痒者可再涂数日。

## 治烧烫方

【主治】适用于轻度小面积烧、烫伤，一般3～5日即效，7～10日可结痂、生肌，不良反应小。

【组成】大黄30克（焙），寒水石20克（水飞），石膏20克（煅），龙骨20克（煅），青黛10克，地榆炭20克，冰片3克。

【用法】各药分别研极细末，混匀过筛，高压消毒储瓶备用。患处用温开水清洁消毒后，取药散加蜂蜜调糊外搽，每日3～5次，暴露创面，必要时包扎。

【功效】清热解毒，泻火消肿，生肌敛口。

# 综合病症

## 感　冒

**方一**

【主治】疏风散寒，辛温解表。风寒感冒轻症。

【组成】葱白7根，生姜3片，茶叶3克。

【用法】上药共捣烂，加红糖1汤匙，用开水冲泡1小碗，趁热服下。

**方二**

【主治】解表散寒温中。风寒感冒伴呕吐、纳差、腹泻等。

【组成】全葱30克，淡豆豉20克，黄酒50毫升。

【用法】先用水1碗煮淡豆豉10分钟左右，再将葱切成段放入煮约5分钟，最后将黄酒加入，立即倒出药汤，趁热服下，出汗后避免受凉。

**方三**

【主治】发汗解表退热。风寒感冒发热、恶寒、无汗、头身疼痛者。

【组成】胡桃仁、葱白、生姜各25克，茶叶15克。

【用法】胡桃仁、葱白、生姜共捣烂，和茶叶同放锅内，加水1碗半左右，煎煮，去渣，趁热服汤。

【附注】服药后立即卧床，盖衣被发汗，全身微汗即愈，出汗后避风。

**方四**

【主治】辛温解表。风寒感冒初起、鼻塞、咳嗽较剧者。

【组成】去皮生大蒜瓣适量。

【用法】将生大蒜1瓣含在口内，片刻即分泌出唾液，留蒜吞液，反复多次至大蒜无味时，吐掉大蒜，再含1瓣新大蒜，如此反复应用数瓣大蒜。

**方五**

【主治】祛风解表，散寒止痛。风寒感冒症见恶寒、无汗、头痛、身痛不适者。

【组成】荆芥、苏叶各10克，茶叶5克，生姜10克，红糖30克。

【用法】生姜切成薄片，与荆芥、苏叶、茶叶以文火同煎15分钟，滤出药汁加红糖，红糖溶解后趁热服下，每日2次。

【附注】咳嗽痰多者加陈皮10克。

**方六**

【主治】疏风解表，通络止痛。感冒而头痛、全身疼痛较著者。

【组成】羌活6克，防风10克，川芎6克，白芷6克，黄芩6克，甘草3克，葱白3根，生姜3片，大枣3个。

【用法】上药以水煎服，每日1剂。

## 支气管炎

**方一**

【主治】清热化痰润肺。用于热性咳嗽。

【组成】生萝卜汁30毫升，生荸荠汁60毫升，白糖15克。

【用法】上两药加在一起，隔水煨温，加白糖15克服下。

**方二**

【主治】疏风清热止咳。用于外感咳嗽。

【组成】枇杷叶、杏仁、紫苏叶各10克。

【用法】上药以水煎服，每日1剂。

**方三**

【主治】清热润肺。用于阴虚久咳。

【组成】鲜百部适量。

【用法】鲜百部捣碎取自然汁，加白蜜等量，文火熬膏。每次1汤匙，每日2次。

【附注】治久咳不已。

方四

【主治】发汗解表，化痰止咳，风寒咳嗽。

【组成】萝卜1个，蜂蜜30毫升，胡椒5粒，麻黄少许。

【用法】萝卜切片，胡椒打碎，和麻黄同放碗内，加入蜂蜜，蒸半小时，趁热服。

方五

【主治】温补脾胃，祛湿化痰。用于慢性支气管炎。

【组成】白术、苍术、干姜、附子、肉桂、炙甘草、白芥子、苏子、莱菔子各适量。

【用法】研末，水丸如黄豆大，每次30～40丸，每日3次或水煎服。

# 支气管哮喘

方一

【主治】定喘。用于哮喘发作期。

【组成】洋金花0.3克或适量。

【用法】将洋金花烘干，切成烟丝形，卷成香烟状，点燃代烟吸入，不可过量。

### 方二

【主治】祛痰平喘。用于哮喘发作时痰涌气逆之证。

【组成】皂荚15克，白芥子30克。

【用法】皂荚煎汤，浸白芥子12小时后，取白芥子焙干，每次1.0～1.5克，每日3次。

### 方三

【主治】理气化痰。用于哮喘胸胁胀痛。

【组成】川贝母30克，香附60克。

【用法】香附30克生用，30克炒用。加川贝母共研为末，饭后用茶水调服6克，每日3次。

### 方四

【主治】用于久哮。

【组成】白矾30克，杏仁250克。

【用法】将白矾研碎，与杏仁同熬，白矾溶化将干取出，摊新瓦上露一夜，放砂锅内炒干，每晚饭后细嚼杏仁10～15粒。

## 肺脓肿

### 方一

【主治】清热解毒。适用于肺痈的各阶段。

【组成】野荞麦根250克（干）。

【用法】野荞麦根洗净晒干，剪去须根切碎。用瓦罐盛药，加清水（或黄酒）1.25升，罐口用竹箬密封。放入锅内隔水文火煮3小时，最后得净汁1升，备用。成人每次服30～40毫升，1日3次，小儿酌减，一般病例用水剂，若发热，臭痰排不出去或排不尽，经久不愈，服用酒剂（即加黄酒所制者）。

### 方二

【主治】解毒，消炎。用于肺痈。

【组成】紫皮大蒜50克，醋100毫升。

【用法】大蒜去皮，放醋内煎10分钟左右，饭后服用，每日2次。

### 方三

【主治】祛痰排脓。用于肺脓肿已溃、咳逆上气、时时吐浊、坐不得卧者。

【组成】皂角400克，大枣若干，蜜适量。

【用法】皂角刮皮，炙酥研末，用蜜调均匀，为丸如梧桐子大，每次1.0～1.5克，大枣5枚劈开，煎浓汁送服药丸，早中晚各服1次。

## 咯　血

### 方一

【主治】清热凉血止血。用于肺热咯血。

【组成】退血草15克（鲜者加倍），白茅根30克。

【用法】水煎浓汁，分2次温服，每日1剂。

## 方二

【主治】用于咯血。

【组成】大蒜适量。

【用法】大蒜去皮捣碎，分敷于双侧涌泉穴上，约20分钟即可止血。

【附注】涌泉穴位于脚心稍前，对刺激较为敏感。

## 方三

【主治】清热散结，敛肺止血。用于肺结核、肺癌咯血、眼底出血。

【组成】夏枯草30克，白及12克。

【用法】上药以水煎服。

## 方四

【主治】化瘀止血。主治长期小量咯血而有血瘀者。

【组成】参三七6克，花蕊石（煅）24克。

【用法】上药共研细末，分4次服。2日服完。

## 方五

【主治】清热凉血，散瘀止血。用于咯血。

【组成】鲜大蓟适量。

【用法】捣汁，加糖调服。

### 方六

【主治】收剑止血。用于咯血。

【组成】白及粉3克，生鸡蛋1个。

【用法】将鸡蛋打破去壳，和白粉调匀，开水冲服，每日早、晚各服1次，连服3日。

## 高血压

### 方一

【主治】平肝清热，育阴潜阳。用于高血压。

【组成】龙胆草20克，葛根30克，臭梧桐30克，珍珠母30克，枸杞15克，白芍10克，生地10克，丹参15克，夜交藤20克，车前子15克。

【用法】珍珠母先煎，煎沸15分钟，余药再入煎15分钟，取药汁400毫升，每日2次服。

### 方二

【主治】清热化痰，健脾和中。体型肥胖伴有高血压者。

【组成】全栝楼30克，竹茹10克，僵蚕10克，薏苡仁20克，白术10克，车前子15克，莴苣子15克。

【用法】煎取药汁400毫升，分2次服。

### 方三

【主治】育阴潜阳，健脾化浊。高血压、高血压肾病蛋白尿。

【组成】天麻15克，钩藤15克，夏枯草15克，枸杞10克，薏苡仁20克，扁豆20克，萆薢10克，泽泻10克，金樱子10克。

【用法】煎汤取药汁400毫升，每日分2次服。

【附注】高血压伴水肿、少尿、肾功能损害者，去金樱子，加黄芪、冬瓜皮、防己、车前子。

## 方四

【主治】平肝息风，疏风散邪。用于眩晕呕恶，站立不稳。

【组成】天麻9克，钩藤9克，羌活12克，板蓝根12克，蒲公英12克，川芎9克，竹茹6克，橘皮6克。

【用法】上药以水煎，每日1剂，2次分服。

# 冠心病

## 方一

【主治】活血化瘀，疏肝理气。心绞痛伴有高血压者。

【组成】丹参30克，降香10克，三七3克，夏枯草30克，川芎10克，延胡索10克，白芍10克。

【用法】煎成药液450毫升，分3次服，三七研粉冲服。

## 方二

【主治】芳香化浊，行气止痛。心绞痛伴高脂血症者。

【组成】薤白10克，苏合香3克，川芎10克，栝楼15克，茵陈30克，山楂30克。

【用法】苏合香单冲服，余药煎成药液400毫升，分2次服，每日1剂。

## 方三

【主治】活血化瘀，通络止痛。用于心绞痛。

【组成】当归12克，赤芍9克，川芎12克，桃仁9克，红花12克，延胡索9克，枳壳9克，丹参15克，全栝楼20克，三七12克（另泡）。

【用法】上药以水煎服，早晚各1次。

【附注】胸痛甚者加降香10克，郁金10克，延胡索10克。内闭外脱者可急用人参12克，附子6克，肉桂6克。痰浊盛者加薤白9克，半夏9克。

## 方四

【主治】活血祛瘀，通络止痛。用于胸痹。

【组成】当归15克，丹参15克，乳香6克，没药6克，桃仁12克，红花9克，蒲黄9克，五灵脂9克，土鳖虫6克，地龙9克，赤芍12克，川芎9克，桑寄生30克。

【用法】上药以水煎服，早晚各1次。

【附注】失眠或夜睡不宁者，去赤芍、地龙，加酸枣仁24克，知母9克；气虚者去五灵脂、赤芍，加党参30克；阴虚者去地龙、赤芍，加制附子12克，桂枝9克；关节无肿痛者，去桑寄生。

### 方五

【主治】益气养心，活血化瘀。用于心肌梗死恢复期。

【组成】黄芪30克，党参15克，炙甘草10克，当归15克，丹参30克，肉苁蓉15克，参三七2克。

【用法】前六味，煎药液400毫升，每日早晚分服，参三七冲服，连服30日。

【附注】心悸、失眠者加龙骨、柏子仁；五心烦热、大便干燥者加龙胆草、知母、桃仁；脘闷腹胀、四肢不温者加白术、干姜、麦芽。

## 风湿性心脏病

### 方一

【主治】清热祛湿，活血化瘀。用于风心（风湿活动）湿热偏盛型。

【组成】金银花30克，连翘15克，穿心莲15克，云苓10克，秦艽15克，防己15克，鸡血藤20克，泽兰10克。

【用法】加水800毫升，煎成药汁450毫升，每日分3次服。

### 方二

【主治】散寒祛湿，活血化瘀。用于风心（风湿活动）寒湿偏盛型。

【组成】独活10克，秦艽10克，桂枝10克，五加皮10克，牛膝10克，鸡血藤30克，当归10克，苍术10克。

【用法】煎成药液400毫升，每日分2次服。

【附注】如肌肉关节痛甚者，痛有定处，得热痛减，局部皮肤不红者，可加制川乌、制草乌、海风藤；心悸、气喘者加龙骨、杏仁、麻黄、甘草。

### 方三

【主治】活血化瘀，宣肺利水。用于风心（非活动性）伴心功能不全。

【组成】桑皮15克，葶苈子10克，丹参15克，赤芍10克，白术10克，云茯苓15克，防己10克，冬瓜皮15克。

【用法】煎成药液400毫升，每日分2次服，10日为1个疗程。若见心悸、气短、心胸憋闷、口唇青紫者，可加五加皮、桂枝、地龙、丹参，具有改善功能、控制心衰的作用。

## 病毒性心肌炎

### 方一

【主治】清热化湿，益气养阴。用于病毒性心肌炎。

【组成】板蓝根30克，大青叶15克，云苓10克，太子参10克，麦门冬10克，五味子10克，莲心6克。

【用法】煎汤取汁400毫升，每日分2次服，小儿剂量减半。若见发热、心悸、气喘、舌红苔少者加用银花、连翘、石膏；咳嗽甚者加杏仁、桔梗、前胡。

## 方二

【主治】病毒性心肌炎。

【组成】桂枝10克，炙甘草10克，生龙骨30克，生牡蛎30克，葱白4根。

【用法】龙骨、牡蛎先煎20分钟，余药再入煎10分钟，取汁400毫升，每日分2次服。

【附注】本方适用于素体阳虚、感受风寒者，若畏寒发热、咳嗽吐白痰、神疲心悸、舌淡紫、苔白，加防风、生姜、桔梗、白芥子。

## 方三

【主治】活血化瘀，理气通络。病毒性心肌炎。

【组成】丹参15克，川芎10克，当归15克，佛手10克，青皮10克，浮小麦30克，大枣15个。

【用法】煎汁400毫升，每日分2次服。

【附注】本方适用于心肌炎后遗症者。若见心悸、气短、纳差、乏力、便溏，加党参、白术、山药、五味子。

# 胃及十二指肠溃疡

## 方一

【主治】疏肝和胃，理气止痛。适用于胃脘胀痛为主，伴有情志不畅者。

【组成】小茴香根20克，辣萝卜子10克。

【用法】上药以水煎服，每日1剂。连服7日为1个疗程。

## 方二

【主治】和胃泄热。适用于胃及十二指肠溃疡，上腹疼痛急剧并有灼热感，伴口干苦者。

【组成】生大黄10克，延胡索5克，生甘草10克，生白芍30克。

【用法】上四药共研细末，每次服5克，温开水送服，早晚各1次。在服药期间禁食辛热之品。

## 方三

【主治】养阴益胃。适用于胃及十二指肠溃疡，上腹部疼痛绵绵，伴口干欲饮、舌红少津者。

【组成】黄梨100克，银耳30克，白及30克。

【用法】黄梨去皮切片，白及打碎同银耳加水煎服。每日1剂。

# 上消化道出血

## 方一

【主治】止血化瘀。适用于各种类型的吐血。

【组成】阿胶10克，三七5克，白及15克，断血流15克。

【用法】三七、白及打成碎末，合断血流加水1碗（约500毫升）煎至半碗，取汁纳入阿胶烊化，温服。血止后再服7剂，以巩固疗效。

**方二**

【主治】清胃泄热，凉血止血。适用于吐血、呕血症，血色鲜红或紫暗，伴口臭、便秘、舌苔黄腻者。

【组成】生大黄3克，黄芩10克，栀子10克，赭石15克，鲜藕汁30毫升。

【用法】赭石打细末，合大黄、黄芩、栀子加水煎沸，取汁，冷温后兑入藕汁服下。1日3剂，血止为度。

**方三**

【主治】泄肝清胃，凉血止血。适用于呕血、吐血，量多势急，伴胁痛善怒、舌质红绛者。

【组成】青黛10克，龙胆草5克。

【用法】龙胆草加水煎沸取汁，送服青黛，每日1～2剂。

## 肝硬化

**方一**

【主治】养肝柔肝，活血化瘀，攻补兼施。适用于肝硬化。

【组成】当归20克，白芍10克，柴胡10克，茯苓皮30克，郁金15克，丹皮10克，茯苓30克，大腹皮10克，桃仁10克，板蓝根20克，栀子10克，鸡血藤30克，甘草10克。

【用法】上药以水煎服，早晚各1次。

### 方二

【主治】攻补兼施。适用于肝硬化。

【组成】木香3克，甘遂3克，巴豆3克，白术10克，陈皮10克，甘草10克，川朴10克，枯矾40克（醋制）。

【用法】一方研为细末，面糊为丸，每次0.6克，2日1次，连服3日。二方：研为细末，醋制桐子大，待服方一方腹水消退后调服，每次6克，每日2次，米汤送下。50日为1个疗程。


### 方三

【主治】清热疏肝，活血养血，滋补肝肾。适用于肝硬化。

【组成】当归15克，白芍、丹参各30克，郁金12克，生地30克，鳖甲15克，白术30克，枸杞30克，茯苓20克，黄芪30克，柴胡12克，甘草10克。

【用法】上药以水煎服，每日1剂，分早晚服。

【附注】热重加败酱草30克，栀子12克，丹皮12克；纳差加白豆蔻10克，木香10克；瘀血、出血者加小蓟10克，桃仁10克，鸡血藤30克，三七6克；腹水重加白茅根、半边莲30克，汉防己30克。


## 急性胰腺炎


### 方一

【主治】疏肝理气，清热通腑。适用于上腹胀闷疼痛拒按、大便秘结、恶心、呕吐，并伴有轻微发热者。

【组成】柴胡15克，黄芩9克，胡黄连9克，白芍15克，木香9克，延胡索9克，生大黄15克（后下），芒硝9克。

【用法】加水煎服。芒硝冲服。每日1剂。

## 方二

【主治】理气清胰，驱虫止痛。适用于急性胰腺炎上腹胀痛、剧烈呕吐、呕吐物中含有胆水或有蛔虫者。

【组成】柴胡15克，黄芩9克，胡黄连9克，木香9克，白芍15克，槟榔15克，使君子15～20克，苦楝根皮15～24克，细辛3克，芒硝9克。

【用法】上药前九味加水煎沸取汁，再纳入芒硝溶化。分2次服。1日服完。

## 方三

【主治】清热降逆，行气止呕。适用于急性胰腺炎腹胀痛、发热较高，伴有严重感染者。

【组成】柴胡10克，黄芩12克，金银花20克，连翘15克，蒲公英15克，紫地丁15克，青皮10克，大腹皮10克，川楝子10克。

【用法】水煎服，每日1剂。

## 方四

【主治】通里攻下，清热解毒，消肿止痛。用于急性水肿性胰腺炎。

【组成】柴胡、杭芍、生大黄（后下）各15克，黄芩、胡黄连、木香、延胡索、芒硝（冲服）各9克。

【用法】每日1~2剂，分2~4次煎服。

【附注】热重加金银花、连翘；湿热重或有黄疸者，加茵陈、栀子、龙胆草；呕吐重加代赭石、半夏；疼痛重加川楝子，重用延胡索；食积加莱菔子、焦三仙（焦六曲、焦山楂、焦麦芽）；胸满加厚朴、枳实；背痛加全栝楼、薤白、防风、秦艽；体虚中寒去大黄、芒硝，加附子、干姜。

### 方五

【主治】清热解毒，和胃止痛。用于急性胰腺炎等。

【组成】黄芩、黄连、大黄、半夏各9克，甘草3克，生姜汁10~20毫升。

【用法】前五味水煎2次，合并药液，兑生姜汁口服。根据病情，可少量多次频服，亦可做1次服或平分2次服，可日进1剂，亦可日进2剂。

# 慢性胆囊炎

### 方一

【主治】疏肝利胆，理气止痛。适用于慢性胆囊炎心窝下右侧胀痛连及两胁、舌苔微黄而腻者。

【组成】柴胡10克，黄芩15克，生大黄5克，延胡索15克，茵陈15克，青皮15克，白芍15克。

【用法】水煎服，每日1剂。

## 方二

【主治】清热解毒，理气止痛。适用于慢性胆囊炎合并感染，伴有发热症状者。

【组成】生大黄5克，黄芩10克，蒲公英15克，地丁15克，栀子10克，丹皮10克，枳实6克，青木香15克。

【用法】上药以水煎服，每日1剂。

## 方三

【主治】行气利胆，健脾化湿。适用于慢性胆囊炎上腹胀痛、恶心嗳气、面色萎黄、舌质淡、苔白腻者。

【组成】姜半夏6克，大腹皮6克，厚朴6克，茯苓12克，薏苡仁15克，藿香10克，佩兰10克，茵陈15克，砂仁6克。

【用法】上药以水煎服，每日1剂。

## 方四

【主治】利胆消石，清热止痛。适用于胆结石继发慢性胆囊炎者。

【组成】金钱草50克，海金沙10克，冬葵子15克，延胡索10克，丹皮15克，川楝子15克，枳实10克，鸡内金15克，黄连5克。

【用法】上药以水煎服，每日1剂。

# 非特异性溃疡性结肠炎

**方一**

【主治】清热凉血，缓急止痛。适用于粪便血多脓少、血色鲜纤、腹痛拒按、舌质红、苔黄者。

【组成】丹皮15克，赤芍15克，当归15克，马齿苋（鲜）30克，黄连10克，生甘草10克，白芍15克。

【用法】上药以水煎服，每日1剂。


**方二**

【主治】行气导滞，化浊止利。适用于便意频频、里急后重、粪便中脓多而血少。

【组成】焦山楂20克，建曲10克，制香附10克，枳壳15克，槟榔10克，当归10克，苍术10克。

【用法】上药以水煎服，每日1剂。


**方三**

【主治】健脾和中，辛开苦降。适用于便下黏液脓冻为主或夹有少量血液，血色暗晦，伴脘闷腹胀、恶心、舌质淡、苔灰白浊腻者。

【组成】白术10克，砂仁6克，半夏10克，黄连10克，干辣萝卜20克。

【用法】上药以水煎服，每日1剂。

**方四**

【主治】升清收涩，厚肠止泄。适用于便下黏液脓冻日久，或伴有脱肛者。

【组成】苦参10克，茶叶10克，升麻6克，葛根20克，柴胡10克。

【用法】上药以水煎服，每日1剂。


**方五**

【主治】温肾暖脾，止痢止痛。适用于非特异性溃疡性结肠炎，日久不愈，泻下物纯脓冻或夹有少量粪便，每至夜间鸡鸣时分必泻，伴有少腹冷痛、四肢欠温、神疲乏力、腰膝酸软者。

【组成】制附子5克，肉桂5克，砂仁3克，石榴皮6克，木香10克，白术10克。

【用法】上药以水煎服，每日1剂。


## 呕　吐


**方一**

【主治】解表和中。用于治疗因外感风寒，或吃了生冷食物而引起的呕吐。

【组成】紫苏9克，藿香9克，厚朴6克，陈皮6克，生姜6克。

【用法】上药以水煎服。

【附注】不想吃东西，加炒麦芽9克，建曲9克；痰多者，加半夏6克；腹泻，加大腹皮9克，茯苓9克。

## 方二

【主治】清热止呕。用于治疗因平素胃热过盛或外感热邪所引起的呕吐。

【组成】竹茹9克，枳壳6克，半夏6克，陈皮6克，茯苓6克。

【用法】上药以水煎服。

## 方三

【主治】健脾和胃。用于呕吐日久、脾胃虚弱、运化失常所引起的胃虚呕吐。

【组成】党参9克，白术9克，茯苓9克，砂仁3克，陈皮6克，木香3克。

【用法】上药以水煎服。

# 胃　痛

## 方一

【主治】温中散寒。用于治疗因脾胃素虚，过吃生冷食物或受凉所引起的虚寒胃痛。

【组成】蔻仁3克，干姜3克，木香6克，砂仁6克，陈皮6克。

【用法】上药以水煎服。

## 方二

【主治】和血调气。用于治疗胃痛反复发作，气滞血瘀、瘀血阻络所致的血瘀胃痛。

【组成】蒲黄2.4克，五灵脂3克。

【用法】上药共研细末，温开水送服。

## 方三

【主治】理气止痛。用于治疗气滞胃痛。

【组成】荔枝核（炒焦）多个，木香若干。

【用法】每1个荔枝核加木香2.4克，共研细末，每次服4克，每日服2次，开水送服。

## 方四

【主治】散寒止痛。用于治疗胃寒痛。

【组成】荜澄茄、白豆蔻各等份。

【用法】上药共研为细末，每服1.5～3.0克，开水送服。

## 方五

【主治】散寒止痛。用于治疗食积胃脘胀痛。

【组成】薏苡仁30克，制附子15克。

【用法】上药共研末贮存，每服1.5克。

## 腹 痛

## 方一

【主治】温中散寒。用于治疗寒积腹痛。

【组成】何首乌9克，香附9克，干姜6克，陈皮6克，紫苏6克。

【用法】上药以水煎服。

## 方二

【主治】温中散寒。用于治疗寒积腹痛。

【组成】生姜5片，红糖60克。

【用法】沏姜糖水加白酒少许，温服。

## 方三

【主治】活血化瘀。用于治疗血瘀腹痛。

【组成】当归9克，丹参12克，五灵脂9克，延胡索9克，蒲黄6克，川芎6克。

【用法】上药以水煎服。

# 便　秘

## 方一

【主治】泻热导滞。用于治疗胃肠积热所引起的热结便秘。

【组成】番泻叶3～6克。

【用法】用开水泡服。

## 方二

【主治】清热润肠。用于治疗胃积热所引起的热结便秘。

【组成】芝麻24克，大黄15克，厚朴6克，杏仁9克，枳实6克。

【用法】上药以水煎服。

## 方三

【主治】顺气行滞。用于治疗忧思过度、情志不和、气滞所致的大便秘结。

【组成】栝楼皮、栝楼仁各6克，青皮6克，杏仁9克。

【用法】上药以水煎服，每日2次。


## 方四

【主治】养血润燥。用于治疗老年体弱及产后血虚所致的便秘。

【组成】黄豆皮120克。

【用法】大黄豆碾碎取皮，洗净，水煎，每日1剂，分3~4次温服。


## 方五

【主治】养血润燥。用于治疗年老体虚，病后、产后血虚津少所致的大便秘结，以及肠燥大便秘结。

【组成】黑芝麻30克，蜂蜜适量。

【用法】黑芝麻捣碎用蜂蜜调服，每日1次。


## 方六

【主治】润肠通便。用于治疗慢性便秘。

【组成】草决明60克。

【用法】上药以水煎，分2次服。

# 泄　泻

**方一**

【主治】健脾燥湿散寒。用于治疗寒湿困脾、清浊不分引起的泄泻。

【组成】白术9克，干姜6克，甘草3克。

【用法】上药以水煎服。


**方二**

【主治】温中散寒。用于治疗脾阳虚衰、阴寒内盛而引起的泄泻。

【组成】胡椒面9克。

【用法】用米汤调和，贴在肚脐上，用胶布固定。


**方三**

【主治】化湿止泻。用于治疗因长期受湿或淋雨而引起的泄泻。

【组成】苍术9克，藿香9克，车前子6克，厚朴6克。

【用法】上药以水煎服。


**方四**

【主治】健脾益胃。用于治疗脾胃虚弱、健运无力、升降失常所致的久泻。

【组成】石榴皮1个，红糖30克。

【用法】上药以水煎服。

## 方五

【主治】温补脾肾。用于治疗肾阳虚衰，不能助胃腐熟运化水谷所致的五更泻。

【组成】炮姜9克，大枣炭9克，胡椒6克，枣树皮炭9克。

【用法】上药共研为细末，每服6克，每日2次，开水送服。

# 便　血

## 方一

【主治】清热祛瘀，收敛止血。用于便血。

【组成】大黄15克，白及10克，三七粉3克，萝卜汁适量。

【用法】将大黄、三七研末，白及磨汁，共调入萝卜汁内搅如糊状，每日1服，分3次空腹服。

## 方二

【主治】收涩止血。用于黑便。

【组成】乌贼骨、白及、甘草各等份。

【用法】上药共研细末，每次3克，每日3次。

## 方三

【主治】凉血止血。用于大便下血。

【组成】黑地榆12克，槐花30克，木香9克，蜂蜜12毫升，百草霜60克。

【用法】上药以水煎服，连服2剂。


## 方四

【主治】温阳健脾，坚阴止血。用于大便下血。

【组成】灶心土30克，甘草6克，干地黄15克，白术9克，炮附子6克，阿胶12克，黄芩6克。

【用法】先将灶心土煎汤代水，再煎余药，分2次温服。


# 面神经麻痹


## 方一

【主治】散风祛痰。用于面神经麻痹早期。

【组成】生天南星6克。

【用法】将天南星研末，生姜汁调，用胶布贴于患侧。

【附注】药泥勿入眼内。


## 方二

【主治】祛风温通。用于面神经麻痹。

【组成】嫩桑枝、槐枝各60～70厘米，艾叶30～50克。

【用法】将上药煎汤，趁热频洗面部。

# 偏头痛

## 方一

【主治】清肝潜阳，活血通络。用于偏头痛，证属肝火亢盛型。

【组成】珍珠母30克，龙胆草30克，菊花15克，白芍15克，全蝎3条，地龙6克，生地12克，当归9克，䗪虫9克，防风5克。

【用法】先将珍珠母煎20分钟后，再与其他药同煎，每日1剂。

## 方二

【主治】祛风开窍止痛。用于偏头痛。

【组成】白芷30克，冰片15克。

【用法】将上药共研细末，密封于瓶中，偏头痛发作时用鼻闻。

## 方三

【主治】活血化瘀，养血生新，搜风通络，解痉止痛。

【组成】川芎20克，白芍10克，生地10克，当归10克，红花10克，黄芩9克，柴胡9克，钩藤15克，白芷9克，鸡血藤15克，生龙骨20克，生牡蛎20克，石决明15克。

【用法】上药以水煎服，每日1剂。瘀血者加赤芍，并加大红花、桃仁、川芎；风寒型加麻黄、附子、细辛；风热型者加生石膏、菊花；肝肾阴虚加熟地，去生地。

**方四**

【主治】补气养血，祛风通络。用于血管性头痛。

【组成】紫河车15克、全蝎末2克。

【用法】二药分别研末。紫河车每日2次，全蝎末每日2次，均温开水冲服。15日为1个疗程。

# 头 痛

**方一**

【主治】祛风清热止痛。适用于风热头痛。

【组成】桑叶、菊花、夏枯草、白芷、黄芩各9克，连翘12克，藁本、薄荷各6克。

【用法】上药以水煎服，每日1剂。

**方二**

【主治】祛风清热。适用于肝胆火旺兼外感风邪头痛。

【组成】桑叶6克，菊花9克，川芎6克，龙胆草6克，炒栀子6克，僵蚕6克，丹皮6克，木通5克。

【用法】上药以水煎服，每日1剂。

**方三**

【主治】疏风清热，行血散结，通窍止痛。适用于血管性头痛、神经性头痛、外伤性头痛。

【组成】川芎30克，荜拨、柴胡、白芷、土鳖虫各20克，葛根50克，羌活15克，蔓荆子、香附各25克，全蝎10克。

【用法】上药以水煎服，每日1剂。

### 方四

【主治】祛风清热，活血止痛。适用于各类头痛。

【组成】白芷、藁本、川芎各6克，黄芩、菊花、赤芍、牛膝、当归各10克，生地12克。

【用法】上药以水煎服，每日1剂。

【附注】血虚者加阿胶、龙眼肉；阴虚者前三味药减半，加山萸、麦门冬；肝阳上亢加夏枯草、石决明；血瘀者加桃仁、红花。

## 眩　晕

### 方一

【主治】滋阴补血，健脾化湿。用于眩晕。

【组成】党参、半夏各9克，当归、白芍、熟地、白术各30克，川芎、山萸肉各15克，天麻9克，陈皮3克。

【用法】上药以水煎服，每日1剂。

### 方二

【主治】平肝息风，化痰泄浊。用于眩晕。

【组成】代赭石30克（先煎），夏枯草12克，姜半夏12克，猪苓12克，钩藤12克（后下）。

【用法】上药以水煎服，每日1剂。

## 方三

【主治】疏肝理气。用于肝气郁结之眩晕。

【组成】柴胡、当归各10克，白术、白芍12克，青皮、黄芩各9克，甘草6克，枸杞子10克，薄荷（后下）6克。

【用法】上药以水煎服，每日1剂。

# 失　眠

## 方一

【主治】宁心安神。

【组成】生枣仁、熟枣仁各15克，百合30克。

【用法】先用枣仁煎汤去渣，后煎百合，连汤同吃。

## 方二

【主治】补益心脾，养血安神。用于心脾两虚的失眠。

【组成】小红参10克，炙黄芪30克，广木香6克，陈皮、当归、炒白术、朱茯神、远志、炒枣仁各10克，龙眼肉12克。

【用法】上药以水煎服，每日1剂。

## 方三

【主治】滋阴降火，清心安神。用于阴虚火旺的失眠。

【组成】黄连6克，黄芩9克，阿胶、白芍、女贞子、丹皮各10克，鸡蛋黄2个。

【用法】上药以水煎服，鸡蛋黄用药汁趁热冲服，每日1剂。

## 方四

【主治】益气镇惊，安神定志。用于心虚胆怯的失眠。

【组成】党参15克，茯苓10克，远志10克，酸枣仁15克，生龙齿20克，珍珠母30克。

【用法】上药以水煎服，每日1剂。

## 方五

【主治】和胃消导，胃和寐安。用于胃气不和失眠。

【组成】焦山楂、神曲各15克，茯苓、莱菔子各10克，木香、陈皮、焦山栀各60克。

【用法】上药以水煎服，每日1剂。

## 方六

【主治】益气安神。用于心气虚失眠。

【组成】绞股蓝茎叶2克，大枣2个，白糖适量。

【用法】开水冲泡饮用，每日3～5次。


# 自汗、盗汗

## 方一

【主治】益气固表，敛阴止汗。

【组成】炙黄芪30克，党参30克，煅牡蛎15克，浮小麦30克，麻黄根10克，炙甘草7克。

【用法】上药以水煎服，早晚各服1次。

【附注】表虚甚者，可重用黄芪，加防风10克，白术15克。


## 方二

【主治】舒肝解郁，收敛止汗。用于自汗。

【组成】五倍子30克，广郁金30克。

【用法】上药共研细末，同时取上药15克，蜜炙成膏，贴于乳头，用纱布固定，每日换药1次，5～7日为1个疗程。


## 方三

【主治】养阴清热止汗。

【组成】当归15克，生地15克，熟地15克，黄芪20克，黄连10克，黄芩6克。

【用法】上药以水煎服，早晚各1次。


## 方四

【主治】养阴祛风，固表止汗。

【组成】生黄芪15克，关防风6克，炒白术6克，生甘草5克，陈小麦30克，小红枣10个，牡蛎30克，龙骨10克。

【用法】上药以水煎服，早晚各1次。

# 局部出汗

## 方一

【主治】益气养营，助阳固卫。用于半身汗出。

【组成】黄芪30克，肉桂15克，党参20克，白术15克，熟地15克，白芍12克，当归12克，川芎15克，茯苓12克，生甘草6克。

【用法】上药以水煎服，早晚各1次，5～7日为1个疗程。

## 方二

【主治】养气温阳，固表止汗。用于头汗。

【组成】龙骨30克，牡蛎30克，黄芪15克，白术12克，防风10克，浮小麦20克，乌贼骨15克。

【用法】上药以水煎服，早晚各1次。

## 方三

【主治】养心敛汗。用于手汗。

【组成】柏子仁30克，炒枣仁15克，荔枝仁15克，首乌30克，黄芪60克，生龙骨30克，生牡蛎30克。

【用法】上药以水煎服，早晚各1次。

## 方四

【主治】清热敛汗。用于脚汗。

【组成】白矾30克，葛根30克。

【用法】上药共研末，加水1升，煎沸数次，冷却后浸泡双足。7日为1个疗程。

## 方五

【主治】益气养阴敛汗。用于胸部出汗。

【组成】人参30克，麦门冬20克，五味子20克，炙甘草10克，浮小麦15克。

【用法】上药以水煎服，早晚各1次。

# 脑卒中后遗症

## 方一

【主治】补气活血，通经活络。用于半身不遂。

【组成】黄芪40克，当归15克，牛膝12克，桑枝15克，桃仁12克，红花12克，地龙10克，全蝎5克，乌梢蛇10克。

【用法】上药以水煎服，早晚各1次。

## 方二

【主治】祛风，除痰，通络。用于口眼㖞斜。

【组成】白附子5克，僵蚕8克，全蝎5克，天麻12克，钩藤12克，石决明15克。

【用法】上药以水煎服，早晚各1次。

**方三**

【主治】益气活血，祛痰通脉，开窍益智。用于半身不遂、肢体麻木、腰膝酸软。

【组成】黄芪30克，丹参25克，川芎12克，牛膝12克，桃仁12克，红花8克，石菖蒲10克，远志12克，全蝎5克。

【用法】上药以水煎服，早晚各1次。

## 癫 痫

**方一**

【主治】平肝息风，豁痰宣窍，镇惊定痫。

【组成】生铁落60克，生南星12克，炙远志6克，石菖蒲9克，炙地龙9克，丹参15克，炙甘草6克。

【用法】上药以水煎服，早晚各1次。

**方二**

【主治】滋阴养血，镇心安神。

【组成】珍珠母22.5克，当归45克，熟地45克，人参30克，酸枣仁30克，柏子仁30克，犀角15克，茯神15克，沉香15克，龙齿15克。

【用法】上药共研末，蜜炙为丸，如梧子大，每服40～58丸，金银花、薄荷汤下，日午、夜卧服。

# 慢性肾盂肾炎

**方一**

【主治】滋阴补肾，清热利湿。用于慢性肾盂肾炎，症见低热、腰酸痛、小便淋漓不净、频数有热感、苔薄少、舌质红、脉沉细数。

【组成】知母12克，黄柏12克，肉桂2克，益母草30克，虎杖20克，泽泻20克，生地15克，覆盆子30克，白花蛇舌草30克。

【用法】上药以水煎，日服3次。

**方二**

【主治】益气健脾利湿通淋。用于慢性肾盂肾炎，症见疲倦乏力、纳差、小腹胀坠、尿意频频、淋漓不净。

【组成】黄芪30克，党参15克，炒白术30克，泽泻20克，薏苡仁30克，半枝莲30克，石苇30克，牛膝15克，木瓜15克。

【用法】上药以水煎，每日服2次。

**方三**

【主治】益气养阴，利水通淋。用于慢性肾盂肾炎，症见小便艰涩不利、尿意不尽、小腹胀满、心悸、气短、失眠多梦、口干舌燥、困倦乏力、苔少舌红。

【组成】黄连9克，黄柏12克，阿胶15克，肉桂20克，车前子15克，赤茯苓20克，党参15克，白术30克，女贞子20克，枸杞子20克。

【用法】水煎，日服2次，每日1剂。

# 泌尿系统结石

## 方一

【主治】温肾利水。用于输尿管结石嵌顿性肾积水症。

【组成】附片、桂枝、川续断、仙灵脾、黄精、川椒、牛膝、枳实、车前子等各适量。

【用法】上药以水煎，每日1剂，分2次服。一般以3个月为1个疗程。单纯阴虚者去附片、桂枝，改用生地、白芍，血尿较重者加服三七粉。

## 方二

【主治】清热利尿，消石排石。用于泌尿系统结石。

【组成】车前子、冬葵子、煅鱼脑石、鸡内金各15克，滑石24克，海金砂、金钱草各40克，泽泻、广地龙、淮牛膝各12克，玄明粉3克（化服），甘草4克。

【用法】每日1剂，水煎，分3次服。

【附注】腰酸痛者加杜仲、川续断、桑寄生；尿中带血者加白茅根、大蓟、小蓟；伴感染者加金银花、蒲公英、山栀；气虚者加潞党参、炙黄芪等。

**方三**

【主治】清热利尿，消石排石。用于泌尿系统结石。

【组成】金钱草30克，海金砂、车前子各15克，鸡内金（研冲）10克，淮牛膝、郁金、延胡索各12克，甘草梢6克，石苇、滑石、香附、瞿麦各20克。

【用法】上药以水煎服，每日1剂。

**方四**

【主治】活血化瘀，利尿排石。用于输尿管结石。

【组成】三棱、莪术、赤芍、车前子各15克，穿山甲、皂角刺、桃仁、川牛膝、青皮、白芷、枳壳各9克，厚朴、乳香、没药、生薏苡仁各6克，金钱草30克。

【用法】上药以水煎取药液200毫升，2次分服。

【附注】明显血尿者加白茅根、旱莲草；尿中有脓细胞者加生地榆、黄柏；肾阳虚者加附子、肉桂；脾虚者加茯苓、炒白术；气虚者减三棱、莪术用量，重用生薏苡仁。

**方五**

【主治】益气逐瘀，散结排石，缓急止痛。用于泌尿系结石。

【组成】小蓟、干姜、官桂各3克，赤芍、生蒲黄、炒五灵脂、川芎、延胡索、当归、制没药各10克。

【用法】上药以水煎服，每日1剂。

【附注】肾绞痛加白芍30克，甘草10克；血尿加白茅根

30克、琥珀末10克（冲服）；气虚加黄芪30克、党参15克；阴虚加生地20克、旱莲草30克；小便涩痛加金钱草30克、石苇20克；湿热甚去干姜、官桂，加石苇20克、金钱草30克。

# 遗尿、小便失禁

### 方一

【主治】益气健脾，固涩止尿。用于久病体虚、面色㿠白、气短、小腹满胀、尿意频急、时有自遗或不禁、脉细弱。

【组成】炙黄芪60克，炒白术30克，党参12克，升麻10克，炒山药30克，覆盆子15克，炙甘草6克，煅龙牡30克，五味子30克。

【用法】上药以水煎服，每日1剂，2次服。

### 方二

【主治】温补肾阳，固涩止遗。用于小儿遗尿及老年尿失禁。

【组成】熟地15克，萸肉15克，金樱子20克，女贞子15克，桑螵蛸15克，益智仁15克，菟丝子30克，覆盆子30克，五倍子15克，石菖蒲10克，韭菜子30克。

【用法】上药以水煎，每日1剂，分2次服。

### 方三

【主治】活血化瘀，束尿止遗。用于产后损伤或膀胱肿瘤所致小便滴淋不畅、时有自遗、小腹胀满隐痛、舌质紫暗或有紫斑。

【组成】全当归20克，赤芍15克，川芎12克，炒桃仁15克，红花10克，益母草30克，炮姜炭6克，炒蒲黄10克，炒灵脂12克。

【用法】上药以水煎，每日1剂，分2次服。

# 淋 病

方一

【主治】清热利湿，解毒攻浊。用于淋病下焦热毒型（急性期）。

【组成】车前子15克，瞿麦15克，萹蓄15克，栀子12克，木通12克，滑石粉20克，草薢20克，土茯苓30克，蒲公英20克，大黄6克，炙甘草6克。

【用法】上药以水煎，每日1剂，日服2次。

方二

【主治】清热利水通淋。用于淋病下焦热毒型（急性期）。

【组成】海金砂、滑石粉各30克，甘草10克。

【用法】上药共研细末，每次5克，以灯芯汤送服。

方三

【主治】清热解毒通淋。用于下焦热毒型淋病。

【组成】向日葵子30克，鸦胆子40粒。

【用法】将向日葵子捣碎煎汤，送服鸦胆子仁（去皮，破者勿用，服时宜吞下）。

### 方四

【主治】滋阴降火补肾。用于肾阴虚型淋病。

【组成】知母10克，黄柏10克，生地10克，萸肉15克，山药15克，茯苓15克，丹皮12克，泽泻12克，车前子15克，虎杖30克。

【用法】上药以水煎服，每日2次。

# 阳　痿

### 方一

【主治】温补肾阳，滋阴养血。

【组成】熟地25克，黄芪30克，当归10克，白芍12克，巴戟天15克，麦门冬12克，枸杞子15克，柏子仁9克，覆盆子15克，虎胫骨15克，鹿茸9克，肉桂9克。

【用法】上药以水煎服，早晚各1次。治疗期间忌房事。

### 方二

【主治】温阳补肾。

【组成】羊睾丸2只，陈酒60毫升。

【用法】早晨蒸服，连服1个月为1个疗程。服药期间忌房事。

## 方三

【主治】温阳补肾。

【组成】鹿茸粉3克，紫河车粉5克，肉苁蓉粉10克。

【用法】上药粉混匀，蜜炙成丸，每日6克，开水吞服。

## 方五

【主治】温阳滋阴补肾。

【组成】鹿角胶4克，鹿角霜10克，菟丝子15克，柏子仁15克，熟地15克。

【用法】上药研末，蜜炙成丸，每服9克，每日早晚各服1次。

# 遗　精

## 方一

【主治】清心宁神，滋阴清热。

【组成】黄连15克，生地12克，当归10克，枣仁12克，茯神13克，远志12克，人参15克，甘草6克，莲子9克。

【用法】上药以水煎服，早晚各1次。

## 方二

【主治】清热利湿。用于梦遗。

【组成】萆薢10克，黄柏3克，茯苓5克，车前子7克，莲子心4克，丹参7克，菖蒲3克，白术3克。

【用法】上药以水煎服，早晚各1次。

### 方三

【主治】补肾益精，固涩止遗。

【组成】沙苑蒺藜15克，芡实12克，莲须12克，熟地15克，山药12克，山茱萸12克，枸杞子15克，杜仲12克，菟丝子12克，制附子3克，肉桂5克，当归12克，鹿角胶15克（冲服）。

【用法】上药以水煎服，早晚各1次。

### 方四

【主治】清火平阳。用于梦遗、滑精。

【组成】干荷叶30克。

【用法】将干荷叶研细末，早、晚冲服，每次3克，或装入胶囊吞服。

### 方五

【主治】益精止遗。

【组成】金樱子1千克。

【用法】上药浓煎去渣，蜜炙成膏，每次10克，每日2次。

## 血 尿

### 方一

【主治】泄热通淋，凉血止血。用于血淋。

【组成】小蓟30克，生地20克，蒲黄9克，藕节9克，木通9克，竹叶15克，甘草梢10克，滑石15克。

【用法】上药以水煎服，早晚各1次。

## 方二

【主治】活血止血。

【组成】茜草300克。

【用法】上药研末，蜜炙成丸，每服3克，每日3次。

## 方三

【主治】清热解毒，凉血止血。

【组成】马鞭草50克，生地榆30克，大枣4个。

【用法】上药以水煎服，每日3次。

# 肾病综合征

## 方一

【主治】益气活血。

【组成】黄芪12克，党参9克，丹参9克，益母草12克，当归12克，薏苡仁15克。

【用法】上药以水煎服，早晚各1次。水肿不退者加山药15克、苍术15克。

## 方二

【主治】滋阴清热，益气健脾。

【组成】黄芩15克，地骨皮30克，柴胡12克，黄芪30克，茯苓15克，莲子15克，车前子20克，麦门冬20克，甘草5克，党参30克。

【用法】上药以水煎服，早晚各1次。

## 方三

【主治】益气活血，和胃利水。

【组成】鲤鱼250克，黄芪50克，赤小豆60克，砂仁15克，生姜9克，山药20克。

【用法】上药加适量水煎30分钟后，将鲤鱼洗净入药同煎，沸后以文火炖40分钟，吃鲤鱼喝汤，每日1剂。

## 方四

【主治】补肾壮阳，益气活血。

【组成】覆盆子15克，补骨脂10克，肉苁蓉10克，仙茅10克，仙灵脾30克，黄芪50克，党参30克，黑豆15克，当归15克，赤芍12克，桃仁12克，益母草30克，玉米须30克。

【用法】上药以水煎服，每日2次。

# 尿崩症

## 方一

【主治】坚阴降火，生津止渴，滋肾固摄。

【组成】石膏60克（先煎），知母6克，生甘草6克，牛膝15克，生地15克，熟地15克，黄柏9克，黄芩9克，玄参9克，金樱子10克，芦根12克，北沙参30克。

【用法】水煎服，每日1剂。


### 方二

【主治】健脾益气，滋阴生津。用于脾胃气阴不足型尿崩症。

【组成】党参15克，生黄芪50克，山药40克，砂仁5克（后下），麦芽15克，石斛25克，麦门冬20克，花粉20克，枸杞子20克，女贞子25克。

【用法】上药以水煎服，每日1剂。


### 方三

【主治】益气固涩。用于肺痛气阴两虚型尿崩症。

【组成】黄芪30克，升麻6克，葛根20克，天花粉15克，桑螵蛸15克，煅牡蛎30克（先煎），五味子12克，炒白术10克，陈皮6克，甘草6克。

【用法】上药以水煎服，每日1剂。


## 甲状腺功能亢进症

### 方一

【主治】滋阴泻火。用于阴虚火旺型甲状腺功能亢进症。

【组成】黄药子25克，生地25克，生牡蛎25克（先煎），玄参2克，黄连10克，黄芩10克，黄柏10克，龙胆草10克，甘草15克。

【用法】上药以水煎服，每日1剂。气滞甚加青皮、乌药；痰盛加浙贝母；肝阳上亢加珍珠母、钩藤；甲状腺肿大加甲珠、漏芦。

## 方二

【主治】清热泻火，益气滋阴。用于阳明胃热型甲状腺功能亢进症。

【组成】黄芩9克，黄柏6克，黄连3克，玉竹21克，生地24克，白芍15克，甘草9克，花粉15克，党参15克。

【用法】上药以水煎服，每日1剂。

# 甲状腺功能减退症

## 方一

【主治】温中健脾，扶阳补肾。用于脾肾阳虚型甲状腺功能减退症。

【组成】附子6克，干姜3克，肉桂2克，党参15克，茯苓9克，白术9克，炙甘草5克。

【用法】上药以水煎服，每日1剂。肉桂研粉吞服。腹胀加砂仁；水肿加车前子、赤小豆、泽泻；便秘加黄芪、火麻仁。

## 方二

【主治】健脾利湿，平肝。用于肝旺脾虚型甲状腺功能减退症。

【组成】柴胡10克，白芍15克，党参15克，白术10克，茯苓15克，甘草3克。

【用法】上药以水煎服，每日1剂。水肿剧加车前子、泽泻；口苦失眠、烦躁加丹皮、龙胆草、茵陈、栀子；腹胀加陈皮、砂仁；便秘加栝楼、火麻仁；口干加玄参、生地。

### 方三

【主治】益气温阳，健脾补肾。用于甲状腺功能减退症。

【组成】党参20克，黄芪30克，桂枝5克，制附片10克，茯苓20克，泽泻20克，仙茅15克，仙灵脾15克，补骨脂10克，甘草5克。

【用法】上药以水煎服，每日1剂。畏寒、肢冷、水肿减轻可加麦门冬12克、玉竹12克、五味子5克。

## 肾上腺皮质功能亢进症

### 方一

【主治】滋阴潜阳，疏肝理气，和血。

【组成】川楝子12克，沙参15克，麦门冬15克，生白芍18克，生地24克，合欢皮15克，丹皮9克，生牡蛎30克（先煎），甘草9克，夏枯草30克。

【用法】水煎服，每日1剂。

**方二**

【主治】滋阴补肾。用于肝肾阴虚型肾上腺皮质功能亢进症。

【组成】生地20克，熟地20克，北沙参20克，枸杞子12克，山萸肉、山药各25克，泽泻5克，茯苓15克，丹皮10克，麦门冬10克，知母10克，黄柏10克，杜仲15克，牛膝15克。

【用法】上药以水煎服，每日1剂。

# 糖尿病

**方一**

【主治】滋阴潜阳，益气生津。

【组成】山药30克，龙骨30克（先煎），牡蛎30克（先煎），党参24克，麦门冬12克，知母12克，玄参24克，天花粉15克。

【用法】上药以水煎服，每日1剂。脉细数无力、病程长、渴甚、尿量过多，可加熟地、萸肉、金樱子；伴咳嗽者，加桑叶、五味子。

**方二**

【主治】清热养阴，益气生津。

【组成】生石膏30克，黄精30克，黄芪30克，人参叶10克，知母10克，生地15克，熟地15克，玄参10克，枸杞子10克，山药10克。

【用法】上药以水煎服，每日1剂。口渴甚者重用石膏、知母，加石斛；久病肾阳虚者加仙灵脾。

**方三**

【主治】泻热导滞，益气养阴，活血散瘀。用于阴虚实热型糖尿病。

【组成】大黄6克，桃仁9克，玄明粉3克，甘草3克，桂枝6克，玄参12克，生地12克，麦门冬12克，黄芪30克。

【用法】上药以水煎服，每日1剂，饭后2小时服。尿多者加山萸肉；眼底出血者加赤芍、丹皮；周围神经炎者加鸡血藤、忍冬藤、防风。

**方四**

【主治】甘寒润燥，清热生津。

【组成】天花粉18克，麦门冬30克，乌梅5克，浮小麦30克，鲜茅根30克，鲜竹茹12克，地骨皮15克。

【用法】上药以水煎服，每日1剂。

**方五**

【主治】清热解毒，益气养阴。用于糖尿病酮症。

【组成】生黄芪40克，生地30克，山药30克，玄参35克，黄芪15克，黄连15克，川芎15克，黄柏15克，赤芍15克，苍术15克，山栀20克，茯苓20克，当归20克，生牡蛎50克（先煎）。

【用法】上药以水煎服，每日1剂。头晕头痛者加夏枯草、钩藤、生龙骨、菊花；视物模糊者加青葙子、枸杞子、草决明、茺蔚子；渴饮无度者加生石膏、知母、花粉、海蛤粉；恶心呕吐者加陈皮、半夏、竹茹、佩兰；小便频数者加桑寄生、覆盆子、菟丝子、五味子；思睡不醒似昏者加郁金、石菖蒲、远志。

# 高脂血症

### 方一

【主治】疏肝利胆，消食化瘀。

【组成】柴胡15克，决明子12克，生山楂12克，生大黄10克（后下）。

【用法】上药以水煎服，每日1剂。

### 方二

【主治】补脂益肾，健脾渗湿。

【组成】制首乌30克，金樱子30克，决明子30克，薏苡仁30克，茵陈24克，泽泻24克，山楂18克，柴胡12克，郁金12克，酒大黄6克（后下）。

【用法】上药以水煎服，每日1剂。14日为1个疗程，一般服药1~3个疗程。眩晕明显者，加桑寄生、生赭石；脘腹痞闷、倦怠无力者，去金樱子，加黄芪、茯苓、炒莱菔子；肢体麻木、疼痛者，去金樱子，加丹参、桑枝、桃仁、路路通；视物昏花者，加茺蔚子、青葙子、杭菊花。

**方三**

【主治】消食积，化瘀血。

【组成】山楂50克，丹参30克，延胡索15克，菊花15克，红花15克，麦芽40克。

【用法】上药以水煎服，每日1剂。

## 慢性萎缩性胃炎

**方一**

【主治】疏肝养胃，理气和络。用于肝胃气滞型萎缩性胃炎。

【组成】醋柴胡、广郁金、生白芍、制香附、广木香、佛手、延胡索、金铃子各10克。

【用法】上药以水煎内服，每日1剂。嗳气无酸者加山楂、乌梅、苏子、苏梗各10克；呕恶者加姜半夏、广陈皮、旋复梗各10克；口干、口苦而胃脘灼痛者可减柴胡，并加黄连2克，生白芍可用至30~50克。

**方二**

【主治】温中健脾，和胃理气。用于虚寒型萎缩性胃炎。

【组成】吴茱萸3~5克，干姜4~6克，砂仁6~10克（后下），白术、香附各10克，炙甘草5克。

【用法】上药以水煎内服，每日1剂。胃寒甚者加肉桂3~5克；气虚甚者加黄芪、党参各10克。

**方三**

【主治】酸甘养阴。用于胃阴不足型萎缩性胃炎。

【组成】宣木瓜、生山楂、生白芍、五味子各10～30克，乌梅10～15克，甘草10克，砂仁5克（后下）。

【用法】上药以水煎服，每日1剂。气虚乏力者加黄芪30克，陈皮10克；舌红、口干喜饮加知母10克，天花粉5～30克。

**方四**

【主治】养胃阴，止疼痛。用于胃阴亏乏之萎缩性胃炎。

【组成】北沙参15克，麦门冬15克，生地10克，玉竹12克，石斛12克，川楝子10克，延胡索10克，香附10克。

【用法】水煎内服，每日1剂。口苦嗳气胁痛者加郁金、薄荷；脘腹胀满嗳气者，酌加广木香、陈皮等。

## 溃疡性结肠炎

**方一**

【主治】清热解毒，凉血止痛。用于湿热内蕴型溃疡性结肠炎。

【组成】马齿苋30克，地丁草30克，一见喜（穿心莲）30克，白头翁30克，红藤30克。

【用法】上药以文火水煎100～200毫升，保留灌肠，每日1次。10～15日为1个疗程。

方二

【主治】调和肝脾，收敛止泻。用于肝脾不和型溃疡性结肠炎。

【组成】生白芍12克，椿根皮9克，海螵蛸15克，防风9克，赤石脂30克，甘草3克，槐花15克。

【用法】上药以水煎，饭后服，每日1剂。便血严重者，加侧柏炭15克、丹皮10克；里急后重明显者改防风12克，加葛根6克。


方三

【主治】清热凉血，化湿止泻。用于湿热内蕴迫血下行型溃疡性结肠炎。

【组成】土大黄30克，苦参30克，白及20克，杜仲炭25克，地榆炭25克。

【用法】先以温水浸渍30分钟，再以文火煎取浓汁保留灌肠，每日1~2次。如腹痛甚而伴严重黏液便者，加黄连5克、白头翁30克；肠鸣辘辘而伴阵阵腹痛者加防风20克。本方主要适用于以黏液血便为突出症状的疾病。


方四

【主治】清热凉血，化湿泄浊。用于湿热蕴结型溃疡性结肠炎。

【组成】马齿苋60克，地榆15克，黄柏15克，半枝莲30克。

【用法】上药以水煎，浓缩至100~200毫升，保留灌肠，每日1剂，20日为1个疗程。

## 方五

【主治】病症较轻者或处于恢复期者。

【组成】金银花60克，米壳10克。

【用法】先将金银花炒黄，并研成细末，然后以米壳水煎汁的1/3送服药末20克左右，每日3次。方中的米壳忌用于本病的急性发作期，慎用于兼有高血压及冠心病的患者。

# 风湿性关节炎

## 方一

【主治】祛风除湿，舒筋活络。用于风湿痹证。

【组成】老鹳草、豨莶草各30克。

【用法】上药以水煎服，每日1剂。豨莶草宜用黄酒蒸制。

## 方二

【主治】祛风除湿。

【组成】鹿衔草30克。

【用法】上药以水煎服，用水200毫升，煎开后再熬半小时，约取药汁150毫升。每剂用同法煎3次，每日服3次。

【附注】孕妇忌用。

## 方三

【主治】健脾，渗湿，通络。用于风寒湿痹。

【组成】豨莶草15克，白术、薏苡仁各12克。

【用法】上药以水煎服，每日1剂。

### 方四

【主治】温经散寒，祛风除湿。用于急、慢性风湿性关节炎。

【组成】木鳖子5千克，麻黄1.25千克，麻油1.5升，面粉1千克。

【用法】将前二味药用适量水煎约100分钟，拣去麻黄。用刀将木鳖子表皮刮净、切片，并用麻油煎约60分钟，以后再用沙微炒，趁脆研细末，最后以面粉打糊为丸，如梧桐子大。成人每晚在临睡前服9~10丸，开水吞服，如用陈酒更佳，儿童酌减。1个月为1个疗程。

## 类风湿关节炎

### 方一

【主治】清热凉血，养阴生津。

【组成】干地黄30克。

【用法】用水500毫升，稍浸泡后用文火煎，取药液100克。用同方法连煎3次取药液共300毫升，每日1剂分3次服完。每服7日，间隔3日然后再服。

### 方二

【主治】化痰祛瘀，祛风通络。用于类风湿性关节炎后期关节变形、运动受限。

【组成】制川乌10克，白芥子5克，红花5克，土鳖虫5克，炮山甲10克，皂角刺5克，骨碎补10克，甘草5克。

【用法】上药以水煎服，每日1剂。孕妇忌用。


## 方三

【主治】祛风湿，除痹痛。用于风湿痹痛型类风湿性关节炎。

【组成】秦艽15克，甘草15克。

【用法】上药以水煎内服，每日1剂。关节肿痛明显者加地骨皮15克，防己9克；游走性明显者加独活、桑枝各10克；慢性肿痛加当归、鸡血藤各10～30克。


## 方四

【主治】祛风通络，散寒除湿。用于风寒湿痹阻型类风湿性关节炎。症见关节疼痛、呈游走性、关节屈伸不利，或见恶风发热、苔薄脉浮。

【组成】防风、当归、秦艽、葛根、羌活、桂枝各9克，赤芍、杏仁、黄芩各12克，甘草3克。

【用法】上药以水煎内服，每日1剂。


## 方五

【主治】祛风除湿，活血通络。用于湿痹证之类风湿性关节炎。症见肢节重着疼痛、痛处固定、肌肤麻木活动不便、苔白腻、脉濡滑。

【组成】薏苡仁15～30克，麻黄、桂枝、乌药、苍术各9

克，当归12克，甘草3克。

【用法】上药以水煎内服，每日1剂。肌肤麻木甚者，加乌梢蛇15克；重着甚者，重用苍术15克、羌活（或独活）9克。

## 伤寒与副伤寒

### 方一

【主治】清热解毒，消炎清肠，生津养阴。用于肠伤寒。

【组成】生石膏50克，大黄10克，金银花12克，黄芩8克，郁金10克，连翘6克，山栀9克，苦参9克，玄参9克，蝉蜕6克，甘草4克。

【用法】上药以水煎服，每日1剂。头痛、恶寒有表证者加桂枝；神志恍惚者加葛根，并服安宫牛黄丸；腹泻者加鸡内金、白头翁；高热而喘者重用生石膏，加杏仁。

### 方二

【主治】清热养阴，通下化湿。

【组成】川连12克，滑石20克，杏仁12克，银柴胡15克，蒲公英30克，川朴15克，板蓝根50克，通草15克。

【用法】上药以水煎服，每日1剂。湿热秽浊扰动胃腑者加半夏；血尿者加白茅根、仙鹤草；神昏者加服安宫牛黄丸。

# 细菌性痢疾

**方一**

【主治】清热解毒，理气止痛。

【组成】黄连、木香各9克，枳实、黄芩各12克，厚朴、槟榔各9克。

【用法】上药以水煎服，每日1剂。

**方二**

【主治】清热解毒。

【组成】马鞭草、龙芽草各900克，海蚌含珠600克，大蒜120克。

【用法】上药洗净，置锅内，加水10升，煎至6升，去渣，浓缩至4.4升，酌加食糖适量调味。成人每日服200～300毫升，分3次服；10岁左右儿童每日服80～150毫升，小儿酌减。孕妇忌服。

**方三**

【主治】清热解毒利湿，调气和营补血。用于急性菌痢。

【组成】当归60克，白芍60克，莱菔子3克，木香3克，黄连9克，地榆12克，枳壳6克，槟榔6克，滑石10克，甘草6克。

【用法】上药以水煎服，每日1剂。

### 方四

【主治】清热解毒，利湿，理气止痛。

【组成】鲜马齿苋9克，当归9克，白芍9克，槟榔片9克，木香4.5克，乌梅9克，黄芩12克，黄柏9克，地榆炭9克，厚朴9克，茯苓9克，陈皮9克，白头翁12克，甘草6克。

【用法】水煎服，每日1剂。

## 肺结核

### 方一

【主治】润肺止咳。

【组成】百部18克，黄芩10克，丹参10克。

【用法】以上3药共研细末，分2次冲服，每日2次。亦可压成片剂，分2次服用，每日2次。

### 方二

【主治】润肺止咳。

【组成】百部根15克，百合15克，白及15克，蛇根草全草10克。

【用法】上药以水煎服，每日1剂。

### 方三

【主治】止咳化痰，收敛止血。用于浸润型纤维空洞型肺结核。

【组成】黄柏浸膏1克，白蛤散2.5克，紫菀百部浸膏20克。

【用法】上药合服为1次剂量，每日3次。

方四

【主治】润肺止咳。用于长期服用抗结核药物而痰菌阳性，或产生耐药性的肺结核。

【组成】百部15克，鱼腥草30克，功劳叶25克，山海螺25克，平地木25克，小石苇6克。

【用法】上药煎服，每日1剂。咳嗽明显者，加天竺子、栝楼；发热者，加野荞麦根、青蒿；咯血明显者，加藕节炭、水苦荬（芒种草）。

方五

【主治】益气补脾，滋阴润肺。

【组成】旱莲草12克，茯苓12克，山药12克，五味子6克，百合15克，紫菀12克，川贝母6克。

【用法】上药以水煎服，每日1剂，2次分服。脉沉迟加附子6克；寒重加干姜6克；咯血加阿胶9克、艾叶6克。

方六

【主治】温补脾肾，润肺。

【组成】党参9克，黄芪18克，白术6克，炙甘草6克，枸杞子9克，肉桂3克，百部9克，川贝母9克，麦门冬12克。

【用法】上药以水煎，每日1剂，2次分服。咯血重加白及9

克、藕节9克；盗汗加浮小麦18克。

## 结核性胸膜炎

【主治】泻水消肿。

【组成】大戟、芫花、甘遂各等份。

【用法】将上药共研末，每次1.0～1.5克，另取大枣10～15个，煎汤送服，隔日1次，连服4～6剂。正气虚者不宜服用，孕妇禁服。

## 颈淋巴结核

### 方一

【主治】祛痰清热，消肿散结。

【组成】狼毒、夏枯草各300克，赤芍100克，大枣5千克。

【用法】前3味药洗净切碎，置锅中入冷水2.5升，浸泡15分钟取大枣洗净，装入蒸笼摊平，置锅上盖严，用文火蒸4小时，去药，取出大枣，待凉后贮于瓷罐内。每次服5～7颗，日2次。本方仅用于成人。孕妇忌用。严重器质性病变者慎用。感冒时停服，服药有恶心呕吐反应者减量。

### 方二

【主治】清热解毒，和营通脉。用于淋巴结结核已破溃者。

【组成】白头翁250克，白酒1升。

【用法】先将采得的白头翁根洗去泥土，趁潮润切成3厘米段（干品亦可），同白酒装入瓷坛内，上用青布土封严扎紧，隔水放锅中炖之。煮沸1小时左右，取出放地上阴凉处放出火毒，2～3日后即开坛，捞出白头翁榨取全汁，将药酒装瓶，收贮即可。为每日3次，每次10～30毫升，饭后1小时服用为宜，不必烫热。

### 方三

【主治】消痰散结，滋阴补血。用于颈淋巴结结核已溃者。

【组成】泽漆5千克，龟板胶100克。

【用法】泽漆加水浓煎，过滤去渣，取液加入龟板胶，煎至稀糊状收贮备用。临用时将药膏摊于消毒纱布块上，敷于患处，隔日或3日换药1次，至愈为止。

## 肠结核

### 方一

【主治】疏肝健脾，理气止痛。

【组成】炒白芍10克，陈皮6克，炒防风9克，柴胡12克，炒白术10克，乌药9克，木香3克。

【用法】加水500毫升，水煎至250毫升，日服1剂。腹痛喜温喜按，大便溏泻者加炮姜、补骨脂、吴萸。

方二

【主治】益气健脾，清热化湿，理气止泻。用于肠结核。

【组成】黄芪10克，党参10克，炒枳壳6克，炒白术10克，防风炭12克，炮姜炭6克，炒扁豆12克，香连丸6包。

【用法】水煎服15分钟，每日1剂，日服2次。伴低热盗汗者加青蒿、地骨皮；大便出血者加地榆炭、仙鹤草。


方三

【主治】清热利湿，健脾柔肝。

【组成】葛根10克，黄芩9～10克，荆芥10克，百部10克，炒白术10克，茯苓9克。

【用法】上药以水煎服，每日1剂，每日服2次。


## 肾及膀胱结核

方一

【主治】凉血止血，清热利湿。用于肾及膀胱结核，以尿急、尿频、血尿为主要表现者。

【组成】生地15克，百部15克，小蓟10克，蒲黄10克，车前子15克，石苇10克，荆芥10克，竹叶9克，白茅根30克。

【用法】上药以水煎服，每服200毫升，每日2次，10日为1个疗程。

方二

【主治】滋阴补肾，清热利湿。用于肾及膀胱结核久病体虚患者。

【组成】枸杞15克，黄精10克，山萸肉10克，百部15克，地骨皮10克，白薇10克，云苓15克，萹蓄15克。

【用法】上药以水煎服，每服200毫升，每日2次，30日为1个疗程。若见头晕、耳鸣、腰痛、午后潮热，加用龟板、鳖甲、银柴胡。


# 病毒性肝炎

方一

【主治】清热利湿退黄。用于急性黄疸型肝炎。

【组成】茵陈30克，郁金15克，虎杖30克，黄芩10克，丹皮10克，云苓15克，佛手10克，车前子15克。

【用法】上药以水煎服，每日1剂，煎成500毫升，分2次服，连服10日。黄疸深伴有恶心呕吐，加竹茹、半夏、金钱草、石苇；伴有发热加金银花、连翘、板蓝根。


方二

【主治】疏肝解郁，健脾和胃。用于慢性迁延性肝炎。

【组成】柴胡10克，香附子10克，麦芽20克，黄芪15克，枸杞15克，白术10克，山药15克，垂盆草30克。

【用法】上药以水煎服，每日1剂，煎成500毫升，分2

次服。

【附注】气虚神疲力乏加党参、炙甘草；纳呆便溏加半夏、麦芽、内金；失眠多梦加夜交藤、柏子仁。

方三

【主治】清热解毒，养肝益肾。用于慢性活动型肝炎。

【组成】茵陈30克，半枝莲15克，白花蛇舌草30克，五味子10克，丹参20克，枸杞15克，黄精10克，鸡血藤30克，枳壳9克，川芎10克。

【用法】上药以水煎服，每日1剂，煎成500毫升，分2次服。

【附注】失眠、遗精、盗汗者加山萸肉、金樱子、龙骨、仙灵脾；瘀血见蜘蛛症、舌质暗紫加赤芍、当归、三棱；腹胀、嗳气、肝区不适加香附、青皮、萝卜子。

## 流行性出血热

方一

【主治】清热透邪，益气固表。用于出血热发热期。

【组成】金银花20克，连翘20克，贯众30克，马齿苋30克，石膏30克，知母10克，花粉15克，生黄芪30克。

【用法】加水500毫升，煎沸15分钟，取药液300毫升，分2次内服。

**方二**

【主治】解毒，益气，固脱。用于出血热低血压休克。

【组成】生石膏30克，栀子10克，龙胆草20克，黄芪30克，党参30克，玄参20克，煅牡蛎30克，水蛭10克（另用）。

【用法】将石膏、牡蛎煎沸15分钟，将余药入再煎沸15分钟，煎至药液300毫升，每日3次内服。水蛭10克焙干，研粉，日分3次冲服。

**方三**

【主治】清热通腑，泻下存阴。用于出血热少尿期。

【组成】生大黄20克（后下），蒲黄30克，芒硝30克，厚朴20克，玄参30克。

【用法】加水500毫升，煎沸15分钟，取药液250毫升，口服或高位保留灌肠。观察排便量，若小于1800毫升，6小时后重复1次。

# 百日咳

【主治】温肺化痰止咳。用于痉咳期（肺寒型，久病体弱患儿）。

【组成】百部6克，百合10克，冬花9克，桔梗10克，干姜3克，党参6克。

【用法】加水200毫升，煎成100毫升药汁，每日分2次服。

# 中　暑

**方一**

【主治】清暑解热，除烦止渴。

【组成】生石膏30克，知母9克，粳米9克，甘草3克，竹叶10克。

【用法】水煎分2次服，1日2剂。

**方二**

【主治】清暑化湿。用于中暑阳证兼夹湿轻症。

【组成】鲜藿香15克，鲜佩兰15克，香薷5克，六一散12克，连翘10克，姜半夏10克，陈皮5克。

【用法】水煎服，或煎汤代茶饮。

【附注】不宜久煎。

**方三**

【主治】通阳开窍。用于中暑昏迷症。

【组成】生葱适量。

【用法】用生葱去其根须，捣汁调水灌服。

【附注】灌之苏醒即可，不可久服。

**方四**

【主治】清暑止渴。治疗中暑身热、口渴多汗。

【组成】鲜荷叶适量。

【用法】以鲜荷叶适量，煎汤代茶，频频饮服。

## 方五

【主治】清热解暑。

【组成】冰片1片，生石膏30克。

【用法】上药共研细末，装瓶备用。每服1.5克，开水送下，每日2服。

# 高　热

## 方一

【主治】解毒退热。用于急性传染性疾病高热。

【组成】大青叶50克。

【用法】生大青叶水煎浓缩至100毫升，1次服完，每日5~6次，连续3~5日，热退后续服2~3日停药。

## 方二

【主治】清热解毒，发汗退热。用于流感发热不退。

【组成】大青叶2千克，荆芥3千克。

【用法】上药加水适量，煎取药约3升，每服20~30毫升，1日服2~3次。

## 方三

【主治】清热解毒，泻火退热。适用于流行性乙型脑炎及病毒性高热症。

【组成】大青叶50克，生石膏100克，蚤休20克，金银花20克，柴胡15克，生大黄10克。

【用法】先煎生石膏30分钟，后下诸药，煎沸5分钟即可，每日1～2剂。

## 方四

【主治】养阴退热，生津止渴。用于出血热发热期。

【组成】荸荠300克，甘蔗汁200毫升。

【用法】先以荸荠加水适量，煎取汁液200毫升，去渣，再加入甘蔗汁。每日服5～6次，每次服20毫升。

# 食物中毒

## 方一

【主治】涌吐宿食毒物。用于食物中毒时间不久，患者神志尚清者。

【组成】瓜蒂、藜芦、防风各等份。

【用法】上药共研细末，每次5克，水煎徐徐饮服，以吐为度。亦可鼻内灌之，令其吐出毒物。

## 方二

【主治】催吐解毒。用于食物中毒神志清醒者。

【组成】瓜蒂5克，玄参12克，苦参10克，地榆12克，生甘草10克。

【用法】水煎服，每日1～2剂，至涌吐毒物为止。

### 方三

【主治】解肉食毒。用于误食污染变质肉类中毒伴腹痛腹泻者。

【组成】大蒜20枚，马齿苋120克。

【用法】将大蒜捣烂，合马齿苋共煎，取药液2升，每服10毫升，频频饮用。

### 方四

【主治】解毒止泻。用于食肉类中毒而腹痛腹泻者。

【组成】生大蒜5枚，雄黄6克。

【用法】上药共捣如泥，分10次冲服。

### 方五

【主治】解急性毒蕈中毒。

【组成】绿豆200克（打碎），生甘草50克，二花50克。

【用法】上药水煎取，每日1～2剂。

### 方六

【主治】解腐败肉类中毒。

【组成】赤小豆适量。

【用法】以赤小豆适量，烧存性，研极细末，冲服，每服3

克，开水送下。

# 淋巴结炎

## 方一

【主治】疏风清热，解毒消肿。用于急性颌下淋巴结炎。

【组成】金银花、连翘、薄荷、玄参各12克，蝉衣6克，蒲公英、板蓝根、夏枯草各15克，甘草3克。

【用法】上药水煎服，每日1剂。

【附注】服用本方的同时，须配合外用消肿膏。消肿膏由木鳖仁500克，蜈蚣300克，穿山甲粉60克，菜油1升组成。制法：将菜油炸木鳖子至焦去渣，收成膏，待稍冷后入蜈蚣粉、穿山甲粉和匀即成。用时摊于棉纸或布上，贴于患处，1～2日换药1次。以肿消结散为度，若已化脓，可用空针抽去脓液，仍以膏贴之，待脓尽愈合为度。

## 方二

【主治】清热解毒，消肿散结。用于急性化脓性颌下淋巴结炎。

【组成】蒲公英、金银花、夏枯草各15克，连翘、当归各10克，全蝎、皂角刺各3克，玄参、板蓝根各8克，没药5克，僵蚕、炮山甲各6克。

【用法】上药水煎服，每日1剂。恶心重者加生姜、半夏；气虚体弱加黄芪。

**方三**

【主治】散风清热，化痰消肿。用于急性化脓性淋巴结炎。

【组成】牛蒡子、莱菔子、连翘、夏枯草、杏仁、荆芥、僵蛹各9克，薄荷5克（后下）。

【用法】上药头汁用水1.5升煎沸后，文火煎15分钟，取汁。二汁加水500毫升煎开后，文火煎10分钟，取汁。将头二汁混合，加糖30克，浓煎至100毫升。成人每日2次，每次50毫升；儿童每日3次，每日20毫升。

**方四**

【主治】清热解毒，燥湿化痰。

【组成】板蓝根、蒲公英各15克，生山栀、金银花各12克，杏仁、薏苡仁、制半夏各9克，生甘草3克。

【用法】上药以水煎服，每日1剂。发于颈部加牛蒡子9克、野菊花6克；腋部加柴胡、黄芩各9克；腹股沟部加苍术、黄柏各9克；成脓时加皂角刺9克、炮山甲4.5克；便秘者加栝楼仁12克。

**方五**

【主治】清热解毒，散瘀定痛。

【组成】半枝莲30克。

【用法】上药以水煎服，药渣外敷患处。

# 淋巴管炎

【主治】清热解毒。用于疮科阳证及急性淋巴管炎。

【组成】鲜蒲公英120～240克。

【用法】捣汁服或水煎服，每日1剂。

# 血栓性静脉炎

## 方一

【主治】清热凉血，活血消肿。用于急性血栓性深静脉炎（热壅证）。

【组成】益母草60克，紫草、赤芍、丹皮各15克，紫花地丁、生甘草30克，生大黄5～10克，三七粉3克。

【用法】除三七粉吞服外，余药水煎服，每日1剂。

【附注】热肿湿重、舌质红、脉滑数、热偏重，加牛角片30克、生石膏60克、柴胡15克；灼热肿痛已减退，去紫花地丁、生大黄，可加生黄芪、茯苓皮各30克。

## 方二

【主治】活血化瘀，清热祛湿通络。

【组成】金银花藤45～60克，玄参、当归各20～30克，川芎、汉防己各10～12克，赤芍12～15克，桃仁、威灵仙、甘草各12克，红花10克，牛膝15克，青风藤18克。

【用法】上药以水煎服，每日1剂。

## 方三

【主治】和营通络，解毒消肿。

【组成】当归、川芎、苍术、黄柏各9克，赤芍、车前子各15克，王不留行、忍冬花各12克，半枝莲30克，生甘草3克。

【用法】上药以水煎服，每日1剂。

## 方四

【主治】活血化瘀，清热解毒利湿。用于胸腹壁血栓性静脉炎。

【组成】泽泻、薏苡仁各50克，红花、水蛭、桃仁、黄柏各15克，赤芍、当归各25克，地龙、人参、通草各10克，丹参30克。

【用法】上药以水煎服，每日1剂。

# 胸部损伤

## 方一

【主治】蠲郁化痰，行气活血。用于外伤性气血胸。

【组成】香附、旋复花（包煎）、炙苏子、光杏仁、桔梗、制半夏、桃仁、红花、当归、赤芍、柴胡各10克，云茯苓18克，薏苡仁30克，延胡索12克。

【用法】上药以水煎服，每日1剂。

**方二**

【主治】活血散瘀，理气止痛。用于肋骨骨折合并气血胸复合伤。

【组成】炒香附19克，延胡索6克，防风、川芎、陈皮各5克，当归、赤芍、地鳖虫、白蒺藜、川郁金、桃仁、杏仁、川续断各10克，橘络、甘草各3克。

【用法】上药以水煎服，每日1剂。


**方三**

【主治】开胸降气，敛肺纳气。用于闭合性气胸。

【组成】苏子、陈皮、半夏、前胡、厚朴、旋复花、甘草、川牛膝各10克，五味子15克，山萸肉20克，代赭石30克。

【用法】上药以水煎服，每日1剂。

【附注】胸腔积液加葶苈子10克、桑皮15克；肺热加桑皮15克、连翘15～20克，金银花30克、鱼腥草30克；咳痰加川贝母10克、枇杷叶15～20克；便秘加生大黄5～12克、苦杏仁10克；气阴不足加太子参15克、杭麦门冬10～20克、沙参15～20克；胸痛加三七3～5克（研、吞）、郁金15～20克。


**方四**

【主治】调中利气，疏通肺络。用于外伤性气胸。

【组成】半夏、桔梗、苏梗、柴胡各10克，陈皮6克，茯苓12克，甘草3克，枳壳5克。

【用法】上药以水煎服，每日1剂。